辨证录

（清）陈士铎 撰
赵春杰 点校

华龄出版社
HUALING PRESS

图书在版编目（CIP）数据

辨证录 /（清）陈士铎撰 ；赵春杰点校 . -- 北京：华龄出版社，2025. 3. -- ISBN 978-7-5169-2971-1

Ⅰ. R249. 49

中国国家版本馆 CIP 数据核字第 2025AR1313 号

责任编辑 郑雍　　**责任印制** 李未圻

书　名	辨证录	**作　者**	（清）陈士铎　撰 赵春杰　点校
出　版 发　行	华龄出版社 HUALING PRESS		
社　址	北京市东城区安定门外大街甲 57 号	**邮　编**	100011
发　行	（010）58122255	**传　真**	（010）84049572
承　印	水印书香（唐山）印刷有限公司		
版　次	2025 年 3 月第 1 版	**印　次**	2025 年 3 月第 1 次印刷
规　格	710mm × 1000mm	**开　本**	1/16
印　张	18	**字　数**	276 千字
书　号	ISBN 978-7-5169-2971-1		
定　价	89.00 元		

前言

《辨证录》为清初医家陈士铎所撰。陈士铎字敬之，号远公，别号朱华子，又号莲公，自号大雅堂主人，浙江山阴（今浙江绍兴）人。约生于明天启年间，卒于清康熙年间。他平生好学，上探典籍之奥，博采诸家之长。其著作之丰，当为浙中之佼佼者，堪称著述等身，著有《石室秘录》《辨证录》《洞天奥旨》《脉诀阐微》等。

本书约成书于康熙二十六年（1687年），共分14卷，内容包括内、外、妇等各科病证。分伤寒、中寒、中风等126门，770余证。每证详列病状、病因、立法处方，并说明方药作用，以及配伍关系。每一证除有一个主治方外，还附有一备用方，以资互参。说理明白易晓，析证简要中肯，用药灵活切病，颇多经验之谈。以“辨病体之异同，证药味之攻补”为特点，故称为《辨证录》。本书具有较高的学术水平和临床价值，后世多次再版刊行，版本较多。现将本次整理中有关情况说明如下。

1.本次整理以时代最早、品质最好的乾隆十二年喻义堂本为底本，以嘉庆二十二年（1817年）郭淳章增刊本（简称郭本）为校本，以光绪三十年（1875年）两仪堂刊本（简称光绪本）为参校本。

2.采用现代标点方法，对原书进行标点。将原书中繁体字竖排改为规范简体字横排。原书中“右”字用以代表前文者，改为“上”字；代表后文的“左”字，改为“下”字。

3.一般将异体字按现代规范改为正体；通假字、古字径改为今字。

4.原书文字误、脱、衍、倒者，有校本或他校资料可据者，则据校本或他校资料改，无校本或他校资料可据者，予以保留。

5.原书中凡因笔画微小差异的讹字，如“己”“已”“巳”不分的，径改不注。

6.原书中的眉批均移到相应的正文之后，文前加“【批：】”予以表明。

7.对全书中的疑难字词作注解。冷僻字用汉语拼音加声调注音；凡字词古奥，音义难明，或医理不明，意义费解，均予简要解释，一般不用书证。疑难字词重复出现时，前注后不注，以免繁冗。

鉴于我们水平有限，疏漏、谬误、欠妥之处在所难免，恳请读者提出宝贵意见，以便再版时修正。

编者

序

医，小道也，而益于民生者甚大。习医，曲艺也，而关于民命者最深。岐黄以下，代有名贤，其间著书立说以传于世者，千百年来不啻[①]汗牛盈栋矣。然而，意见各别，言论参差，求能去糟粕、掇菁华[②]、更相表里，若出一人之手，不少概见。无惑乎医道之难明，而医门之贻祸匪浅也。余于斯术，夙所未娴，迩年屏弃尘事，颇爱闲居，尝检东垣李氏、丹溪朱氏之书，排遣寒暑，反复寻绎。一主清凉，一主温补，以故宗朱者诎李，宗李者诎朱，两家考难，犹如水火。愚窃谓药性有温凉，病症亦有虚实，参观互取，不惟可以相通，兼可以相济，则证之疑似，不可不亟辨也彰彰矣。庚午秋间，汉川友人客于邗上，假馆小斋，业工医术。因举平日疑义相质，乃为予条分缕晰，洞开胸臆，而于证候一节，尤有发明。询其所传，则会稽陈子远公也，叩其所读之书，亦即陈子自著《辨证录》一编也。予索观焉，即启箧笥，抄本持赠。展阅数过，凡辨论证候，别具新裁，实能阐扬《灵》《素》所未备。亟商付梓，公诸当世。客欣然笑曰：此予与陈君有志未逮者也，若果行此，厥功懋[③]矣。于是汇辑全稿，细加厘订，卷分一十有二，门分九十有一，脉诀、外科、幼科以次类附焉，越期年而告竣。陈君笃实君子也，自言授受之际，踪迹甚奇，要皆救世婆心，而非故为大言以欺人者，学者服膺。是编穷其辨证之精微，究其制方之妙旨，引而伸之，触类而长之，毋按图而索骥，刻舟而求剑，是则陈君之矢念也夫，抑予之所厚望也夫。

时维乾隆十二年秋八月望后六日天都黄晟别号退庵书于槐荫草堂

【词解】

①不啻：不只，不止，不仅仅。

②掇菁华：掇，拾取；菁华，精华。选取事物的精华。

③懋（mào）：盛大。

自序

丁卯秋，余客燕市，黄菊初放，怀人自远，忽闻剥啄声，启扉迓之，见二老者，衣冠伟甚，余奇之，载拜问曰：先生何方来，得毋有奇闻诲铎乎？二老者曰：闻君好医，特来辨难耳。余谢不敏。二老者曰：君擅著作才，何不著书自雄，顾呫呫时艺，窃耻之。余壮其言，乃尚论《灵》《素》诸书，辨脉辨证，多非世间语，余益奇之。数共晨夕，遂尽闻绪论，阅五月别去。训铎曰：今而后君可出而著书矣。铎退而记忆，合以所试方，日书数则，久乃成帙。夫医道之难也，不辨脉罔识脉之微，不辨证罔识证之变。今世人习诊者亦甚多矣，言人人殊，究不得其指归，似宜辨脉，不必辨证也。虽然，辨脉难知，不若辨证易知也。古虽有从脉不从证之文，毕竟从脉者少，从证者众，且证亦不易辨也。今人所共知者，不必辨也，古人所已言者，不必辨也。必取今人之所不敢言，与古人之所未及言者，而畅辨之。

论其证之所必有，非诡其理之所或无，乍闻之而奇，徐思之而实未奇也。客曰：布帛菽粟，可以活人，安在谈医之必奇乎？余谢之曰：布帛菽粟，平淡无奇，而活人之理实奇也。日服之而不知其何以温，日食之而不知其何以饱，致使其理之彰可乎？铎之辨证，犹谈布帛菽粟之理耳。客又笑曰：君辨理奇矣，已足显著作之才，奚必托仙以炫奇耶？铎，尼山之弟子也，敢轻言著作乎？闻二先生教，亦述之而已矣，何必讳其非仙哉！仙不必讳，而必谓是书非述也，得毋欺世以炫奇乎？书非炫奇，而仍以奇闻名者，以铎闻二先生之教，不过五阅月耳，数十万言，尽记忆无忘，述之成帙，是则可奇者乎，岂矜世以炫奇哉！

山阴陈士铎敬之甫别号远公又号朱华子题于大雅堂

凡例

——是编皆岐伯天师[①]、仲景张使君[②]所口授，铎敬述广推以传世。实遵师诲，非敢自矜出奇。

——辨证不辨脉者，以证之易识也。苟能知症，何必辨脉哉。虽然辨证，更能辨脉，则治病益精，又在人善用之耳。

——辨论证候，均出新裁，阐扬《灵》《素》所未备，于二经不无小补云。

——编中不讲经络穴道，以经络穴道之义，已显载于《灵》《素》二经，人可读经自考也。

——各门辨证，专讲五行生克之理，生中有克，克中有生，经权常变，颠倒纷纭，贵人善读之耳。

——铎壮游五岳，每逢异人传刀圭之书颇富，凡可引证，附载于各辨证条后，以备同人采择。

——祖父素好方术，遗有家传秘本，凡关合各症者，尽行采入，以成异书。

——吾越多隐君子，颇喜谈医，如蒋子羽、姚复庵、倪涵初、金子如、蔡焕然、朱瑞林诸先生，暨内父张公噩仍与同辈余子道元、叶子正叔、林子巨源、钱子升璲、丁子威如、家太士，或闻其余论，或接其片言，均采入靡遗。

——兹编不讲针灸，非轻之也。盖九针治病之法，已畅论于《灵》《素》书中，不必再为发明耳。

——人病最多，集中所论，恐不足概世人之病，然生克之理既明，常变之法可悟，此编旁通治法，正有余也。

——二师所传诸方，与鄙人所采诸法，分两有太多过重之处，虽因病立方，各合机宜，然而气禀有厚薄之分，生产有南北之异，宜临症加减，不可拘定方中，疑畏而不敢用也。

——铎年过六旬，精神衰迈，二师传铎之言，愧难强记，恐至遗忘，辨论之处，或多未备，尤望同人之教铎也。

——是编方法，亲试者十之五，友朋亲串传诵者十之三，罔不立取奇验，故敢付梓告世。然犹恐药有多寡、轻重，方有大小、奇偶，又将生平异传诸方，备载于后，便世临病酌用也。

——岐天师传书甚富，而《外经》一编尤奇。篇中秘奥，皆采之《外经》，精鉴居多，非无本之学也。铎晚年尚欲笺释《外经》，以求正于大雅君子也。

——铎勤著述，近年以来，广搜医籍，又成一编，决寿夭之奇，阐生克之秘，有益于人命不浅。帐卷帙浩繁，铎家贫不克灾梨，倘有同心好善之士，肯捐资剞劂，铎倾囊付之，不吝惜也。

大雅堂主人远公识

【词解】

①岐伯天师：岐伯，中国上古时期最有声望的医学家，道家名人，精于医术脉理，名震一时，后世尊称为“华夏中医始祖”“医圣”，被尊为天师。

②仲景张使君：即张仲景，东汉末年著名医学家。名机，字仲景，南阳郡涅阳县（今河南南阳）人，被后人尊称为“医圣”，撰传世巨著《伤寒杂病论》。

目录

卷之一

伤寒门十则 001
中寒门四则 009

卷之二

中风门五则 013
痹证门六则 017
心痛门二则 021
胁痛门二则 023
头痛门二则 025
腹痛门二则 026
腰痛门六则 028

卷之三

咽喉痛门二则 033
牙齿痛门二则 035
口舌门二则 037
鼻渊门三则 038

耳痛门 附耳聋三则 041
目痛门四则 044
血症门六则 047
遍身骨痛门二则 051

卷之四

五郁门六则 053
咳嗽门四则 058
喘门二则 061
怔忡门三则 063
惊悸门二则 065
虚烦门二则 067
不寐门一则 068
健忘门二则 069
癫痫门二则 071
狂病门二则 072
呆病门二则 074
呃逆门四则 076

卷之五

关格门一则 079
中满门四则 080
翻胃门一则 083
臌胀门三则 084
厥症门三则 086
春温门五则 089

卷之六

火热症门六则……093
暑症门三则……098
燥症门五则……100
痿证门四则……105
消渴门二则……109

卷之七

痉痓门五则……111
汗症门一则……115
五瘅门四则……116
大泻门三则……120
痢疾门四则……122
癥瘕门三则……126

卷之八

疟疾门四则……129
虚损门五则……132
痨瘵门一则……136
梦遗门三则……138
阴阳脱门二则……140
淋证门三则……142

卷之九

大便闭结门四则……145

小便不通门三则 148
内伤门五则 150
疝气门附奔豚四则 154
阴痿门一则 156
痨证门十则 157

卷之十

鹤膝门二则 165
疠风门二则 166
遗尿门三则 168
脱肛门二则 170
强阳不倒门二则 172
发斑门二则 174
火丹门三则 175
离魂门一则 177
疰夏门二则 178
脚气门一则 180
中邪门二则 181
中妖门二则 183
中毒门二则 185
肠鸣门一则 186
自笑门附自哭三则 187
恼怒门二则 189
喑哑门一则 191
瘟疫门一则 191
种嗣门四则 193

卷之十一

妇人科

带门二则……197
血枯门二则……199
血崩门二则……201
调经门四则……202
受妊门五则……205
妊娠恶阻门二则……208

卷之十二

安胎门三则……211
小产门二则……213
鬼胎门一则……215
难产门二则……216
血晕门三则……218
胞衣不下门二则……220
产后诸病门五则……222
下乳门二则……225

卷之十三

背痈门四则……227
肺痈门二则……230
肝痈门二则……231
大肠痈门二则……233
小肠痈门二则……234
无名肿毒门一则……236
对口痈门一则……237

脑疽门一则……238
囊痈门二则……239
臂痈门一则……240
乳痈门四则……241
肚痈门一则……244
多骨痈门一则……245
恶疽门一则……245
疔疮门一则……246
杨梅疮门二则……247
腰疽门一则……248
擎疽门一则……249
脚疽门二则……250
鬓疽门一则……251
唇疔门一则……252
瘰疬门二则……252
痔漏门四则……254
顽疮门二则……257
接骨门二则……258
金疮门一则……260
物伤门三则……261
癞门一则……263
刑杖门一则……264

卷之十四

惊疳吐泻门三则……265
便虫门二则……267
痘疮门四则……268
疹症门三则……271
吃泥门一则……273
胎毒门一则……273

卷之一

伤寒门十则

冬月伤寒，发热头痛，汗出口渴，人以为太阳之症也，谁知太阳已趋入阳明乎？若徒用干葛汤以治阳明，则头痛之症不能除；若徒用麻黄汤以治太阳，则汗出不能止，口渴不能解，势必变症多端，轻变为重。法宜正治阳明而兼治少阳也。何则？邪入阳明留于太阳者，不过零星之余邪，治太阳反伤太阳矣。故太阳不必治，宜正治阳明。盖阳明为多气多血之府，邪入其中，正足大恣其凶横，而挟其腑之气血，为炎氛烈焰者，往往然也，故必须用大剂凉药，始可祛除其横暴也。方用白虎汤加减治之。

加减白虎汤

石膏一两 **知母**二钱 **麦冬**二两 **竹叶**二百片 **茯苓**三钱 **甘草**一钱 **人参**三钱 **柴胡**一钱 **栀子**一钱

水煎服。一剂而头痛除，二剂而身热退，汗止而口亦不渴矣。

此即白虎汤变方，用石膏、知母以泻其阳明之火邪；用柴胡、栀子以断其少阳之路径；用麦冬以清补其肺金之气，使火邪不能上逼；用茯苓引火下趋于膀胱，从小便而出，而太阳余邪尽随之而外泄也。至于人参、甘草、竹叶，不过取其调和脏腑，所谓攻补兼施也。【批：伤寒症最难治而最易治也。盖邪有来路有去路，有正路有旁路。由太阳而来是来路也，从阳明而去是去路也，断少阳是阻其大路也，塞太阴肺经是断其旁路也。知此法而通之以治各经，何伤寒之不愈耶？】

或惧前方太重，则清肃汤亦可用也，并载之，以备选用。

清肃汤

石膏五钱 知母一钱 麦冬一两 甘草 人参 柴胡 栀子各一钱 独活 半夏各五分

水煎服。

冬月伤寒，发热口苦，头痛，饥不欲饮食，腹中时痛，人以为太阳之症也，谁知少阳之病乎？夫伤寒未有不从太阳入者。由太阳而入阳明，由阳明而入少阳者，传经之次第也。何以邪入太阳，即越阳明而入于少阳耶？人以为隔经之传也，而孰知不然。盖少阳乃胆经也，胆属木，木最恶金，肺属金而主皮毛，风邪之来，肺金先受，肺欺胆木之虚，即移其邪于少阳，故太阳之症，往往多兼少阳同病者。然则，此症乃二经同感，而非传经之症也。治法似亦宜二经同治矣，而又不然，单治少阳而太阳之病自愈。【批：辨二经同感，不是传经，最有把握。】方用逍遥散加减治之。

加减逍遥散

柴胡二钱　**白芍**五钱　**甘草**一钱　**陈皮**一钱　**黄芩**一钱　**神曲**一钱　**白术**三钱　**茯苓**三钱

水煎服。一剂而热止，二剂而腹不痛，头不疼，而口亦不苦矣。

此方即逍遥散之变方也。盖病在半表半里之间，逍遥散既解散表里之邪，而太阳膀胱之邪何能独留？况方中原有茯苓、白术，以利腰脐而通膀胱之气乎？余所以止加神曲、黄芩，少解其胃中之火，以和其脾气，而诸症尽除也。

此病用舒经汤亦佳。

舒经汤

薄荷二钱　白芍五钱　甘草八分　黄芩二分　白术二钱　茯苓五钱　桂枝三分

水煎服。

冬月伤寒，发热口渴，谵语①，时而发厥，人以为热深而厥亦深也，疑是厥阴之症，谁知为太阴之症乎？夫太阴脾土也，脾与阳明胃经为表里，表热而里亦热，此乃胃邪移入于脾经也。此症最危最急，盖人以脾胃为主，脾胃尽为火邪所烁，而肾水有不立时熬干者乎？治法宜急救脾胃矣。然而救脾则胃火愈炽，救胃则脾土立崩，此中之消息最难，惟当速救肾水之干枯而已。【批：厥阴、太阴最难辨，今辨得甚清，讲用药处，妙论解颐。】方用救枯丹。

救枯丹

玄参三两　**甘菊花**一两　**熟地**一两　**麦冬**二两　**芡实**五钱

水煎服。

此方名为救枯丹。用玄参以散其脾胃浮游之火，甘菊以消其胃中之邪，麦冬以滋其肺中之液，助熟地以生肾水，庶几滂沱大雨，自天而降，而大地焦枯，立时优渥，何旱魃[②]之作祟乎？又恐过于汪洋，加入芡实以健其土气，而仍是肾经之药，则脾肾相宜，但得其灌溉之功，而绝无侵凌之患。故一剂而谵语定，再剂而口渴除，三剂而厥亦止，身亦凉也。此症世人未知治法，即仲景张使君亦未尝谈及，天师因士铎之请，特传神奇治法，以为伤寒门中之活命丹也。

此症用清土散亦妙。

清土散

石膏一两　麦冬一两　生地一两　甘草一钱　金银花五钱　白术三钱

水煎服。

冬月伤寒，大汗而热未解，腹又痛不可按，人以为邪发于外未尽，而内结于腹中，乃阳症变阴之症也，余以为不然。夫伤寒而至汗大出，是邪随汗解，宜无邪在其中，何至腹痛？此乃阳气尽亡，阴亦尽泄，腹中无阴以相养，有似于邪之内结而作痛，盖阴阳两亡之急症也。夫痛以可按为虚，不可按为实，何以此症不可按，而又以为虚乎？不知阴阳两亡腹中，正在将绝之候，不按之已有疼痛难忍之时，况又按而伤其肠胃，安得不重增其苦，所以痛不可按也。如遇此症，急不可缓，方用急救阴阳汤。【批：世人但知亡阳。而不知亡阳即是亡阴。此等议论，非仙人指授，安得发千古之所未发耶！】方用急救阴阳汤。

急救阴阳汤

人参二两　**黄芪**三两　**当归**一两　**熟地**二两　**甘草**三钱　**白术**二两

水煎服。一剂而腹痛顿止，身热亦解，汗亦尽止矣。

此方用参、芪以补气，使阳回于阴之内；用当归、熟地以补血，使阴摄于阳之中；用白术、甘草和其肠胃，而通其腰脐，使阴阳两归于气海、关元，则亡者不亡，而绝者不绝也。倘认是阳症变阴，纯用温热之剂，加入肉桂、干姜、附子之类，虽亦能回阳于顷刻，然内无阴气，阳回而阴不能摄，亦旋得而旋失矣。

此症用救亡散亦易奏功。

救亡散

人参　当归　熟地各一两　甘草二钱　附子一片

水煎服。

冬月伤寒，大汗热解，腹微痛，腰不可俯仰。人以为邪在肾经未出，欲用豨莶丸加防己治之，非其治也，此乃发汗亡阳，阳虚而阴不能济之故也。夫阴阳相根，此症因汗泄过多，阳气无几，而阴又自顾不遑，不敢引阳入室，而阳无所归，故行于腹，孤阳无主而作痛。肾中之阴，又因阳气不归，而孤阴无伴，不敢上行于河车之路[③]，故腰不可以俯仰。【批：阴不能济，以致亡阳，亦发前人所未发。】方用引阳汤治之。

引阳汤

杜仲一钱　**山药**五钱　**甘草**一钱　**茯苓**二钱　**芡实**三钱　**人参**三钱　**肉桂**三分　**白术**五钱

水煎服。一剂而腹疼止，二剂而腰轻，三剂而俯仰自适矣。

此方助阳气之旺，而不去助阴气之微。盖阴之所以杜阳者，欺阳气之衰也，予所以助阳而不助阴也。倘用豨莶、防己以重损其阴阳，则终身不为废人者几希矣。

此症济阳汤亦可用。

济阳汤

杜仲二钱　山药一两　甘草一钱　人参五钱　白术五钱　破故纸一钱

水煎服。

冬月伤寒，大汗气喘不能息，面如朱红，口不能言，呼水自救，却仅能一口而不欲多饮。人以为热极，欲用白虎汤以解其阳明之火也，而不知此为戴阳[④]之症，乃上热而下寒也。若用白

虎汤，虽多加人参，下喉即亡矣。【批：面如朱红，亦有时而白者，唇焦口疮，舌有厚胎，但人若与之水则不欲饮，或一口而止，两足冰冷，此证亦易辨也。今人不知辨，则误人性命矣。此证初起，原属内伤，乃庸医竟作外感治之，则成戴阳症矣。既成戴阳，而见其面有朱红色，又作热治，则无有不死者也。】方用八味地黄汤半斤。

八味地黄汤半斤

大锅煎汤，恣其渴饮。必熟睡半日，醒来汗必止，气必不喘，面必清白，口必不渴矣。

盖此症原不宜汗而汗之，以致大发其汗。汗既大出，而阳邪尽泄，阳气尽散，阴亦随之上升，欲尽从咽喉而外越。以皮毛出汗，而阴气奔腾不得尽随汗泄，故直趋咽喉大路，不可止抑矣。阴既上升，阳又外泄，不能引阴而回于气海，阳亦随阴而上，而阴气遂逼之而不可下，故气喘不能息也。且阳既在上，火亦在上者势也。况阴尽上升，则肾宫寒极，下既无火，而上火不得归源，故泛炎于面，而作红朱之色也。上火不散，口自作渴，呼水自救者，救咽喉之热，而非欲救肠胃之热也。夫实热多成于胃火，而胃热之病，必多号啕狂呼之状，今气虽喘息而宁，口欲言语而不得，非虚热而何？此真所谓上假热而下真寒也。八味地黄汤补水之中，仍是补火之药。下喉之时，火得水而解，入胃之后，水得火而宁，调和于上下之间，灌注于肺肾之际，实有妙用也。夫发汗亡阳，本是伤气也，何以治肾而能奏功耶？不知亡阳之症，内无津液，以致内火沸腾，我大补其真阴，则胃得之而息其焰。胃火一息，而肾之关门闭矣。肾之关门闭，而胃之土气自生。胃之土气生，而肺金之气有不因之而得养者乎？肺气一生，自然清肃之令行，母呼子归，同气相招，势必下引肾气，而自归于子舍矣。肾气既归，而肾宫之中又有温和春色以相熏，又得汪洋春水以相育，则火得水而生，水得火而悦，故能奏功之神且速也。【批：读此快论，益信胃为肾之关，非肾为胃之关也。】

返火汤治此症亦神。

返火汤

熟地三两　山茱萸一两　肉桂三钱

水煎服。

冬月伤寒发厥，面青手冷，两足又热，人以为直中阴寒也，宜用理中汤治之，而不知非其治也。此乃肝气邪郁而不散，风邪在半表半里之间也。若用理中汤治之，必然发狂而死矣。夫直中阴寒之症，未有不从足而先冷者也。今两足既热，其非直中肝经明矣。【批：足热不是阴症，真见到之言。】夫邪既不在肝经，似乎不可径治肝经矣。然而邪虽不在肝经之内，而未尝不在肝经之外也。邪在门外，与主人何豫？而忽现发厥、面青、手冷之症耶？不知震邻之恐，犹有警惕之心，岂贼在大门之外，而主人有不张惶色变者乎？倘用理中汤，是用火攻以杀贼，贼未擒，烧而房舍先焚，贼且乘火而突入于中庭，必至杀主人而去矣。治法用小柴胡汤加减，以散其半表半里之邪，而肝气自安，外邪化为乌有。方用小柴胡汤加减治之。

加减小柴胡汤

柴胡二钱　**白芍**五钱　**甘草**一钱　**当归**一钱五分　**黄芩**一钱　**半夏**一钱

水煎服。一剂而手温，再剂而厥止，身热尽除，而面青自白矣。

此症用七贤汤亦甚效。

七贤汤

白芍　白术各五钱　甘草一钱　肉桂三分　柴胡一钱　丹皮三钱　天花粉二钱

水煎服。一剂即安。

冬月伤寒，身热汗自出，恶寒而不恶热，人以为阳明之症也，欲用石膏汤治之，而不知非也。汗出似阳明，然阳明未有不恶热者。今不恶热而恶寒，此阳气甚虚，邪欲出而不出，内热已解，而内寒未散之症也。此症必因误汗所致。方用补中益气汤。

补中益气汤

人参三钱　**黄芪**三钱　**白术**二钱　**当归**二钱　**柴胡**一钱　**升麻**四分　**陈皮**一钱　**甘草**一钱　**加桂枝**五分

水煎服。一剂而汗止身凉，寒亦不恶矣。

夫补中益气之汤，非治伤寒之症也，李东垣用之以治内伤之病，实有神功。我何所取乎？不知伤寒之中，亦有内伤之病，正不可拘拘于伤寒，而不思治变之方也。况此症因误汗而成者，汗已出矣，邪之存于经络者必浅，即有畏寒，其寒邪亦必不重，是外感而兼内伤也。补中益气汤补正之中，而仍有祛邪之药，故兼用之而成功也，况又加桂枝散寒之味乎？倘误认作阳明之症，而妄用白虎汤，少投石膏，鲜不变为虚寒之病而死矣，辨症乌可不明哉！【批：失汗之症，径作内伤治，非胆识两到者，断不敢轻用，谁知放胆用之，无不奏功。】

温正汤亦可用。

温正汤

人参五钱　黄芪一两　当归五钱　柴胡一钱　甘草五分　神曲一钱　桂枝三分

水煎服。

冬月伤寒，身热，五六日不解，谵语口渴，小便自利，欲卧，人以为阳明之余热未解也，而予以为不然。夫谵语虽属胃热，然胃热谵语者，其声必高，拂其意必怒。今但谵语而低声，非胃热也。但既非胃热，何以口中作渴，欲饮水以自救耶？然口渴饮水，水不化痰上涌，反直走膀胱而小便自利，其非胃热又明矣。夫阳明火盛，多致发狂，今安然欲卧，岂是胃热之病！但既不是胃热，何以谵语、口渴不解，至五六日而犹然耶？不知此症乃心虚之故也。心虚则神不守舍而谵语，心虚则火起心包而口渴。夫心与小肠为表里，水入心而心即移水于小肠，故小便自利也。方用清热散。

清热散

茯苓五钱　**麦冬**一两　**丹皮**二钱　**柴胡**一钱　**甘草**五分

水煎服。一剂而谵语止，二剂而口渴除，身热亦解。

此方名为清热散。用麦冬以补心，用茯苓以分消火热，用柴胡、丹皮、甘草以和解其邪气。心气足而邪不能侵，邪尽从小肠以泄出，而心中宁静，津液自生，故渴除而肾气上交于心，而精自长亦不思卧矣。倘疑为胃热，而用白虎或用青龙之汤，鲜不败衄矣。【批：余热未解，用清热散最宜。】

凉解汤亦可用。

● **凉解汤**

茯神三钱　麦冬五钱　玄参一两　柴胡一钱　甘草三分　炒枣仁二钱

水煎服。

冬月伤寒，至五六日往来寒热，胸胁苦满，或呕或吐，或渴或不渴，或烦或不烦，人以为少阳之病也，宜用小柴胡汤和解之。夫小柴胡汤治少阳邪之圣药，用之似乎无不宜也。以少阳居于表里之间，邪入而并于阴则寒，邪出而并于阳则热，故痰结于胸而苦满，欲吐不吐，欲渴不渴，而烦闷生矣。用柴胡汤和解之自易奏功，然而止可一用，而不可常用也。盖少阳胆木，最喜者水耳，其次则喜风。柴胡风药，得之虽可以解愠，然日以风药投之，则风能燥湿，愈见干枯，必以大雨济之，则郁郁葱葱，其扶疏青翠为何如耶？譬之炎夏久旱，禾苗将至枯槁，必得甘霖沾足，庶乎可救。故用柴胡汤之后，必须用补水之剂以济之。【批：木最恶风，有风而无水济之，则木必干涸矣。故以风治木，尤不若以雨治木之得快也。】方用济生汤。

济生汤

熟地五钱　**玄参**五钱　**麦冬**三钱　**山茱萸**一钱　**山药**三钱　**茯苓**二钱　**白芍**三钱　**柴胡**五分　**神曲**三分　**竹茹**一圆

水煎服。一剂而烦满除，再剂而寒热止，三剂而前症尽失也。

此方多是直补肾水之味，直补其胆木之源，则胆汁不枯，足以御邪而有余。况加入白芍、柴胡，仍散其半表半里之邪，安得不收功之速乎？倘疑伤寒之后，不宜纯用补肾之药，恐胃气有伤，难以消化。不知少阳之症，由太阳、阳明二经传来，火燥水涸，不但胆汁为邪所逼，半致熬干，而五脏六腑尽多炎烁，是各经无不喜盼霖雨，非惟少阳胆木一经喜水也。然则用补水之药正其所宜，何至有停隔之虞哉！

此症用和膈散亦妙。

● **和膈散**

柴胡一钱　白芍一两　生地五钱　玄参三钱　麦冬二钱　茯苓二钱　竹茹一圆　白芥子一钱

水煎服。

【词解】

①谵语：指患者神志不清，妄言乱语。

②旱魃（bá）：传说中引起旱灾的怪物。《诗·大雅·云汉》：“旱魃为虐，如惔如焚。”

③河车之路：道家丹经术语，当体内精气发动，运转周天之际，元气运行于督脉时，循脊柱上行，有快慢之分。如水中行船，全仗水流相助。因此古人形象地把他比喻为“河车”。

④戴阳：证候名。指寒盛于下，逼迫虚阳上越所致面部潮红的阴盛阳越证。

中寒门四则

人遇严寒之时，忽感阴冷，直入于腑，手、足、身皆冷，面目色青，口呕清水，腹中雷鸣，胸胁逆满，体寒发颤，腹中觉有凉气一裹，直冲而上，猝不知人，此寒气直中七腑也。夫中寒之病，与伤寒之症大相悬绝。盖伤寒之寒，由表而入于里；中寒之寒，由腑而入于脏。虽入腑、入脏同是直中之症，而治法终有不同也。盖入腑之寒轻于入脏，则治腑之寒乌可重于治脏哉！惟是腑有七，而中腑之药似宜分别。大凡阴寒之中人，必乘三焦之寒而先入，温三焦之寒，而七腑之寒可尽散也。然而三焦之所以寒者，又由于胃气之虚也。徒温三焦之寒，而不急补其胃气，则气虚而不能接续，乌能回阳于顷刻乎？【批：温三焦以散各腑之寒，则寒无不散，诚得其要也。】方用救腑回阳汤。

救腑回阳汤

人参五钱　**附子**一钱　**肉桂**二钱　**巴戟天**一两

水煎服。

此方用人参以扶胃气，用肉桂以回阳，亦不必更借巴戟天之为君矣。不知巴戟天补心肾之火，心肾之火旺，而三焦之火更旺矣。且巴戟天生胃气而回阳，故用之为君，尤能统人参、附、桂同心之将，而扫荡祛除，寓剿于抚之中也。所以一剂奏功，阳回而阴寒立散矣。【批：此方异于四逆汤，而用巴戟为君，是为神妙。】

此症用术桂干姜汤甚效。

● **术桂干姜汤**

白术一两　肉桂三钱　干姜三钱

水煎服。

人有严寒之时，忽感阴寒，唇青身冷，手足筋脉挛急，上吐下泻，心痛腹疼，囊缩甲青，腰不能俯仰，此阴寒中脏之病也。夫中脏重于中腑，寒气入于五脏，似宜分脏而治；然而不必分也，但直温其命门之火，则诸脏之寒可以尽散。盖命门为十二经之主，主不亡，则心君必不为下殿之走；主不亡，则肝木必不为游魂之变；主不亡，则肺金必不为魄散之升；主不亡，则脾土必不为崩解之厄。惟命门既寒，而阳气为阴邪所逼，越出于肾外，则五脏之神不能独安，各随阳而俱遁矣。然则五脏为寒邪所犯，不必治五脏也，独温其命门，而五脏之寒可解。虽然，命门虽为五脏之主，而五脏气虚，大兵到处，扫荡群妖，苟无粮草，何以供命？！此命门宜温，而五脏之气亦不可不补也。【批：五脏中寒，急温命门而阳回，亦扼要之法。】方用荡阴救命汤。

荡阴救命汤

人参一两　**白术**三两　**熟地**三钱　**肉桂**一钱　**附子**三钱　**山茱萸**二钱　**茯神**三钱

水煎服。一剂而阳回，再剂而全愈。

何神速乃尔？盖寒入五脏，由命门之阳外出，一回其阳，而寒气无留于脏矣。方中以参、术为君，似乎止救心、脾二经；虽附子、肉桂与熟地、山茱同用，肾亦在所救之中，而肝、肺竟置之度外。何以能斩关直入，回阳于顷刻耶？不知五脏为寒邪所犯，大约犯肾之后，即便犯脾，而后犯心也，犯肝、肺者无多也。故专顾心肾与脾经，而肝肺已在其内。

况人参同附子并用，无经不达，又宁有肺肝之不入者乎？而且补肝、补肺之药，无非收敛之剂，欲祛邪而使之出，不可留邪而使之入，倘用收敛之味以补肝肺，反掣人参、附子之手，不能迅于荡阴矣。此用药之不杂，实有秘义也。且肾中水火原不相离，用桂、附大热之药以回阳，未免肾中干燥，与其回阳之后，又补肾水以济阳，何如于用火之时，而先为防微之为得哉！吾所以少用熟地、山茱，于桂、附之中以制火之横。且火得水而归源，水招火而入宅，故能奏既济之功，而无亢炎之失也。

此症用参术桂附加熟地汤亦妙。

● **参术桂附加熟地汤**

人参　白术各一两　附子　肉桂各二钱　熟地五钱

水煎服。

冬月直中阴寒，吐泻交作，身发热者，人以为伤寒传经[①]之症也，然而虽是伤寒，实有分别，此乃直中[②]少阴之邪，而非传经少阴之邪也。夫直中阴经，原无身热之症，兹何以身热耶？此正阳与阴战，乃邪旺而正不肯安于弱，以致争斗而成热也。若传经少阴之症，必至数日后始行吐泻，未有初感第一日即身热而上吐下泻者，故此症确是直中，而非传经也。直中，邪即入里；传经，邪在表，而入里。本是悬殊，不可不察也。方用参附茯苓汤。

参附茯苓汤

人参一两　**附子**一钱　**茯苓**五钱

水煎服。一剂而吐泻止，而身热亦退。

何其效之速乎？不知此症，原因阳气之弱，不胜阴邪之盛，故尔发热。吾助其阳气，则阳旺而阴自衰。况又佐之附子之勇猛，突围破敌，则阳气更盛，自然转败而成功矣。且益之茯苓之澹泄，分消水气，则胃土得安，而上下之间，无非阳气之升降，阴邪又安能冲决哉！

此症亦可用参苓附术加生姜汤。

● **参苓附术加生姜汤**

人参　白术　生姜各一两　附子二钱　茯苓三钱

水煎服。

人有直中阴寒，肾经独受，身颤手战者，人以为寒入于骨中也，谁知是命门火冷，不能外拒夫阴寒乎？盖命门为十二官之主宰，人有此火则生，无此火则死。火旺则运用于一身，而手足自温；火衰则力不能通达上下，而一身皆冷，又何能温热夫手足耶？故命门火旺，外来之寒邪可以相拒，而不敢相犯。惟火衰之极，而阴寒内逼，直入肾宫，命门畏寒太盛，几乎有不敢同居之势。身颤者难以自主也，手战者难以外卫也。治法亟温补其命门，使命门之火足以胜外来之寒，则命门之主不弱，而后阳气健旺，能通达于上下之间，阴消寒散，不致侵犯心宫也。【批：此等之病，更须辨之以舌，舌滑者乃寒，舌燥者乃热也。天下往往有阳症似阴者，亦多身手之寒颤耳。】方用直中阴脏第一方治之。

直中阴脏第一方

附子一钱　**肉桂**二钱　**丁香**一钱　**白术**二钱

水煎服。一剂而寒祛，身颤手战皆定也。

此方尽是阳药，以阳药而治阴症，自是相宜，然而至急之症，何以少用分两，而成功至神者？因火欲外越，一助火而火即回宫；火因弱而逃，自必见强而返。火既归矣，又有余火以相助，则命门大旺，毋论足以祛寒，而寒邪亦望火而遁也。

此症用援命拒寒汤实神。

援命拒寒汤

白术三两　肉桂三钱　破故纸三钱　杜仲三钱

水煎服。

【词解】

①传经：指外邪由表入里、由阳入阴的传变形式。

②直中：指外邪不经过太阳之表而直接进入三阴经的发病方式。

卷之二

中风门五则

人有入室向火，一边热而一边寒，遂致左颊出汗，偶尔出户，为贼风所袭，觉右颊拘急，口㖞于右，人以为中风之症也。而余以为非中风也，乃向火而火逼其热，以并于一边耳。若作风治，而中实无风。和其气血，而佐之以解火之味，则火平而㖞斜自正也。【批：小病以全力注之，自易取效。虽是火逼迸热，亦由气血皆虚所致。故以归、芪为君，佐以升麻提右边清气上升，余用阳明辅之，自无不效者也。】方用和血息火汤。

和血息火汤

升麻一钱　**当归**五钱　**黄芪**三钱　**防风**三分　**秦艽**一钱　**白芷**五分　**桂枝**三分　**天花粉**三钱　**甘草**一钱　**麦冬**三钱　**玄参**五钱

水煎服。一剂轻，二剂而㖞斜正矣。

方中以补血补气为先，而佐辅之药多用阳明之味者何居？盖阳明之脉起于鼻，交于頞中①，循鼻外入上齿中。是两颊与齿正阳明之部位也。升麻、白芷乃阳明经药也，故用之以引入于齿、颊，而秦艽能开口噤；防风能散风邪；桂枝实表而固营卫，与归、芪、玄、麦同用，自善通经络而活脏腑，使真有风邪亦于何处存活。矧原无大风之犯，不过些小之风乎，自然效应如桴鼓②也。

此症亦可用偏解散。

偏解散

当归　炒栀子　生地各三钱　乌药　防风　白芷各三分　半夏一钱　黄芪　茯苓各一钱　白芍五钱　秦艽一钱

水煎服。

人有久痢之后，一旦昏仆，手撒眼瞪，小便自遗，汗大出不止，喉作拽锯之声，人以为中风之症也，而余独以为不然。盖此病乃下多亡阴，阴虚而阳暴绝也。本不可救，然急灸其气海之穴，而阳气得续，亦有生者。虽然阳气回，而不用补气之药，阳气随回而随绝也。方用独参汤。

独参汤

人参三两　**附子**三分

煎汤灌之，而人不死矣。

夫气海之穴，前与丹田相通，乃生气之原也，故灸之而阳回。非助之以人参，则气回于无何有之乡，而不能生生于无尽，徒为接续，又何益乎？此人参所以为夺命之药欤。

此症亦可用参术加桂汤。

参术加桂汤

人参二两　白术二两　肉桂一钱

水煎，灌服。

人有两手麻木而面亦麻者，人以为中风将现之症也，谁知乃气虚而不能运化夫血乎？夫头乃六阳之经，而面尤阳之外见也。气旺则阳旺，气衰则阳衰。阳旺则气行夫血，而面乃和。阳衰则气滞于血，而面乃木矣。面既木矣，而阳气之衰可知，何能运动于臂指间，毋怪两手十指尽麻也。治法宜补其气之虚，通其阳之闭。【批：世无真中风，大约皆从气虚而中也。麻木者，中之兆也，不补虚而单防夫风中，鲜不气中矣。】方用助阳通气汤。

助阳通气汤

人参三钱　**白术**五钱　**黄芪**五钱　**防风**五分　**当归**三钱　**葳蕤**五钱　**广木香**三分　**附子**二分　**乌药**二钱　**麦冬**二钱　**茯苓**三钱　**天花粉**二钱

水煎服。连服二剂，而手之麻木解矣，再服二剂，而面之麻木亦解矣，更服二剂，不再此方大补其气，气旺而血行，又何麻木之有？

此症亦可用助气解麻汤：

● **助气解麻汤**

人参三钱　白术　黄芪　麦冬各五钱　当归　荆芥各二钱　乌药八分　附子一分　柴胡八分　半夏一钱

水煎服。

人有身忽猝倒，两目紧闭，昏晕不识人，即子孙亦不相识，人以为中风之危症也，谁知绝非中风，乃心气之乏绝乎？夫身中未有不痰盛者也。痰盛则直走心经，而心气乏绝，则痰涎壅住于膻中而不能开矣。虽膻中为心君之相，痰来侵心，膻中先受，所以障心而使痰之不能入也。然则膻中本卫心以障痰，何反壅痰以害心乎？不知心气既虚，而膻中亦虚矣。膻中既虚，仅可障痰以卫心，力难祛痰以益心也。况痰气过盛，犯心甚急，膻中坚闭夫膜膈，使痰之不入，而心气因之不通，不能上通于人眦，故目紧闭而不识人也。治法急补其君相之火，而佐之祛痰之味。心气一通，目自开而人自识也。【批：人谓气虚则邪易中，谁知绝无风邪耶。世人治风而死者比比也，读远公文可胜痛哭。】方用四君子汤加减治之。

加减四君子汤

人参一两　**白术**二两　**茯苓**三钱　**附子**一钱　**竹沥**一合　**姜汁**一合　**菖蒲**三分

水煎服。一剂而目开，再剂而人识矣。

此方用参、术以救心气之绝，然非假附子之力，断不能破围而直入，即用附子而不用竹沥、姜汁，则痰涎间隔，恐附子孤军难于斩杀耳；又佐之菖蒲者，借其向导，引附子群药径达心宫，易施其祛除之力也。

此症用加味三生饮亦神效。

● **加味三生饮**

人参　白术各一两　附子　南星　半夏　菖蒲　远志各一钱　生枣仁三钱

水煎服。

人有素性好饮，两臂作痛，服祛风治痰药更加麻木，痰涎愈盛，体软筋弛，腿膝拘痛，口噤语涩，头目晕重，口角流涎，身如虫行，搔起白屑，人以为中风之症已成也，谁知是脾气之不足乎？凡人后天，全藉饮食之补益。若饮食过多，反伤脾气，何能受益。况酒能散人真气，少饮则益，多饮则损，日日贪杯，脏腑之间，无非糟粕之气，欲真气之无伤得乎？故体软筋弛，脾虚不能运也；痰涎加盛，脾虚不能化也；腿膝拘痛，脾虚不能行也；口噤语涩，脾虚气难接也；头目晕重，脾虚气难升也；至于流涎、起屑，一则脾虚而不能摄，一则脾虚而不能润也。以上诸症，总皆脾气亏损之故。【批：世人中风，多是脾气虚寒，故一作风治，重耗胃气，胃虚而脾益虚，乌得而不死乎？】方用六君子汤加味治之。

加味六君子汤

人参五钱　**白术**一两　**甘草**一钱　**半夏**二钱　**陈皮**五分　**附子**三分　**茯苓**三钱

连服十剂而愈。

六君子汤专补脾气之药也，而又兼善治痰，然非加入附子，则不能走经络而通血脉。或疑白术太多，不知白术健脾而更善去湿，多用始能利腰脐而升阳气，则阳不下陷，而脾得建其运化之功也。

此症用参术去湿汤亦妙。

● 参术去湿汤

人参　白术各五钱　甘草　半夏　附子各一钱　山药一两　薏仁三钱　砂仁三粒

水煎服。

【词解】

①頞中：就是指鼻梁上端（鼻根部位）的凹陷处。

②桴鼓：用桴击鼓，鼓即发声，比喻相互应和，配合得很紧密。

痹证门六则

人有两足牵连作痛，腹又微溏，人不能寐，卧倒足缩而不能伸，伸则愈痛者，人以为寒湿之成痹也，谁知是风寒湿同结于大肠乎？夫风入大肠，日日大便，邪似易下，即有湿气，亦可同散，何以固结于中，而痛形于两足耶？不知寒邪入腹，而留于大肠，又得风湿相搏，每不肯遽散，因成为痹耳。治法必去此风寒湿三气之邪，使不留于大肠，而痹病可愈。然而徒治大肠之邪，而风寒湿转难去也，又宜益大肠之气，令气旺于肠中，而转输倍速，则风寒湿亦易祛矣。【批：痹症最难治，得其要正不难也，信然。】方用逐痹丹。

逐痹丹

人参一钱　**茯苓**五钱　**肉桂**三分　**升麻**五分　**甘草**一钱　**薏仁**一两　**神曲**五分　**白术**五钱

水煎服。一剂而湿去，二剂而风寒亦散也。

此方治湿为多，而治风治寒反轻者，盖水湿最难分消，治其难，而易者更易。况治湿之中，不伤元气，则大肠自有传化之妙力，能使风寒随湿而同解也。

此症亦可用薏仁苓术汤。

薏仁苓术汤

茯苓　白术各五钱　薏仁一两　肉桂三分　炒荆芥三钱

水煎服。

人有呕吐不宁，胸膈饱闷，吞酸作痛，因而两足亦痛者，人以为胃口之寒也，谁知是风寒湿结于胃而成痹乎？夫胃喜热而不喜寒，胃口一寒，邪气因之相犯，风入于胃而不散，湿停于胃而不行，三者相合，而痹症乃成。治法祛三者之邪，而仍在调其胃气，胃气健而风寒湿不攻自解也。【批：胃健而风寒湿俱不能侵，故补胃而三邪俱散也。】方用六君子汤加减治之。

加减六君子汤

人参三钱　**白术**五钱　**生姜**五片　**陈皮**五分　**甘草**五分　**肉桂**五分　**荆芥**三钱　**茯苓**三钱　**半夏**一钱

水煎服。一剂轻，二剂又轻，三剂更轻，连服十剂而饱闷酸痛之证尽去。

此方开胃而又善分消，加之生姜、荆芥，尤善祛散风寒，以离散党羽，故奏功特神也。

此症亦可用温胃消湿丹。

温胃消湿丹

人参　黄芪　茯神　巴戟天各三钱　远志一钱　肉桂三分　肉豆蔻一枚　益智仁　甘草　防风各五分

水煎服。

人有心下畏寒作痛，惕惕善惊，懒于饮食，以手按之，如有水声啯啯，人以为水停心下也，谁知是风寒湿结于心包络乎？夫水邪犯心则痛；风邪乘心则痛；寒邪入心则痛，是邪无论风寒湿均能成病，重则未有不死者。今止畏寒作痛，而不致有死亡者，正心包以障心也。然心包既然障心，独当其锋，安得而不痛乎？治法自当急祛风寒湿三者之邪，使之毋犯心包，而心君相安，何致心下之痛哉！虽然，徒祛风寒湿之邪，而不补心包之气，则心包太弱，而外援之师亦多相欺，反成覆亡之祸。故必补心包而兼治风寒湿也。方用散痹汤。

散痹汤

巴戟天五钱　**白术**五钱　**菟丝子**三钱　**炒枣仁**三钱　**远志**八分　**山药**五钱　**莲子**五钱　**茯苓**三钱　**甘草**三分　**柴胡**一钱　**半夏**一钱

水煎服。一剂而惊止，二剂而胃气开，三剂而水声息，十剂而心下之痛安然也。

此方之药，似乎单治心也，然而心包为心之相臣，治心正所以治心包耳。譬如君主清明，而相臣供职惟谨，自能安反侧于顷刻也。

巴戟天汤

此症可用巴戟天汤：

人参　白术　茯神　巴戟天　车前子各三钱　山药一两　半夏　肉桂各一钱

水煎服。

人有小便艰涩，道涩如淋，而下身生疼，时而升上有如疝气，人以为疝，或以为淋，而不知非也。盖风寒湿入于小肠之间，而成痹耳。夫小肠主泄水者也，水入小肠，何邪不去，乃缩住而不流，盖寒与风作祟也。治法必须散小肠之风寒，而湿气不难去也。然而治小肠，必宜治膀胱之为得，膀胱利而小肠无不利也。虽膀胱亦有痹症，而与小肠之痹正无差别，故治小肠之痹，必当以治膀胱者治之耳。【批：风寒湿入于小肠而成痹，亦无人能识。】方用攻痹散。

攻痹散

车前子三钱　**茯苓**三钱　**薏仁**一两　**肉桂**五分　**木通**二钱　**白术**五钱　**王不留行**一钱

水煎服。一连数剂。而似淋者不淋，似疝者不疝，再服数剂，而痛如失也。

此方利湿而又不耗气，祛寒而风自散，所以为佳，何用逐风之品以损伤脏腑哉

此症可用寄奴汤。

寄奴汤

白术一两　茯苓三钱　肉桂一钱　柴胡一钱　刘寄奴二钱

水煎服。

人有一身上下尽行作痛，有时而止，痰气不清，欲嗽不能，咽喉气闷，胸膈饱胀，二便艰涩，人以为肺气之不行也，谁知是风寒湿之犯于三焦乎？夫三焦主气，而流通于上中下之间者，气也。风寒湿感一邪，而气即不能宣矣。况三邪搏结，安能自舒乎？毋怪清浊二道，举皆闭塞，因而作痛也。治法不急祛风寒湿三者之邪，则三焦何以流通哉！然三焦不可径治也。治三焦必宜治肾，肾气旺而

下焦之气始通；更宜治肺，肺气肃而上焦之气始降；尤宜治脾胃，脾胃健而中焦之气始化。理肺、肾、脾胃之气，而益之散邪之药，则三焦得令，而风寒湿不难去也。方用理本汤。

理本汤

人参一钱　**白术**五钱　**麦冬**三钱　**山药**五钱　**芡实**五钱　**巴戟天**三钱　**肉桂**一钱　**桔梗**五分　**贝母**五分　**白芥子**二钱　**防己**三分　**茯苓**三钱　**豨莶草**一钱

水煎服。四剂而上中下之气乃通，一身之病尽解，再用四剂，诸症全愈。

此方全去扶肺、肾、脾胃之气，而轻于祛风寒湿者，正所以理其本也，而攻标在其内矣。况原未尝无荡邪之药乎，故能建功若是之神也。

此症亦可用防桂术苓散：

● 防桂术苓散

白术　茯苓　防风各五钱　巴戟天三钱　肉桂一钱　桂枝八分　天花粉　黄芪各二钱【批：防风太多。】

水煎服。

人有胸背、手足、腰脊牵连疼痛不定，或来或去，至头重不可举，痰唾稠黏，口角流涎，卧则喉中有声，人以为此痹症也，宜用控涎丹治之，而不知非也。夫痹虽合风寒湿三气之邪以成，然而人之气血不虚，则风寒湿何从而入？风寒湿之入，乃乘气血之虚而侵之也。乌可徒治其邪而不补其正乎？控涎丹用甘遂、大戟以祛邪，而无补气补血之药，往往用之以治痹而不能收功，反致败绩者，坐此弊也。法宜补正而助以祛邪，则百战而百胜矣。方用补正逐邪汤。

补正逐邪汤

白术五钱　**薏仁**五钱　**人参**一钱　**桂枝**三分　**茯苓**一两　**白芥子**三钱

水煎服。二剂轻，十剂愈。

白术、薏仁、人参、茯苓皆健脾补气之药，又利水去湿之剂也。虽曰风寒湿合而成痹，其内最多者湿也。湿在经络、肠胃之间，最难分化，逐其湿而风寒正不必治而自散，所以止佐桂枝数分而已足也。惟是既用参、术、薏、苓以健土而利湿，尚何虑痰哉！然而风寒湿之邪，每藉痰为奥援，故治痹者必治痰。今用白芥子，膜膈之中痰且尽消，其余各处之痰有不尽消者乎？痰消而风寒湿无可藏之薮，欲聚而作乱，已不可得，况正气日旺哉！或曰痹成于气血之虚，治法自宜气血双补矣，何以方中止用气分之药以益气，绝不用血分之药以益血也？不知气旺自能生血，且血有形之物，补之艰于速生，且恐因循等待，有碍生气之速，不若专补其气，而去风去湿去寒之更捷也。

此症亦可用自适汤。

● 自适汤

黄芪　白芍　当归　茯苓各五钱　陈皮五分　半夏　羌活　甘草各一钱　柴胡二钱　桔梗五分

水煎服。

心痛门二则

人有久患心疼，时重时轻，大约饥则痛重，饱则痛轻，人以为寒气中心也，谁知是虫伤胃脘乎？盖心君宁静，客寒客热之气，皆不能到，倘寒气犯心，立刻死矣，安能久痛乎？凡痛久不愈者，皆邪犯心包与胃口耳。但邪犯胃与心包，暂痛而不常痛也，断无饥重而饱轻者。若虫蚀，则觅食头上行，而无食以充其饥，则其身上撺，口啮胃脘之皮，则若心痛，而实非心痛也。不杀虫而但止其痛，痛何能止乎？方用化虫定痛丹。

化虫定痛丹

生地二两

水煎汁二碗，入白薇二钱，煎汁一碗，淘饭食之，非吐物如虾蟆，必

泻虫如守宫也。【批：虫蚀心痛，一杀虫而痛安。方中妙在不全去杀虫，又是补正之药，所以奇耳。】

大凡胃中湿热，人多生虫。饮食倍于寻常，皆易有虫，以此方投之，皆能取效，不止治心痛之虫也。盖生地杀虫于有形，而白薇杀虫于无形，合而用之，化虫最神。虫死而心痛自除，非生地、白薇之能定痛也。

此症用草根粥亦效。

● **草根粥**

楝树根一两

煎汤二碗，入甘草一钱，再煮粥一碗。顿食之，即止痛。

人有一时心痛，倏痛倏已，一日而十数遍者，饮食无碍，昼夜不安，人以为此虫也，而不知不然。夫虫痛必非一日而成，岂有无端而一时心痛者乎？或曰此火也。夫火则终日痛，而必非时痛时止者。然则为何痛乎？非火、非虫，乃气虚而微感寒湿之邪，邪冲心包而作痛，邪不冲心包而即不痛，即古人所云去来痛也。痛无补法，而独去来痛，必须用补，不补虚而痛不能止。然徒用补药，而不加入祛寒祛痰之味，亦不能定痛也。【批：诸痛不可用补，惟去来痛是虚寒，必温补始愈。】方用去来汤。

去来汤

人参三钱　**茯苓**三钱　**苍术**三钱　**白术**五钱　**甘草**二钱　**川乌**二钱　**半夏**一钱

水煎服。一剂而痛即止，再剂而痛不再发。

方中用二术为君主，最有佳意。盖痛虽由于气虚，毕竟湿气之侵心包也。二术去湿而又健脾胃之气，故用之以佐人参、茯苓补气以利湿，则湿去而气更旺也。气既旺矣，而川乌得直入心包，以祛逐其寒邪；半夏得行于中脘，而消其败浊之痰；甘草和缓，调停于邪正之间，以奏功于眉睫矣。

此症用苍乌参苓散亦甚效。

● **苍乌参苓**

人参　草乌各一钱　茯苓　苍术各三钱　巴戟天一两

水煎服。一剂即止痛。

胁痛门二则

人有两胁作痛，终年累月而不愈者，或时而少愈，时而作痛，病来之时，身发寒热，不思饮食，人以为此肝经之病也。然肝经之所以成病，尚未知其故，大约得之气恼者为多。因一时拂抑，欲怒而不敢，一种不平之气，未得畅泄，肝气郁而胆气亦郁，不能取决于心中，而心中作热，外反变寒，寒热交蒸，则肝经之血停住于两胁而作痛矣。倘境遇顺适，则肝气少舒，其痛不甚。及夫听恶声，值逆境，又触动其从前之怒气，则前病顿兴，而痛更重矣。治法必须解其怒气，要在平肝。【批：胁痛多由肝，肝病则胆亦病，必然之理也。】方用遣怒丹。

遣怒丹

白芍二两　**柴胡**一钱　**甘草**一钱　**乳香末**一钱　**广木香末**一钱　**白芥子**三钱　**桃仁**十粒　**生地**三钱　**枳壳**三分

水煎服。一剂痛轻，四剂痛止，十剂病除。

夫平肝之药，舍白芍实无第二味可代，世人不知其功效，不敢多用。孰知白芍必多用而后能取胜，用至二两，则其力倍于寻常，自能遍舒其肝气。况助以柴胡之疏泄，甘草之调剂，桃仁、白芥以攻其败瘀，乳香、广木以止其痛疼，安得不直捣中坚以解散其敌垒哉！

此症亦可用宣郁定痛汤。

宣郁定痛汤

白芍一两　川芎　当归　丹皮各三钱　柴胡二钱　甘草　白芥子　大黄　牛膝　炒栀子各一钱

水煎服。二剂即安。

人有横逆骤加，一时大怒，叫号骂詈①，致两胁大痛而声哑者，人以为怒气伤肝矣。然而其人必素有火性者，此等肝脉必洪大而无伦次，眼珠必红，口必大渴呼水，舌必干燥而开裂，当急用平肝泻火之药，方能舒其暴怒之气，倘少迟药饵，或药饵不中其病，必触动其气，有吐血倾盆之患矣。急用平怒汤。

平怒汤

白芍三两　**丹皮**一两　**当归**一两　**炒栀子**五钱　**荆芥**炒黑，五钱　**天花粉**三钱　**甘草**一钱　**香附**三钱

水煎服。一剂而气少舒，二剂而气大平，三剂痛如失，不必四剂也。

盖肝性最急，怒则其气不平，用芍药平其气也，甘草缓其急也。肝气既平而且缓，而后可散其气而泻其火矣。当归辛以散之也，荆芥引而散之也，栀子、丹皮凉以泻之也。然而徒散其火，而火为痰气所结，则散火而未能遽散，故又加香附以通其气，加花粉以消其痰。君臣佐使，无非解纷之妙药，怒气虽甚，有不自知其解而解者矣。或疑药剂太重，凉药过多，讵知其人，素系有火，又加大怒，则五脏无非热气，苟不用大剂凉药，何以平其怒而解其火哉？【批：胁痛不平肝，总非治法。】

此症用平怒散亦妙。

平怒散

白芍一两　丹皮一两　当归五钱　炒栀子　牛膝各三钱　甘草　柴胡　广木香各一钱　枳壳八分

水煎服。一剂轻，二剂愈。

【词解】

①骂詈（lì）：即骂人。恶言正斥曰骂，旁及诽谤咒诅曰詈。

头痛门二则

人有头痛连脑，双目赤红，如破如裂者，所谓真正头痛也。此病一时暴发，法在不救，盖邪入脑髓而不得出也。虽然邪在脑，不比邪犯心与犯五脏也，苟治之得法，亦有生者。【批：真头痛吾未尝见，脑为髓海，风不易入也。魏武之痛，真头痛也。】我今传一奇方以救世，名为救脑汤。

救脑汤

辛夷三钱　**川芎**一两　**细辛**一钱　**当归**一两　**蔓荆子**二钱

水煎服。一剂而痛即止。

细辛、蔓荆治头痛之药也，然不能直入于脑，得辛夷之导引则入之矣。但三味皆耗气之味，同川芎用之，虽亦得愈头痛，然而过于辛散，邪气散而真气亦散矣，故又加入当归之补气补血，则气血周通于一身，邪自不能独留于头上矣，有不顿愈者乎？

此症用护首汤亦效。

护首汤

川芎五钱　当归一两　白芷　郁李仁　天花粉各三钱　蔓荆子一钱

水煎服。一剂效。

人有头痛如破，走来走去无一定之位者，此饮酒之后，当风而卧，风邪乘酒气之出入而中之也。酒气既散，而风邪不去，遂留于太阳之经。太阳本上于头，而头为诸阳之首，阳邪与阳气相战，故往来于经络之间而作痛也。病既得之于酒，治法似宜兼治酒矣，不知用解酒之药必致转耗真气，而头痛愈不能效，不若直治风邪能奏效之速也。【批：饮酒得风，解酒为上，祛风次之。然而酒气最难解也，不若先祛风以救急耳，解酒缓图之可也。】方用救破汤。

救破汤

川芎一两　**细辛**一钱　**白芷**一钱

水煎服。一剂而痛止，不必再剂也。

盖川芎最止头痛，非用细辛则不能直上于巅顶，非用白芷则不能尽解其邪气，而遍达于经络也。虽如藁本他药，未尝不可止痛，然而大伤元气，终逊川芎散中有补之为得也。

此症亦可用芷桂川芎汤。

● **芷桂川芎汤**

川芎一两　白芷三钱　桂枝三分

水煎服。一剂即止痛。

腹痛门二则

人有腹痛欲死，手按之而更甚，此乃火痛也。但火痛不同，有胃火，有脾火，有大小肠火，有膀胱火，有肾火，不可不辨也。胃火者，必汗而渴，口中臭；脾火痛者，必走来走去，无一定之处也；大肠火者，大便必闭结，而肛门必干燥后重；小肠火者，小便必闭涩如淋；膀胱火者，小便闭涩而若急；肾火者，则强阳不倒，口不渴而面赤，水窍涩痛是也。既知火症分明，然后因症以治之，自然不瘥。【批：火不难治，难于不知何经之火也。今明示各经之火，用药不甚易乎。】然而各立一方，未免过于纷纭。我有一方，可以共治有火之腹痛，方名导火汤。

导火汤

玄参一两　**生地**五钱　**车前子**三钱　**甘草**一钱　**泽泻**二钱

水煎服。连服二剂而诸痛皆可愈也。

夫火之有余，水之不足也。玄参、生地滋其阴，而阳火自降，况又益之车前、泽泻之滑利，甘草之调和，尤能导火解氛，化有事为无事。倘知为胃火而加石膏，知为脾火而加知母，知为大肠火而加地榆，小肠火而加黄连，知为膀胱火而加滑石，知为肾火而加黄柏，尤效之极也。

人有终日腹痛，手按之而宽快，饮冷则痛剧，此寒痛也。不必分别脏腑，皆命门火衰，而寒邪留之也。盖命门为一身之主，命门寒而五脏七腑皆寒矣，故只宜温其命门之火为主。然命门之火不可独补，必须治兼脾胃。火土相合，而变化出焉。然又不可止治其土，盖土之仇者，肝木也，命门助土而肝木乘之，则脾胃之气，仍为肝制而不能发生，必须制肝，使木不克土，而后以火生之，则脾胃之寒邪既去，而阳气升腾，浊阴销亡于乌有，土木无战克之忧，而肠腹享安宁之乐矣。【批：补火必须补土，妙矣。又去制肝以益土，更妙于补火也。】方用制肝益火汤。

制肝益火汤

白芍三钱　**白术**五钱　**茯苓**三钱　**甘草**一钱　**肉桂**一钱　**肉豆蔻**一枚　**半夏**一钱　**人参**三钱

水煎服。一剂而痛减半，再剂而痛尽除也。

方中虽六君子加减，无非助其脾胃之阳气。然加入白芍，则能平肝木之气矣。又有肉桂以温命门之火，则火自生土，而肉豆蔻复自暖其脾胃，则寒邪不战而自走也。

此症亦可用消寒饮。

● 消寒饮

白术　人参各五钱　肉桂　肉豆蔻　甘草各一钱

水煎服。一剂即止。

腰痛门六则

人有两腰重如带三千文，不能俯仰者。夫腰痛不同，此病因房劳力役，又感风湿而成。伤肾之症，治须补肾矣。然有补肾而腰愈痛者，其故何也？盖腰脐之气未通，风湿入于肾而不得出故也。法宜先利其腰脐之气，以祛风利湿，而后大补其肾中之水火，则腰轻而可以俯仰矣。方用轻腰汤。

轻腰汤

白术一两　**薏仁**一两　**茯苓**五钱　**防己**五分

水煎服。连服二剂而腰轻矣。

此方惟利湿而不治腰，又能利腰脐之气，一方而两治之也。

然不可多服者，以肾宜补而不可泻，防己多用必至过泄肾邪。肾已无邪可祛，而反损正气，故宜用补肾之药，而前药不可再用矣。【批：利腰脐而痛自止，妙法也。】方另用三圣汤。

三圣汤

杜仲一两　**白术**五钱　**山茱萸**四钱

水煎服。

此方补肾中之水火，而仍利其腰脐者，肾气有可通之路，则俯仰之间，无非至适也。

此症用术桂汤亦神。

术桂汤

白术三两　肉桂三分

水煎服。二剂全愈，不再发。

人有动则腰痛，自觉其中空虚无着者，乃肾虚腰痛也。夫肾分水火，未可以虚字一言了之。经谓诸痛皆属于火，独肾虚腰痛非火也。惟其无火，所以痛耳。治法似宜单补肾中之火，然而火非水不生，若徒补火而不补水，所谓无阴不能生阳，而痛不可遽止，必须于水中补火，水火既济，肾气足而痛自除，此即贞下起元[1]之意也。【批：肾无火始能作痛，亦奇论也。】方用补虚利腰汤。

补虚利腰汤

熟地一两　**杜仲**五钱　**破故纸**一钱　**白术**五钱

水煎服。连服四剂自愈。

熟地补肾水也，得白术则利腰脐，而熟地不腻，杜仲、破故补火以止腰痛者也，得熟地则润泽而不至干燥，调剂相宜，故取效最捷耳。

此症用实腰汤亦佳。

实腰汤

杜仲一两　白术二两　熟地一两　山茱萸四钱　肉桂一钱

水煎服。十剂全愈。

人有腰痛，日重夜轻，小水[2]艰涩，饮食如故者，人以为肾经之虚，谁知是膀胱之水闭乎？膀胱为肾之府，火盛则水不能化，而水反转入于肾之中。膀胱太阳之经也，水火虽犯肾阴，而病终在阳而不在阴。若不治膀胱，而惟治肾，用补精填水，或用添薪益火，适足以增其肾气之旺。阴旺而阳亦旺，肾热而膀胱益热，致水不流而火愈炽。膀胱之火愈炽，必更犯于肾宫，而腰之痛何能痊乎？方用宽腰汤治之。

宽腰汤

车前子三钱　**薏仁**五钱　**白术**五钱　**茯苓**五钱　**肉桂**一分

水煎服。一剂而膀胱之水大泄，二剂而腰痛顿宽也。

夫车前、茯苓以利膀胱之水，薏仁、白术以利腰脐之气，则膀胱与肾气内外相通。又得肉桂之气，尤易引肾气而外达于小肠，从阴器而尽泄，腰痛有不速愈哉！

此症用术桂加泽泻汤亦神。

● 术桂加泽泻汤

白术一两　泽泻三钱　肉桂五分

水煎服。一剂即通。

人有大病之后，腰痛如折，久而成为伛偻者，此乃湿气入于肾宫，误服补肾之药而成之者也。夫腰痛明是肾虚，补肾正其所宜，何以用补肾填精之药，不受其益，而反受其损乎？不知病有不同，药有各异。大病之后，腰痛如折者，乃脾湿而非肾虚也。脾湿当去湿，而乃用熟地、山茱一派滋润之药，虽非克削之味，而湿以加湿，正其所恶，故不特无益，而反害之也。医工不悟，而以为补肾之药，尚少用之也益，多加其分两，则湿以助湿，腰骨河车之路，竟成泛滥之乡矣，欲不成伛偻不可得也。【批：肾有虚而无实，似宜补肾矣，何以补肾而反害之？以肾中有邪，邪未去而骤用补剂，所以至成废人。倘补中利湿，又何害哉？不可谓肾不可补而竟不用补也。】方用起伛汤。

起伛汤

薏仁三两　**白术**二两　**黄芪**一两　**防风**三分　**附子**一分

水煎服。日用一剂，服一月而腰轻，服两月而腰可伸矣，服三月而全愈。

此方利湿而又不耗气，气旺则水湿自消，加入防风、附子于芪、术之中，有鬼神不测之机，相畏而相使，建功实奇。万不可疑药剂之大，而少减其品味，使废人不得为全人也。【批：有房劳力作之人，大病之后而腰痛者，乃是虚弱又无力服补药之故，似宜大补腰肾之阳气为主。】

此症用芪术防桂汤亦可。

● 芪术防桂汤

白术四两　黄芪二两　防己一钱　肉桂一钱

水煎服。十剂轻，二十剂愈。

人有跌打闪挫，以至腰折不能起床，状似伛偻者，人以为此腰痛也，而不可作腰痛治。然腰已折矣，其痛自甚，何可不作腰痛治哉！或谓腰折而使之接续，其中必有瘀血在内，宜于补肾补血之中，而少加逐瘀治血之药，似未可止补其肾也，而不知不然。夫肾有补而无泻，加逐瘀之味，必转伤肾脏矣。折腰之痛，内伤肾脏，而非外伤阴血，活血之药不能入于肾之中，皆不可用，而必须独补肾也。惟是补肾之剂，小用不能成功耳。【批：折腰宜补而不宜泻，又不可不知。】方用续腰汤。

续腰汤

熟地一斤　**白术**半斤

水大碗数碗，煎服。一连数剂，而腰如旧矣。

夫熟地原能接骨，不止补肾之功，白术善通腰脐之气，气通则接续更易，但必须多用为神耳。使加入大黄、白芍、桃仁、红花之药，则反败事。若恐其腰痛而加杜仲、破故、胡桃等品，转不能收功矣。

人有露宿于星月之下，感犯寒湿之气，腰痛不能转侧，人以为血凝于少阳胆经也，谁知是邪入于骨髓之内乎？夫腰乃肾堂，至阴之宫也，霜露寒湿之气，乃至阴之邪也。以至阴之邪，而入至阴之络，故搐急而作痛。惟是至阴之邪，易入而难散。盖肾宜补而不宜泻，散至阴之邪，必泻至阴之真矣。然而得其法，亦正无难也。【批：泻肾而仍是补肾，始能去至阴之邪。】方用转腰汤。

转腰汤

白术一两　**杜仲**五钱　**巴戟天**五钱　**防己**五分　**肉桂**一钱　**苍术**三钱　**羌活**五分　**桃仁**五粒

水煎服。一剂而痛轻，再剂而痛止也。

此方以白术为君者，利湿而又通其腰脐之气，得杜仲之相佐，则攻中有补，而肾气无亏。且益之巴戟、肉桂以祛其寒，苍术、防己以消其水，更得羌活、桃仁逐其瘀而行其滞，虽泻肾而实补肾也。至阴之邪既去，而至阴之真无伤，故能止痛如神耳。

此病用术桂防豨汤亦佳。

● 术桂防豨汤

白术二两　肉桂三钱　防己一钱　豨莶草五钱

水煎服。十剂见效。

【词解】

①贞下起元：用以表示天道人事的循环往复，周流不息。

②小水：小便。

卷之三

咽喉痛门二则

人有感冒风寒，一时咽喉肿痛，其势甚急，变成双蛾者。其症痰涎稠浊，口渴呼饮，疼痛难当，甚则勺水不能入喉，此阳火壅阻于咽喉，视其势若重，而病实轻也。夫阳火者，太阳之火也。太阳之火，即膀胱之火也，与肾经之火为表里，膀胱火动，而肾经少阴之火即来相助，故直冲于咽喉之间，而肺脾胃三经之火，亦复相随而上升，于是借三经之痰涎，尽阻塞于咽喉，结成火毒，而不可解。治法似宜连数经治矣，然而其本，实始于太阳，泄膀胱之火，而诸经之火自安矣。但咽喉之地，近于肺，太阳既假道于肺经，而肺经险要之地，即狭路之战场也，安有舍战场要地，不解其围，而先捣其本国者乎？所贵有兼治之法也。方用破隘汤。

破隘汤

桔梗三钱　**甘草**二钱　**柴胡**一钱　**白芍**五钱　**玄参**三钱　**麻黄**一钱　**天花粉**三钱　**山豆根**一钱

水煎服。一剂而咽喉宽，再剂而双蛾尽消矣。

方中散太阳之邪者居其二；散各经之邪居其五，尤加意于散肺之邪者，由近以散远也。

此症用散蛾汤亦神效。

散蛾汤

射干　枳壳　苏叶　当归各一钱　甘草二钱　桔梗三钱　天花粉三钱　山豆根八分　麻黄五分

水煎服。一剂即愈。

人有一时喉忽肿大而作痛，吐痰如涌，口渴求水，下喉少快，已而又热，呼水，咽喉长成双蛾，既大且赤，其形宛如鸡冠，此喉痹之症，即俗称为缠喉风也。乃阴阳二火并炽，一乃少阳之相火，一乃少阴之君火也。二火齐发，其势更暴。咽喉之管细小，火不得遽泄，遂遏抑于其间，初作肿而后成蛾也。蛾有二：一双蛾，一单蛾也。双蛾生两毒，两相壅挤，中间反留一线之隙可通，茶水药剂尚可下咽。若单蛾则独自成形，反塞住水谷之路，往往有勺水不能咽者，药物既不可咽，又从何路以进药食哉！法宜先用刺法，一则刺少商等穴，尚欠切近，用刀直刺其喉肿之处一分，则喉肿必少消，可用吹药以开之。【批：昔有人患单蛾，必须刺破可以吹药，乃病者畏惧必不许刺。医者诱以用小毫笔略点之，乃藏针于笔头之内，张其喉而刺破之，其肿即消。】方用吹药方。

吹药方

胆矾一分　**牛黄**一分　**皂角**烧灰末，一分　**麝香**三厘　**冰片**一分

为绝细末，和匀，吹入喉中，必大吐痰而愈。

然后用煎剂，方名救喉汤。

救喉汤

射干一钱　**山豆根**二钱　**玄参**一两　**麦冬**五钱　**甘草**一钱　**天花粉**三钱

水煎服。一剂而全愈也。

若双蛾不必用刺法，竟用此方。玄参为君，实足以泻心肾君相之火，况佐之豆根、射干、天花粉之属，以祛邪而消痰，则火自归经，而咽喉之间，关门整肃矣。

此症用两地汤加减亦神。

● 两地汤

熟地　生地　玄参各一两　肉桂三分　黄连　天花粉各三钱

水煎服。下喉即愈，不必二剂。

牙齿痛门二则

人有牙齿痛甚不可忍，涕泪俱出者，此乃脏腑之火旺，上行于牙齿而作痛也。治法不泻其火则不能取效。然火实不同，有虚火，有实火，大约虚火动于脏，实火起于腑。而实火之中，有心包之火，有胃火；虚火之中有肝火，有脾火，有肺火，有肾火。同一齿痛，何以别之？不知各经在齿牙之间，各有部位也。两门牙上下四齿，同属心包也，门牙旁上下四齿，属肝也，再上下四牙乃胃也，再上下四牙乃脾也，再上下四牙乃肺也，再上下之牙乃肾也。大牙亦属肾，肾经有三牙齿，多者贵。治病不论多寡，总以前数分治之多验。火既有如许之多，而治火之法，宜分经以治之矣。虽然，吾实有统治火之法，方用治牙仙丹。

治牙仙丹

玄参一两　**生地**一两

水煎服。

无论诸火，服之均效。察其为心包之火，加黄连五分；察其为肝经之火，加炒栀子二钱；察其为胃经之火，加石膏五钱；察其为脾经之火，加知母一钱；察其为肺经之火，加黄芩一钱；察其为肾经之火，加熟地一两。饮一剂而火轻，再剂而火散，四剂而平复如故矣。【批：分经加药，不可不知。】

夫火既有虚实不同，何以一方而均治？不知火之有余，无非水之不足也。我滋其阴，则阴阳之火，无不相戢矣。况玄参尤能泻浮游之火，生地亦能止无根之焰，二味又泻中有补，故虚实咸宜，实治法之巧，而得其要者也。况又能辨各经之火，而加入各经之药，有不取效如神乎？或曰：火生于风，牙齿之疼，未有不兼风者，治火而不治风，恐非妙法。不知火旺则生风，未闻风大而生火，人身苟感风邪，则身必发热，断无风止入牙而独痛之理。况火病而用风药，反增其火热之势，是止痛而愈添其痛矣。或疑膀胱有火，肝经有火，心经有火，大小肠、三焦俱有火，何俱遗之而不言，不知脏病则腑亦病，腑病则脏亦病，治脏不必治腑，泻腑不必又泻脏，况膀胱、心与三焦、大小肠俱不入于齿牙，故略而不谈也。

此症外治亦可用荜芫汤。

● **荜芫汤**

荜茇　芫花各二钱

水一碗煎半盏，漱口即止痛。

内治用沙豆汤亦妙。

● **沙豆汤**

沙参一两　荆芥　丹皮各三钱　山豆根一钱

水煎服。二剂即愈。

人有多食肥甘，齿牙破损而作痛，如行来行去者，乃虫痛也。夫齿乃骨之余，其中最坚，何能藏虫乎？不知过食肥甘，则热气在胃，胃火日冲于口齿之间，而湿气乘之，湿热相搏而不散，乃虫生于牙矣。初则止生一二虫，久则蕃衍[1]而多，于是蚀损其齿，遂致堕落。一齿既朽，又蚀余齿，往往有终身之苦者。此等之痛，必须外治，若用内治之药，未必杀虫，而脏腑先受伤矣。【批：虫痛宜外治，不宜内治。】方用五灵至圣散。

五灵至圣散

五灵脂三钱，研绝细末　**白薇**三钱　**细辛**五分　**骨碎补**五分

各研为细末。先用滚水含漱齿至净，然后用前药末五分，滚水调如稀糊，含漱齿半日，至气急吐出，如是者三次，痛止而虫亦死矣，断不再发。

盖齿痛原因虫也，五灵脂、白薇最杀虫于无形，加入细辛以散火，骨碎补以透骨，引五灵脂、白薇直进于骨内，则虫无可藏，尽行剿杀，虫死而痛自止也。

此症用破颜丹，亦可外治，甚效。

● **破颜丹**

丹砂三分　麝香半分　冰片一分　雄黄一钱

为细末，将末搽于痛处，口吐涎而痛立止。

内治亦可用安宁饮。

● **安宁饮**

玄参　生地　麦冬各五钱　白薇一钱　骨碎补五钱　天门冬三钱

水煎服。三剂亦愈。

【词解】

①蕃衍（yǎn）：滋生繁殖。

口舌门二则

有妇人产子，舌出不能收，人以为舌胀也，谁知是难产心惊之故乎？夫舌乃心之苗，心气安而舌安，心气病而舌病，产子而胞胎已破，子不能产，欲顾子而母命恐亡，欲全母而子命难保，其心中惊恐，自必异于常时，心气既动，心火必不宁矣。胎胞之系，原通于心，用力产子，而心为之惧，故子下而舌亦出也。舌出不收，心气过升之故，治法必须降气为主。古人有以恐胜之者，然舌出由于心惊，复因惊以增其恐，吾恐愈伤心气矣，虽舌骤收，未必不随收而随出也，故降气必须补心，而不可增其恐。方用助气镇心丹。

助气镇心丹

人参三钱　**茯神**二钱　**菖蒲**五分　**朱砂**一钱，不可火制　**五味子**一钱

水煎含漱，久之然后咽下。一剂即收，二剂全愈。

此方用朱砂以镇心，又得人参以生气，气旺则火自归心，火归而焰息，舌亦随焰而自收矣，何必增其恐惧，而气始下哉！

此症亦可用敛舌神丹。

敛舌神丹

人参一两　五味子一钱　麦冬二钱　附子一片　菖蒲　良姜各三分

水煎含漱咽下，一剂即收。

人有舌下牵强，手大指、次指不仁，两臂麻木，或大便闭结，或皮肤赤晕，人以为风热之病也，谁知是恼怒所致，因郁而成者乎？夫舌本属阳明胃经之土，而大肠之脉，散居舌下，舌下牵强，是阳明胃与大肠之病也。然非无因而至，因肝气不伸，木克胃土，则土虚而不能化食，遂失养于臂指经络之间，而麻木不仁之症生。臂指经络失养，何能外润于皮肤乎？此赤晕之所以起也。胃土受肝木之克，则胃气大燥，无血以资大肠，因热以生风，肠中秘结，益失其传导之职矣。治法必须通大肠而健胃，又必平肝以补血。方用八珍汤加减治之。【批：此等症因郁而成者，宜用逍遥散。今用八珍汤者，加柴胡犹之舒郁。】

加减八珍汤

人参一钱　**当归**五钱　**白芍**五钱　**柴胡**一钱　**陈皮**五分　**甘草**一钱　**槐角**一钱　**白术**一钱　**熟地**五钱　**半夏**五分　**茯苓**一钱

水煎服。二剂轻，四剂又轻，十剂全愈。

八珍汤补气补血之方也，加入柴胡以舒肝，增入槐角以清火，肝之郁解，而胃之气自旺，胃气旺，而转输自畅矣。

此症用颐养汤亦妙。

● 颐养汤

当归一两　香附　茯神　丹皮　玄参各三钱　柏子仁　沙参　黄芩各二钱　远志五分　麦冬五钱　甘草一钱

水煎服。四剂愈。

鼻渊门三则

人有无端鼻流清水者，久则流涕，又久则流黄浊之物，如脓如髓，腥臭不堪闻者，流至十年，而人死矣。此病得之饮酒太过，临风而卧，风入胆中，胆之酒毒，不能外泄，遂移其热于脑中。夫脑之窍通于鼻，而胆之气，何以通于脑，而酒之气何以入于胆耶？凡善饮酒者，胆气自旺，且多叫号，故酒先入胆，而胆不胜酒，即不及化酒，而火毒存于其中矣。夫胆属木，最恶者寒风也，外寒相侵，则内热愈甚。胆属阳，而头亦属阳，胆移热而上走于头，脑在头之中，头无可藏热之处，故遇穴而即入。况胆与脑原是相通，脑之穴大过于胆，遂乐于相安居之，而不肯还入于胆矣。迨[1]居脑既久，而动极思迁，又寻窍而出，乃顺趋于鼻矣。火毒浅而涕清，火毒深而涕浊，愈久愈流而愈重，后则涕无可流，并脑髓而尽出，欲不死而不可得矣。治法治其脑可也，然治其脑，必仍治其胆者，探源之治也。【批：胆能渗酒，喻嘉言曾言之，然未尝论及鼻渊之症。】方用取渊汤。

取渊汤

辛夷二钱　**当归**二两　**柴胡**一钱　**炒栀子**三钱　**玄参**一两　**贝母**一钱

水煎服。一剂涕减，再剂涕又减，三剂病全愈。

盖辛夷最能入胆，引当归以补脑之气，引玄参以解脑之火，加柴胡、栀子以舒胆中之郁热，则胆不来助火，而自受补气之益也。然不去止鼻中之涕者，清脑中之火，益脑中之气，正所以止之也。盖鼻中原无涕，遏抑上游出涕之源，何必截下流之水乎？此治法之神耳。或疑当归过于多用，不知脑髓尽出，不大补则脑之气不生。辛夷耗散之物，非可常用也，故乘其引导，大用当归以补脑添精，不必日后之再用。倘后日减去辛夷，即重用当归无益矣。此用药先后之机，又不可不识也。人疑当归之不可多用者，不过嫌其性滑，有妨于脾耳，谁知脑髓直流之人，必髓不能化精者也，精不能化，则精必少，精少则不能分布于大肠，必有干燥之苦，然则用当归以润之，正其所喜，何虑之有？

此症用探渊丹亦能奏功。

探渊丹

辛夷一钱　当归五钱　麦冬二两　茯苓三钱　黄芩二钱　白芍一两　天花粉三钱　生地五钱　桔梗二钱

水煎服。四剂全愈。

人有鼻流清涕，经年不愈，是肺气虚寒，非脑漏也。夫脑漏即鼻渊也，原有寒热二症，不止胆热而成之也。然同是鼻渊，而寒热何以分乎？盖涕臭者热也，涕清而不臭者寒也。热属实热，寒属虚寒。兹但流清涕而不腥臭，正虚寒之病也。热症宜用清凉之药，寒症宜用温和之剂，倘概用散而不用补，则损伤肺气，而肺金益寒，愈流清涕矣。方用温肺止流丹。

温肺止流丹

诃子一钱　**甘草**一钱　**桔梗**三钱　**石首鱼脑骨**五钱，煅过存性，为末　**荆芥**五分　**细辛**五分　**人参**五分

水煎调服。一剂即止流矣，不必再服也。

此方气味温和，自能暖肺，而性又带散，更能祛邪，故奏功如神。或谓石首脑骨，古人以治内热之鼻渊，是为寒物，何用之以治寒症之鼻渊耶？不知鼻渊实有寒热二症，而石首脑骨寒热二症皆能治之。但热症之涕通于脑，寒症之涕出于肺，我用群药皆入肺之药也，无非温和之味，肺既寒凉，得温和而自解，复得石首脑骨佐之，以截脑中之路，则脑气不下陷，而肺气更闭矣，所以一剂而止流也。

人有鼻塞不通，浊涕稠黏，已经数年，皆以为鼻渊而火结于脑也，谁知是肺经郁火不宣，有似于鼻渊，而非鼻渊乎？夫郁病五脏皆有，不独肝木一经之能郁也。《内经》曰：诸气膹郁，皆属于肺。肺气郁则气不通，而鼻乃肺经之门户，故肺气不通，而鼻之气亦不通也。《难经》曰：肺热甚则出涕。肺本清虚之府，最恶者热也。肺热则肺气必粗，而肺中之液，必上沸而结为涕，热甚则涕黄，热极则涕浊。败浊之物，岂容于清虚之腑，自必从鼻之门户而出矣。方用逍遥散加味治之。

加味逍遥散

柴胡二钱　**当归**三钱　**白术**二钱　**陈皮**五分　**甘草**一钱　**黄芩**一钱　**茯苓**二钱　**白芍**三钱　**白芷**一钱　**桔梗**三钱　**半夏**一钱

水煎服。一剂轻，二剂又轻，连服八剂全愈。

此方治肝木之郁者也，何以治肺郁而亦效？不知逍遥散善治五郁，非独治肝经一部之郁已也。况佐之桔梗，散肺之邪，加之黄芩，泻肺之热，且引群药直入肺经，何郁之不宣乎？故壅塞通稠浊化也。

此症用宣肺散亦佳。

● **宣肺散**

柴胡 黄芩 紫菀各二钱 白芍一两 当归 麦冬各五钱 茯苓 白芥子各三钱 甘草 款冬花各一钱 紫苏一钱 辛夷五分

水煎服。四剂愈。

【词解】

①迨（dài）：等到，及。

耳痛门 附耳聋三则

人有双耳忽然肿痛，内流清水，久则变为脓血者，身发寒热，耳内如沸汤之响，或如蝉鸣，此少阳胆气不舒，而风邪乘之，火不得散，故生此病。法宜舒发胆气，而佐之祛风泻火之药则愈矣。然有治之而不效者，何也？盖胆受风火之邪，烁干胆汁，徒用祛风泻火之汤，则胆汁愈干，胆火益炽，火借风威，愈肆焚烧，而耳病转甚矣。方用润胆汤。

润胆汤

白芍一两 **当归**一两 **柴胡**一钱 **炒栀子**二钱 **玄参**一两 **天花粉**三钱 **菖蒲**八分

水煎服。一剂而痛轻，二剂而肿消，三剂而脓血止，四剂而寒热尽除，十剂而全痊也。

芍、归不特入胆，而且入肝也，胆病肝必病，平肝则胆亦平也。柴胡、栀子亦是舒肝之药，舒肝正所以舒胆，肝血自旺，而胆汁有不濡润者乎？邪风邪火，已有不治自散之机，乃加天花粉之逐痰，则风火无党。用菖蒲通耳中之窍，引玄参以退浮游之焰，自然风火渐祛，上焦清凉，而耳病随愈也。

此症用止鸣丹亦效。

● **止鸣丹**

白芍五钱　柴胡二钱　炒栀子三钱　生地三钱　麦冬三钱　菖蒲五分　茯苓三钱　半夏五分

水煎服。数剂即愈。

人有耳中如针之触而生痛者，并无水生，止有声沸，皆云火邪作祟，不知乃肾水之耗也。夫肾开窍于耳，肾气不足则耳闭。然耳闭之前必痛，而后闭何也？盖肾火冲之也，火冲而不得出，则火之路塞而不通，于是火不再走于耳而成聋矣。但火既上冲于耳，而火之路何以致塞？盖火邪上冲耳窍之内，如有物塞之状，故此等之病，必须速治，否则成聋而难治矣。【批：老人耳聋，多是虚火作祟。补水之法，实治聋之法也。】方用益水平火汤。

益水平火汤

熟地一两　**生地**一两　**麦冬**一两　**玄参**一两　**菖蒲**一钱

水煎服。一剂而痛止，二剂而响息，三剂而全愈，而耳不再聋也。

四味乃补水之药，又能于水中泻火，且不损伤肾气，则肾火自降。菖蒲引肾气而上通，火得路而上达，又何有阻抑之虞乎？此等之病，老人最多，老人耳聋，虽高寿之征，似可不必施治。不知已成之聋不必治，未成之聋正不可不治也。此方治已聋者尚有奇功，矧[①]治未聋之耳，有不取效者哉！

此症亦可用息沸汤。

● **息沸汤**

熟地二两　山茱萸一两　麦冬五钱　北五味十粒　菖蒲一钱　远志五分　丹参三钱

水煎服。十剂愈。

人有双耳聋闭，雷霆喧呼之声终不相闻，而耳内不痛。此大病之后，或年老人有之，乃肾火内闭而气塞也，最难取效。法当内外兼治，内治必须大补心肾，虽耳属肾，而非心气之相通，则心肾不交，反致阻塞。故必用补肾之药，使肾之液滋于心，即宜用补心之剂，使心之气降于肾，心肾之气既交，自然上升而通于耳矣。【批：补肾以治聋，人易知，补心以治聋，人难识也。按肾为耳窍之主，心为耳窍之客，主客相通，自无闭塞。】方用启窍汤。

启窍汤

熟地二两　**山茱萸**一两　**麦冬**一两　**远志**三钱　**五味子**二钱　**石菖蒲**一钱　**炒枣仁**三钱　**茯神**三钱　**柏子仁**三钱

水煎服。一连四服，而耳中必然作响，此欲开聋之兆也，再照前方服十剂。

而外用：

龙骨一分　**雄鼠胆汁**一枚　**麝香**一厘　**冰片**三厘

研绝细末为丸，分作三丸，绵裹塞之，不可取出，一昼夜即通矣，神效之极。

耳通后，仍用前汤再服，一月后用大剂六味丸，以为善后之计，否则恐不能久聪也。

此症用通耳汤亦妙。

● 通耳汤

熟地三两　麦冬一两　炒枣仁　茯神　玄参各五钱　菖蒲一钱　柏子仁　炒黑荆芥各三钱

水煎服。十剂自通。

【词解】

①矧（shěn）：况，况且。

目痛门四则

人有目痛如刺触，两角多眵，羞明畏日，两胞浮肿，泪湿不已，此肝木风火作祟，而脾胃之气，不能升腾故耳。人生后天，以脾胃为主，脾胃一受肝木之制，则土气遏抑，津液干涸，于是木无所养而干枯，风又袭之，则木更加燥。眼目肝之窍也，肝中无非风火之气，而目欲清凉得乎？惟是肝经既燥，而目偏生泪，何哉？盖肾气救之耳。肝为肾之子，肝子为风火之邪所困，燃眉之祸，必求救于肾母，而肾痛其子，必以水济之，然而风火未除，所济之水与风火相战，肾欲养木而不能，肝欲得水而不敢，于是目不得水之益，而反得水之损矣。然而水终为木之所喜，而火终为木之所畏，日为阳火，灯为阴火，故两忌之。治法自当以祛风灭火为先，然而徒治风火而不用和解之法，则风不易散，而火不易息也。方用息氛汤。

息氛汤

柴胡二钱　**当归**三钱　**白芍**三钱　**天花粉**二钱　**白蒺藜**三钱　**蔓荆子**一钱　**甘菊花**三钱　**草决明**一钱　**炒栀子**三钱　**白茯苓**三钱

水煎服。二剂而火退，再服二剂而羞明畏日之症除，再服二剂，诸症尽愈也。

此方泻肝木之风火，而又善调脾胃之气，更佐之治目退翳之品，真和解得宜也。

此症柴荆饮亦妙。

● 柴荆饮

柴胡　薄荷　荆芥　甘菊各一钱　甘草三分　茯苓三钱　白芍四钱　白蒺藜　草决明　炒栀子各二钱　密蒙花　半夏各五分

水煎服。四剂愈。

人有目痛既久，终年累岁而红赤不除，致生胬肉扳睛，拳毛倒睫者，乃误治之故也。大凡目疾初痛，则为邪盛，目疾久痛，则为正虚。正虚而误以邪盛之法治之，则变为此症矣。世人不悟，动以外治，不知内病未痊，而用外治之劫药，鲜不受其害者。我今特传一方，凡有胬肉扳睛拳毛倒睫者，服之无不渐愈，但不能取效神速也。盖眼既经误治而成斯病，其由来者非一日，用药何能责其近功乎？【批：外治有失，内治无失而有益也。】方名磨翳丹。

磨翳丹

葳蕤一斤　**甘菊花**一斤　**当归**一斤　**白芍**一斤　**陈皮**二两　**柴胡**三两　**同州蒺藜**一斤　**白芥子**四两　**茯神**半斤

各为末，蜜为丸。每日早晚白滚水送下各五钱，服一料全愈。

此方用攻于补之中，不治风而风息，不治火而火亡，不治胬肉而胬肉自消，不去拳毛而拳毛自去，万勿视为平平无奇，而不知奇寓于平之中也。

此症用加减逍遥散亦佳。

加减逍遥散

白芍　当归各一两　甘草　白蒺藜　蕤仁各一钱　陈皮五分　茯苓三钱　甘菊三钱　柴胡　半夏各三分

水煎服。三月愈。

人有目痛后迎风流泪，至夜则目暗不明，一见灯光两目干涩，此乃少年时所丧元阳，又加时眼，不守色戒，以致伤损大眦，故眦孔不闭，风寒透入其孔，内气即虚，外邪难杜，故尔出泪也。夫泪生于心，大眦正心之窍也。伤心则泪出，伤大眦而亦泪出者，正见内外之关切，伤大眦皆即伤心也。然则欲止大眦之泪，安可不急补其心乎？而徒补心，亦正无益，必须兼肾与肝而治之，使肾水生肝木，而肝木更能补心也。方用固根汤。

固根汤

葳蕤一两　**当归**五钱　**白芍**五钱　**熟地**一两　**麦冬**五钱　**甘菊**三钱　**菖蒲**三分　**柴胡**五分

水煎服。连服四剂，即不畏风；再服四剂，见风不流泪矣；再服十剂全愈。

盖葳蕤最善止泪，加之当归、白芍以补肝，熟地以滋肾，益之麦冬以补心，佐之甘菊、菖蒲、柴胡以舒其风火，而引诸经之药以塞其泪窍，此固其根本而末症自愈也。

此症用养目汤亦效。

● 养目汤

当归　熟地　葳蕤　白芍各五钱　山萸　茯苓　麦冬　白术　丹皮　枸杞各三钱　巴戟天二钱　柴胡三分

水煎服。十剂全愈。

人有患时眼之后，其目不痛，而色淡红，然羞明恶日，与目痛时无异，此乃内伤之目，人误作实火治之，又加不慎色欲，故尔如此。若再作风火治之，必有失明之悲，必须大补肝肾，使水旺以生肝，木旺以祛风，则目得液以相养，而虚火尽散也。方用养目汤。

养目汤

熟地一两　**白芍**五钱　**麦冬**五钱　**当归**一两　**葳蕤**五钱　**山茱萸**四钱　**北五味**一钱　**甘草**一钱　**甘菊花**二钱　**柴胡**五分

水煎服。二剂而目明，又二剂而羞明之症痊，更四剂而红色尽除而愈矣。

此方大补肾肝，全不去治目正所以治目也。【批：目痛不治目，谁人能晓？】世医每拘执成方，罔顾目之虚实，一味以治火为主者，不知坏天下之眼几百万矣。幸治目者，察其虚实，如知其虚，即以此方投之，效应如响，正不必分前后也。然初起即是内伤之目痛，又从何处辨之？日间痛重者阳火也，乃是实症；夜间痛重者阴火也，乃是虚症。虚症即用此方急治之，随手建功，何至变生不测哉！

此症用还光饮亦妙。

● **还光饮**

熟地一两　山茱萸四钱　枸杞　甘菊　同州蒺藜　玄参　麦冬各三钱　葳蕤五钱　肉桂三分

水煎服。十剂全愈。

血症门六则

人有一时狂吐血者，未有不本之火者也。然血已吐出如倾盆，则火必变为虚火矣。实火可泻，而虚火断不可泻，况血已吐出，无血养身，而又用泻火之药，以重伤其胃气，毋论血不能骤生，而气亦不能遽转，往往有至气脱而死者。治法不可止血，而当活血，尤不可活血，而急当固气。盖气固则已失之血可以渐生，未失之血可以再旺耳。【批：血脱益气虽本于前人，而实火变虚。】方用固气生血汤。

固气生血汤

黄芪一两　**当归**五钱　**荆芥**炒黑，二钱

水煎服。一剂血止，再剂气旺，四剂血各归经，不致再吐矣。

此方即补血汤之变，全在荆芥引血归于气分之中，引气生于血分之内，气血之阴阳既交，则水火之阴阳自济，断不至脏腑经络再有拂逆，使血冲击而再呕也。盖有形之血不能速生，无形之气所宜急固，吐血不治血而治气，前人已有言之者，余不必再论也。大约此方，治初起呕狂血者，若吐血既久，尚宜斟酌。

此症用黄荆汤亦神。

● **黄荆汤**

生地四两　炒黑荆芥三钱

煎服即止。

人有久吐血而未止，或半月一吐，或一月一吐，或三月数吐，或终年频吐，虽未咳嗽，而吐痰不已，委困殊甚，此肾肝之吐也。夫吐血未必皆是肾肝之病，然吐血而多，经岁月未有不伤肾肝者。肾肝既伤，则水不能养肝，而肝木必燥，龙雷之火不能安于木中，必下克于脾胃，而脾胃寒虚，龙雷之火乃逆冲于上，以欺肺金之弱，挟胃中之血，遂火旺而沸腾，随口而出矣。治法必肾、肝、肺三经统补之。方用三台救命汤。

三台救命汤

熟地半斤　**麦冬**三两　**丹皮**二两

水煎二碗，一日服尽，不再吐。

熟地补肾以滋肝，麦冬清肺以制肝，丹皮去肝中浮游之火，又能引上焦之火以下归于肾脏，使血归经也。然非大用之，则火势燎原，何能止抑其炎炎之势，故必用重剂，则滂沱大雨，而遍野炎氛始能熄焰。至于火息血静，用地黄丸调理三年，乃延生之善计，愿人守服以当续命膏也。

此症用填精止血汤甚佳。

● 填精止血汤

熟地二两　山茱萸四钱　麦冬五钱　北五味子一钱　炒黑荆芥三钱　白芍一两

水煎服。十剂血不再吐。

人有吐黑血者，虽不至于倾盆，而痰嗽必甚，口渴思饮，此肾经之实火也。盖肾中之火，又挟心包相火并起而上冲耳。然而心包之火可泻，而肾火终不可泻，泻心包之火，必致有伤于肾，吾乃泻其肝，则二经之火不泻而自泻也。肝为心包之母，而肾之子也，母弱而子不能强，子虚而母亦自弱耳。【批：泻肝木以退心包与肾之火，实有见解。】方用两泻汤。

两泻汤

白芍一两　**丹皮**一两　**地骨皮**一两　**炒黑栀子**三钱　**玄参**一两

水煎服。连服二剂，而黑血变为红色矣，再服二剂而咳嗽除，血自止，神效也。

夫黑乃北方之色也，黑血宜属肾，而乃兼属之心火者，亦犹火热之极，投于水中，则化为乌薪。心包之火同入于肾中，则火极似水，又何疑乎？今用两泻之汤，虽泻肝木，其实仍是两泻心包与肾经也。火得水而解，血得寒而化，此黑血之所以易变，而吐血之所以易止也。

此症亦可用三仙散火汤。

● 三仙散火汤

玄参三两　生地二两　白芍一两

水煎服。二剂即止血。

人有感触暑气，一时气不得转，狂呕血块而不止者，此暑邪犯胃也。其症必头痛如破，汗出如雨，口必大渴，发狂乱叫，若作虚症治之，必反增剧，如当归补血汤又不可轻用也。法宜消暑热之气，而佐之下降归经之药，则气不逆，而血自止矣。方用解暑止血汤。

解暑止血汤

青蒿一两　**当归**五钱　**荆芥**炒黑，三钱　**石膏**一两　**麦冬**五钱　**玄参**五钱　**大黄**一钱

水煎服。一剂而暑气消，口渴止，二剂而血归于经，诸症悉愈，不可再用三剂也。

此方名为解暑止血汤。青蒿能于解暑之中善退阴火，则阴阳既济，而拂抑之气自除，于是以石膏退胃火，麦冬退肺火，玄参退肾火，荆芥从上焦而引火下行，又得大黄迅逐，不再停于胃，又恐血既上越，大肠必然燥结，加入当归之滑，以助其速行之势，故旋转如环，而取效甚捷也。**【批：暑犯心而吐血，不用黄连以安心，又是何故？以黄连气燥，以燥治热，恐不遽入，反不若退各经之火而心转安也。】**

此症亦可用散暑止血汤，甚神。

● 散暑止血汤

大黄　生地　石膏各三钱

人有痰中吐血如血丝者，日间则少，夜间则多，咳嗽不已，多不能眠，此乃肾中之火冲入咽喉，而火不得下归于命门，故火沸为痰而上升，而心火又欺肺金之弱，复来相刑，是水之中，兼有火之气，所以痰中见血丝也。【批：血丝最难止，调理养心为上，服药尚其次也。】方用化丝汤。

化丝汤

熟地一两　**麦冬**五钱　**贝母**一钱　**玄参**五钱　**茯苓**三钱　**苏子**一钱　**地骨皮**三钱　**沙参**三钱　**荆芥**炒黑，一钱

水煎服。一剂而血丝少，再剂而血丝断矣。

此方肺、肾、心三经并治，加之去痰退火之剂，消弭于无形，故能成功之速，倘不用补剂，而唯事于去痰退火，吾恐痰愈多而血愈结也。惟是既愈之后，不可仍服此方，宜服益阴地黄丸。

益阴地黄丸

熟地一斤　**山药**八两　**麦冬**十两　**北五味**三两　**山茱萸**八两　**丹皮**六两　**茯苓**六两　**地骨皮**十两　**泽泻**四两

蜜为丸。服一年，永不再发。

此症用还源汤亦佳。

还源汤

熟地一两　山茱萸五钱　炒黑荆芥三钱　地骨皮五钱　麦冬三钱　天门冬二钱　甘草　贝母各三分　桔梗五分

水煎服。三十剂愈。

人有久吐血，百计止之而不效者，盖血犯浊道也。夫火不盛与气不逆，则血俱不吐，当知气逆由于火盛，欲治气逆，必须降火。然而火盛既久，则火不能盛，气逆既久，则气更加逆，似乎泻火易而降气难，不知火泻则气亦随之而降矣。但火久则变为虚火，虚火宜引，而引火之药，多是辛热之味，恐反有助逆之虑，不若壮水以镇阳火之为得也。【批：引火不若壮水。愚意于壮水中而用引火之药，未为不可。】方用壮水汤。

壮水汤

熟地二两　**生地**一两　**荆芥**炒黑，二钱　**三七根末**三钱

水煎调服。一剂而血即止，再剂而血即断，不再发也。

熟地与生地同用，补精之中，即寓止血之妙，荆芥引血而归于经络，三七根即随之而断其路径，使其入而不再出也。火得水而消，气得水而降，此中自有至理也。

此症单用三七根末三钱，加入童便一碗，调服即止。

遍身骨痛门二则

人有一身上下，由背而至腰膝两胫，无不作痛，饮食知味，然不能起床，即起床席，而痛不可耐，仍复睡卧，必须捶敲按摩，否则其痛走来走去，在骨节空隙之处作楚，而不可忍。人以为此症乃痛风也。然痛风之症，多感于风湿，而风湿之感，多入于骨髓。风湿入于经络则易去，风湿入于骨髓则难祛，以骨髓属肾，肾可补而不可泻，祛风湿则伤肾，肾伤则邪欺正弱，将深居久住，而不肯遽出矣。虽然，肾不可泻，而胃与大肠未尝不可泻也。泻胃与大肠之风湿，而肾之风湿自去。盖胃为肾之关，而大肠为肾之户也。【批：肾不可泻，泻胃与大肠，非泻肾也，而胜于泻肾。以肾之真气不损，而肾之邪气已出也。】方用并祛丹。

并祛丹

黄芪一两　**白术**五钱　**茯苓**五钱　**甘菊花**三钱　**炙甘草**一钱　**羌活**五分　**防风**五分

水煎服。一剂而痛减，二剂而痛除，三剂而痛全愈矣。愈后，用八味地黄丸调理，永无再犯之患。

论理，不治肾而治胃与大肠之风湿，去风宜用干葛也，去湿宜用猪苓也。有风有湿，必化为火，去火亦宜用石膏、知母也。然邪在骨髓，必

须用气分之剂提出，在气分，使微寒之品，与轻散之味以和解之，则邪易于速化。然后用补肾之药补其肾中之水火，真水足而邪水不敢再入，真火足而邪火不能再侵也。

此症亦可用芪术两活汤。

● **芪术两活汤**

人参　肉桂各三钱　白术　黄芪各一两　茯苓五钱　甘草一钱　羌活　独活各五分

水煎服。四剂愈。

人有遍身疼痛，至腰以下不痛者，人亦以为痛风也，谁知乃火郁于上中二焦，不能散而成者也。若作风湿治之，全不能效，然而仅治其火，亦正徒然。盖火生于郁。则肝胆之气不宣，木必下克脾胃之土，而土气不升，则火亦难发，以致气血耗损，不能灌注于经络而作痛矣。方用逍遥散加味治之。【批：风湿必在下部，今上身非风湿明矣。是极，治法宜如此。】

加味逍遥散

柴胡二钱　**白芍**五钱　**当归**一两　**甘草**一钱　**炒栀子**三钱　**陈皮**一钱　**茯苓**三钱　**白术**二钱　**羌活**一钱

水煎服。一剂而痛如失矣。

逍遥散专解肝胆之郁，栀子尤善于解郁中之火，肝胆之火既盛，则胆中之汁必干，肝中之血必燥，多加当归、芍药，更于平肝平胆之内而济之滋胆滋肝之味也。血足而气自流通，复加羌活以疏经络，自然火散而痛除耳。

此症用和肝消火散。

● **和肝消火散**

柴胡　栀子　丹皮　苍术　天花粉各二钱　白芍五钱　茯苓　生地各三钱　甘草一钱　陈皮五分　川芎一钱

水煎服。四剂全愈。

卷之四

五郁门六则

人有心腹饱满作胀，时或肠鸣，数欲大便，甚则心疼，两胁填实，为呕为吐，或吐痰涎，如呕清水，或泻利暴注，以致两足面跗肿，渐渐身亦重大。此等之病，初起之时，必杂然乱治，及其后也，未有不作蛊胀治之，谁知乃是土郁之病乎？土郁者，脾胃之气郁也。《内经》将土郁属之五运之气，而不知人身五脏之中，原有土郁之病，正不可徒咎之岁气，而不消息其脏腑之气也。夫土气喜于升腾，不喜下降，肝木来侮，则土气不升，肺金来窃，则土气反降，不升且降，而土气抑郁而不伸，势必反克夫水矣。水既受克，不敢直走于长川大河，自然泛滥于溪涧路径，遇浅则泻，逢窍必钻，流于何经，既于何经受病。治法宜疏通其土，使脾胃之气升腾，则郁气可解。然而脾胃之所以成郁者，虽因于肝木之有余，与肺金之不足，然亦因脾胃之气素虚，则肝得而侮，肺得而耗也。倘脾胃之气旺，何患成郁哉！故开郁必须补脾胃之气，补脾胃而后用夺之之法，则土郁易解耳。【批：土郁以致水郁，论得极是。】方用善夺汤。

善夺汤

茯苓一两　**车前子**三钱　**白术**三钱　**柴胡**一钱　**白芍**五钱　**陈皮**三分　**半夏**一钱

水煎服。连服四剂，而诸症渐愈。

此方利水而不走气，舒郁而兼补正。不夺之夺，更神于夺也，何必开鬼门、泄净府始谓之夺哉！

此症用疏土汤亦佳。

● 疏土汤

白术　茯苓各一两　肉桂三分　柴胡五分　白芍三钱　枳壳三分　半夏五分

水煎服。四剂愈。

人有咳嗽气逆，心胁胀满，痛引小腹，身不能反侧，舌干嗌燥，面陈色白，喘不能卧，吐痰稠密，皮毛焦枯，人以为肺气之燥也，而不知乃是肺气之郁。夫肺气之郁，未有不先为心火所逼而成。然而火旺由于水衰，肾水不足不能为肺母复仇，则肺金受亏，而抑郁之病起。然则治肺金之郁，可不泄肺金之气乎？虽然，未可径泄肺金之气也，必须大补肾水，水足而心火有取资之乐，必不再来犯肺，是补肾水正所以泄肺金也。【批：引喻甚妙，然意明则已。夫心火无水，自然燔灼。肺金受烁，所不必言。补水滋火，而肺金自安矣。】方用善泄汤。

善泄汤

熟地一两　**山茱萸**五钱　**玄参**一两　**荆芥**三钱　**牛膝**三钱　**炒枣仁**三钱　**沙参**三钱　**贝母**一钱　**丹皮**二钱

水煎服。一剂轻，二剂又轻，十剂全愈。

此方滋肾水以制心火，实滋肾水以救肺金也。肺金得肾水之泄而肺安，肾水得肺金之泄而水壮，子母同心，外侮易制，又何愤懑哉！此金郁泄之之义，实有微旨也。

此症用和金汤亦效。

● 和金汤

麦冬五钱　苏叶一钱　桔梗二钱　甘草一钱　茯苓三钱　黄芩一钱　半夏五分　百合三钱

水煎服。四剂愈。

人有遇寒心痛，腰椎沉重，关节不利，艰于屈伸，有时厥逆，痞坚腹满，面色黄黑，人以为寒邪侵犯也，谁知是水郁之症乎？水郁之症，成于土胜木复之岁者居多，然而脾胃之气过盛，肝胆之血太燥，皆能成水郁之症也。然则治法何可舍脾、胃、肝、胆四经，而他治水郁哉！虽然，水郁成于水虚，而水虚不同，水有因火而虚者，真火虚也；有因水而虚者，真水虚也。真水虚而邪水自旺，真火虚而真水益衰。大约无论真火、真水之虚，要在于水中补火，火足而水自旺，水旺而郁不能成也。【批：水郁由于水虚，亦不多之论。】方用补火解郁汤。

补火解郁汤

熟地一两　**山药**五钱　**巴戟天**五钱　**肉桂**五分　**杜仲**五钱　**薏仁**五钱

水煎服。连服四剂自愈。

此方于补火之中，仍是补水之味，自然火能生水，而水且生火，水火两济，何郁之有？正不必滋肝胆而调脾胃也。

此症用浚水汤亦效。

浚水汤

白术一两　杜仲三钱　山药一两　薏仁　芡实各五钱　防己　桂枝各五分

水煎服。四剂愈。

人有少气，胁腹、胸背、面目、四肢䐜胀[1]愤懑，时而呕逆，咽喉肿痛，口干舌苦，胃脘上下忽时作痛，或腹中暴疼，目赤头晕，心热烦闷，懊侬[2]，善暴死，汗濡皮毛，痰多稠浊，两颧红赤，身生痱疮，人以为痰火作祟也，谁知是火郁之病乎？夫火性炎上，火郁则不能炎上而违其性矣。五脏之火不同，有虚火、实火、君火、相火之异。然火之成郁者，大约皆虚火、相火，即龙雷之火也。雷火不郁，则不发动，过于郁则又不能发动。非若君火、实火虽郁而仍能发动也。故治火之郁者，治虚火相火而已矣。既曰虚火，则不可用泻；既曰相火，则不可用寒，所当因其性而发之耳。【批：龙火不郁不发，过郁亦不发，亦是至论。】方用发火汤。

发火汤

柴胡一钱　**甘草**一钱　**茯神**三钱　**炒枣仁**三钱　**当归**三钱　**陈皮**三分　**神曲**　**炒栀子**各一钱　**白芥子**二钱　**白术**二钱　**广木香末**五分　**远**

志一钱

水煎服。一剂而火郁解，再剂而诸症愈矣。

此方直入胞络之中，以解其郁闷之气，又不直泻其火，而反补其气血，消痰去滞，火遂其炎上之性也。或疑龙雷之火在肾、肝而不在心包，今治心包恐不能解龙雷之火郁也。殊不知心包之火，下通于肝、肾，心包之火不解，则龙雷之火郁何能解哉！吾解心包之郁火，正所以解龙雷之郁火也。不然心包之郁未解，徒解其龙雷之火，则龙雷欲上腾，而心包阻抑，劈木焚林之祸，必且更大。惟解其心包之火，则上火既达，而下火可以渐升，且上火既达，而下火亦可以相安，而不必升矣，此治法之最巧者也。

此症用通火汤亦妙。

● **通火汤**

白芍　玄参　麦冬各一两　生地五钱　甘草一钱　陈皮五分　荆芥一钱　白芥子二钱　茯苓三钱　半夏八分

水煎服。一剂而郁解矣，二剂全愈。

人有畏寒畏热，似风非风，头痛颊疼，胃脘饱闷，甚则心胁相连䐜胀，膈咽不通，吞酸吐食，见食则喜，食完作楚，甚则耳鸣如沸，昏眩欲仆，目不识人，人以为风邪之病，谁知是木郁之症也。夫木属肝胆，肝胆之气一郁，上不能行于心包，下必至刑于脾胃。人身后天以脾胃为主，木克脾土，则脾不能化矣；木克胃土，则胃不能受矣。脾胃空虚，则津液枯槁，何能分布于五脏七腑哉！且木尤喜水，脾胃既成焦干之土，则木无水养，克土益深，土益病矣。土益病，则土不生肺，而肺金必弱，何能制肝！肝木过燥，愈不自安而作祟矣！治法宜急舒肝胆之本气。然徒舒肝胆之气，而不滋肝胆之血，则血不能润，而木中之郁未能尽解也。【批：郁症虽分五脏，其木郁则五脏皆郁，舒肝胆之郁，而五郁尽舒，又不可不知。】方用开郁至神汤。

开郁至神汤

人参一钱　**香附**三钱　**茯苓**二钱　**白术**一钱　**当归**二钱　**白芍**五钱　**陈皮**五分　**甘草**五分　**炒栀子**一钱　**柴胡**五分

水煎服。一剂而郁少解，再剂而郁尽解也。

此方无刻削之品，而又能去滞结之气，胜于逍遥散多矣。或疑郁病，宜用解散之剂，不宜用补益之味，如人参之类，似宜斟酌。殊不知人之境遇不常，拂抑之事常多，愁闷之心易结，而木郁之病不尽得之岁运者也。故治法亦宜变更，不可执郁难用补之说，弃人参而单用解散之药。况人参用入于解散药中，正既无伤，而郁又易解者也。

此症用舒木汤亦效。

舒木汤

白芍　当归各三钱　川芎　荆芥　郁金　苍术各二钱　香附　车前子　猪苓　甘草各一钱　青皮五分　天花粉一钱

水煎服。四剂愈。

人之郁病，妇女最多，而又苦最不能解，倘有困卧终日，痴痴不语，人以为呆病之将成也，谁知是思想结于心，中气郁而不舒乎？此等之症，欲全恃药饵，本非治法，然不恃药饵，听其自愈，亦非治法也。大约思想郁症，得喜可解，其次使之大怒，则亦可解。盖脾主思，思之太甚，则脾气闭塞而不开，必至见食则恶矣。喜则心火发越，火生胃土，而胃气大开，胃气既开，而脾气安得而闭乎？怒属肝木，木能克土，怒则气旺，气旺必能冲开脾气矣。脾气一开，易于消食，食消而所用饮馔[③]必能化精以养身，亦何畏于郁乎！故见此等之症，必动之以怒，后引之以喜，而徐以药饵继之，实治法之善也。【批：喜能解郁，人易知，怒能解郁，罕知矣。远公阐发实精。】方用解郁开结汤。

解郁开结汤

白芍一两　**当归**五钱　**白芥子**三钱　**白术**五钱　**生枣仁**三钱　**甘草**五分　**神曲**二钱　**陈皮**五分　**薄荷**一钱　**丹皮**三钱　**玄参**三钱　**茯神**二钱

水煎服。十剂而结开，郁亦尽解也。

此方即逍遥散之变方，最善解郁。凡郁怒而不甚者，服此方无不心旷神怡。正不必动之以怒，引之以喜之多事耳。

此症亦可用抒木汤加栀子一钱、神曲五分，殊效。

方见前。

【词解】

①膹胀：证名。出自《灵枢·百病始生》。泛指腹部胀满痞塞的症状。

②懊侬（ào náo）：懊恼，烦闷。

③饮馔（zhuàn）：饮食。

咳嗽门四则

人有骤感风寒，一时咳嗽，鼻塞不通，嗽重痰必先清后浊，畏风畏寒，此风寒入于皮毛，肺经先受之也。夫肺之窍通于鼻，肺受风寒之邪，而鼻之窍不通者，阻隔肺金之气也。肺窍既不能通，而人身之火即不能流行于经络，而火乃入于肺，以助风寒之党矣。故初起咳嗽，必须先散风寒，而少佐散火之剂，不可重用寒凉以抑其火，亦不可多用燥热以助其邪，用和解之法为最妙，如甘桔汤、小柴胡汤是也。然而世人往往以小恙不急治者多矣，久则肺气虚而难愈，则补母、补子之道宜知也。补母者，补其脾胃也；补子者，补其肾水也，似乎宜分两治之法，以治久咳久嗽之症。而余实有兼治之方，既有利于子母，而复有益于咳嗽，毋论新久之嗽，皆可治之以取效也。方用善散汤。

善散汤

麦冬三钱　**苏叶**二钱　**茯苓**三钱　**玄参**三钱　**甘草**一钱　**黄芩**八分　**天门冬**三钱　**款冬花**五分　**贝母**一钱

水煎服。

此方用麦冬、天门冬以安肺气，用茯苓、甘草以健脾胃之土，用玄参以润肾经之水，用苏叶、款冬花以解散其阴阳之风邪，又加黄芩以清其上焦之火，贝母以消其内膈之痰，斟酌咸宜，调剂皆当，故奏功取胜耳。

此证亦可用宁嗽丹。

● **宁嗽丹**

苏叶　甘草　天花粉　天冬　款冬花各一钱　桔梗　生地各三钱　麦冬五钱

水煎服。二剂愈。

人有风寒已散，而痰气未清，仍然咳嗽气逆，牵引腰腹，俯仰不利，人皆谓必须治痰之为亟矣。然而治痰而痰愈多、嗽愈急、咳愈重者何也？盖治痰之标，而不治痰之本耳。痰之标在于肺，痰之本在于肾，不治肾而治肺，此痰之所以不能去，而咳嗽之所以不能愈也。人生饮食原宜化精而不化痰，惟肾气虚，则胃中饮食所化之津液欲入肾而肾不受，则上泛为痰矣。盖因胃中所化之津液无多，不足以济肺之干枯，而心火转来相夺，则津液不能滋肺，反化为痰涎而外越矣。然则治法，宜大补其肾水，使肾水汪洋，既能制心火之有余，更能济肺金之不足，心火不敢相夺，胃气又复相安，自然津液下润，肾经独受，化精而不化痰矣。【批：阴虚咳嗽痨怯最多，非大补肾水，乌能济事？此篇方论救世不浅。】方用子母两富汤。

子母两富汤

熟地二两　**麦冬**二两　**甘草**一钱　**柴胡**一钱　**白芍**五钱

水煎服。

此方即子母两富汤加味者也。以熟地大滋其肾水，以麦冬大安其肺金，加芍药、柴胡、甘草以舒其肝胆之气，使其不来克脾胃之土，则脾胃之气易于升腾，上使救肺，而下可救肾，且邪亦易散，实有鬼神不测之妙也。

人有久嗽不愈，用补肾滋阴之药不效，反觉饮食少思，强食之而不化，吐痰不已者，人以为肺经尚有邪留于胃中，而不知乃脾胃虚寒不能生肺，使邪留连于中脘而作嗽也。夫肺金之母，脾胃二经之土也，土旺则金旺，土衰则金衰，不补母以益金，反泻子以捐土，邪即外散，肺且受伤，况尚留余邪未散乎！毋怪其久嗽而不愈也。然则治之之法，不可仅散肺之邪，而当急补肺之气；不可仅补肺之气，而尤当急补脾胃之土矣。然不可徒补脾胃也，盖补胃必须补心包之火，而补脾必须补命门之火。心包生胃土，命门生脾土，实有不同耳。然而胃病则脾必病，而脾病则胃亦病也。吾补胃而即兼补脾，补脾而即兼补胃，未尝非肺金之所喜。肺喜正气之生，自恶邪气之克，不必治嗽而嗽病自已矣。方用补母止嗽汤。

补母止嗽汤

白术五钱　**茯苓**五钱　**人参**一钱　**陈皮**三分　**甘草**一钱　**苏子**一钱　**半夏**一钱　**桔梗**二钱　**麦冬**五钱　**紫菀**一钱　**肉桂**五分

水煎服。一剂而嗽轻，二剂而嗽更轻，四剂而嗽全止矣。

此方乃补脾胃之圣药，加入肉桂以补心包、命门之二火，一味而两得之也。又恐徒治脾胃之母，置肺邪于不问，增入补肺散邪之味，则子母两得，而久嗽安得不速愈哉！

此症用助金汤亦佳。

助金汤

人参三钱　甘草　款冬花各一钱　白术　百合各五钱　茯神二钱　肉桂　炮姜　苏叶　百部各五分　半夏三分

水煎服。四剂愈。

人有咳嗽，长年不愈，吐痰色黄，结成顽块，凝滞喉间，肺气不清，用尽气力始得吐出于口者，此乃老痰之病也。年老阳虚之人，最多此症。然用消痰清肺之药往往不验者，盖徒治其痰，而不理其气也。夫痰盛则气闭，气行则痰消。老年之人，孤阳用事，又加气闭而不伸，则阳火煎熬，遂成黄浊之痰，气虚不能推送，故必咳之久而始能出也。方用六君子汤加减治之。

加减六君子汤

人参五分　**白术**五钱　**茯苓**三钱　**陈皮**五分　**柴胡**五分　**白芍**一两　**白芥子**三钱　**甘草**一钱　**栀子**一钱

水煎服。二剂而痰变白矣，四剂而痰易出矣，十剂而咳嗽尽除。

补阳气之虚，开郁气之滞，消痰结之块，祛久闭之火，有资益而无刻削，则老痰易化，而咳嗽易除也。倘徒用攻痰之药，则阳气必伤，而痰又难化，格格难吐，何日是清快之时乎！【批：老痰最难治，六君治法之外，其在补肾乎。】

此症用化老汤亦佳。

● **化老汤**

人参　白术一钱　生地二钱　款冬花三分　白芥子　白芍　地骨皮各三钱　柴胡四分　甘草一钱　麦冬五钱

水煎服。四剂轻，十剂愈。

喘门二则

人有偶感风寒，一时动喘，气急抬肩，吐痰如涌，喉中作水鸡声，此外感非内伤也。倘误认内伤，少用补气之味，则气塞而不能言，痰结而不可息矣。治法宜用解表之味。然而，纯补之药不可用，而清补之药未尝不可施也。【批：此治外感之喘，而不可执之以治内伤之喘也。】方用平喘仙丹。

平喘仙丹

麦冬五钱　**桔梗**三钱　**甘草**二钱　**半夏**二钱　**黄芩**一钱　**山豆根**一钱　**射干**一钱　**白薇**一钱　**乌药**一钱　**苏叶**八分　**茯苓**三钱

水煎服。一剂喘平，再剂全愈，不必三剂也。

盖外感之喘，乃风寒之邪，从风府而直入于肺，尽祛其痰而涌塞于咽喉之间，看其病势似重，然较内伤之喘大轻也。平喘仙丹专消肺邪而不耗肺之正，顺肺气而不助肺之火，故下喉即庆安全也。

此症用止声汤甚神。

● **止声汤**

麻黄一钱　天门冬三钱　桔梗三钱　甘草　茯苓各二钱　山豆根八分　射干　陈皮　半夏　青黛各一钱

水煎服。一剂愈。

人有痰气上冲于咽喉，气塞肺管作喘，而不能取息，其息不粗，而无抬肩之状者，此气虚而非气盛也，乃不足之症。不可作有余之火治之。人身之阴阳，原自相根，而阴阳中之水火，不可须臾离也。惟肾水太虚，而后肾火无制，始越出于肾宫，而关元之气不能挽回，直奔于肺而作喘矣。然而关元之气微，虽力不胜任，以挽回其将绝之元阳，而犹幸其一线之牵连也，则犹可救援于万一耳。方用定喘神奇丹。

定喘神奇丹

人参二两　**牛膝**五钱　**麦冬**二两　**北五味**二钱　**熟地**二两　**山茱萸**四钱

作汤煎服。一剂而喘少止，二剂而喘更轻，四剂而喘大定。

此方人参宜多用，不用至二两则不能下达于气海、关元，以生气于无何有之乡；非用牛膝不能下行，且牛膝能平胃肾之虚火，又能直补其下元之气也；麦冬益肺金，非多用则自顾不暇，何能生汪洋之水，以救燎原之炎耶？人喘则气散，非五味子何以能收敛乎？用熟地以益肾中之水也，肾水大足，自不去泄肺金之气，然非多加则阴不能骤生，而火不可以遽制。又益之以山茱萸，以赞襄熟地之不逮，自能水火既济，而气易还元也。【批：此治虚喘之重者，病若少轻，药尚可少减。人参非多用不可，实为妙论。今人治不足之症，人参仅用钱分，则徒益上焦之气而不能达下，愈增其喘急，而反归怨于参，竟禁不用，以致危殆。举世无不皆然，良足深叹。此方妙在多用地黄，佐以牛膝，而使之归元，真神术也。然辨症在于息之不粗，更当审脉之虚实耳。】

此症亦可用参熟桃苏汤。

● **参熟桃苏汤**

人参　熟地各一两　破故纸五分　茯神　麦冬各五钱　胡桃一个　生姜

苏子各一钱　山萸　巴戟天各二钱

水煎服。

怔忡门三则

人有得怔忡之症者，一遇拂情之事，或听逆耳之言，便觉心气怦怦上冲，有不能自主之势，似烦而非烦，似晕而非晕，人以为心虚之故也。然而心虚由于肝虚，肝虚则肺金必旺，以心弱不能制肺也。肺无火锻炼，则金必制木，肝不能生心，而心气益困。故补心必须补肝，而补肝尤宜制肺。然而肺不可制也，肺乃娇脏，用寒凉以制肺，必致伤损脾胃，肺虽制矣，而脾胃受寒，不能运化水谷，则肝又何所取资，而肾又何能滋益，所以肺不宜制而宜养也。【批：肺宜养不宜制，深得养肺之法。】方用制忡汤治之。

制忡汤

人参五钱　**白术**五钱　**白芍**一两　**当归**一两　**生枣仁**一两　**北五味**一钱　**麦冬**五钱　**贝母**五分　**竹沥**十匙

水煎调服。一剂而怔忡少定，二剂更安，十剂全愈。

此方不全去定心，而反去补肝以平木，则火不易动；补肺以养金，则木更能静矣。木气既静，则肝中生血，自能润心之液，而不助心之焰，怔忡不治而自愈矣。

此症用柏莲汤亦佳。

柏莲汤

人参　麦冬　玄参各五钱　茯苓　柏子仁　丹皮各三钱　丹参二钱　半夏　莲子心各一钱　生枣仁三钱

水煎服。一剂安，十剂愈。

人有得怔忡之症，日间少轻，至夜则重，欲思一睡熟而不可得者，人以为心虚之极也，谁知是肾气之乏乎？凡人夜卧则心气必下降于肾宫，惟肾水大耗，一如家贫，客至无力相延，客见主人之窘迫，自然不可久留，徘徊岐路，实乃彷徨耳。治法大补其肾中之精，则肾气充足矣。方用心肾两交汤。

心肾两交汤

熟地一两　**山茱**八钱　**人参**五钱　**当归**五钱　**炒枣仁**八钱　**白芥子**五钱　**麦冬**五钱　**肉桂**三分　**黄连**三分

水煎服。一剂即熟睡，二剂而怔忡定，十剂全愈矣。

此方补肾之中仍益之补心之剂，似乎无专补之功。殊不知肾水既足，而心气若虚，恐有不相契合之虞。今心肾两有余资，主客分外加欢，相得益彰矣。况益之介绍如黄连、肉桂并投，则两相赞颂和美，有不赋胶漆之好者乎！

此症用交合汤亦效。

● 交合汤

人参五钱　熟地二两　黄连三分　肉桂五分

水煎服。一剂即睡，十剂全安。

人有得怔忡之症，心常怦怦不安，常若有官事未了，人欲来捕之状，人以为心气之虚也，谁知是胆气之怯乎？夫胆属少阳，心之母也，母虚则子亦虚。惟是胆气虽虚，何便作怔忡之病？不知脏腑之气，皆取决于胆，胆气一虚，而脏腑之气皆无所遵从，而心尤无主，故怦怦而不安者，乃似乎怔忡，而实非怔忡也。治法徒补心而不补各脏腑之气，则怔忡之病不能痊；补各脏腑之气而不补胆之气，内无刚断之风，外有纷纭之扰，又安望心中之宁静乎！故必补胆之气，而后可以去怯也。方用坚胆汤。

坚胆汤

白术五钱　**人参**五钱　**茯神**三钱　**白芍**二两　**铁粉**一钱　**丹砂**一钱　**天花粉**三钱　**生枣仁**三钱　**竹茹**一钱

水煎服。一剂而胆壮，二剂而胆更壮，十剂而怦怦者不知其何以去也。

此方肝胆同治之剂，亦心胆共治之剂也。肝与胆为表里，治胆而因治肝者，兄旺而弟自不衰也；心与胆为子母，补胆而兼补心者，子强而母自不弱也。又有镇定之品以安神，刻削之味以消痰，更相佐之得宜，即是怔忡，未有不奏功如响者，况非怔忡之真病乎！

此症用龙齿壮胆汤亦效。

龙齿壮胆汤

人参　竹茹各三钱　五味子　远志各一钱　生枣仁一两　白芍八钱　当归五钱　龙齿醋焠研末，五分

水煎调服。二剂即安。

惊悸门二则

人有闻声而动惊，心中怦怦，半日而后止者，人以为心中有痰也。乃用消痰之药治之不效，久则不必闻声而亦惊，且添悸病，心中常若有来捕者，是惊悸相连而至也。虽俱是心虚之症，而惊与悸实有不同。盖惊之病轻于悸，悸之病重于惊，惊从外来而动心，悸从内生而动心也。若怔忡正悸之渐也，故惊悸宜知轻重，一遇怔忡即宜防惊，一惊即宜防悸。然而惊悸虽分轻重，而治虚则一也。【批：惊悸分内外先后，亦无人道过也。】方用安定汤。

安定汤

黄芪一两　**白术**五钱　**当归**五钱　**生枣仁**五钱　**远志**三钱　**茯神**五钱　**甘草**一钱　**熟地**一两　**半夏**二钱　**麦冬**五钱　**柏子仁**三钱　**玄参**三钱

水煎服。一剂而惊悸轻，再剂更轻，十剂全愈。

夫神魂不定而惊生，神魂不安而悸起，皆心肝二部之血虚也。血虚则神无所归，魂无所主。今用生血之剂，以大补其心肝，则心肝有血以相

养，神魂何至有惊悸哉！倘此等之药，用之骤效，未几而仍然惊悸者，此心肝大虚之故也，改煎药为丸。方用镇神丹：

镇神丹

人参四两　**当归**三两　**白术**五两　**生枣仁**三两　**远志**二两　**生地**三两　**熟地**八两　**白芥子**一两　**茯苓**三两　**柏子仁**一两　**龙骨**一两，醋焠用　**虎睛**一对　**陈皮**三钱　**麦冬**三两

各为末，蜜为丸。每日白滚水送下，早晚各五钱，一料全愈。

此方较前方更奇而神。方中用龙虎二味实有妙义。龙能定惊，虎能止悸，入之补心补肾之中，使心肾交通，而神魂自定也。

此症用镇心丹亦效。

● 镇心丹

人参　白芍各一两　丹砂一钱　铁落一钱　天花粉一钱　山药五钱　远志二钱　生枣仁五钱　茯苓三钱

水煎服。十剂全愈。

人有先惊而后悸，亦有先悸而后惊，似乎不同，而不知非有异也，不过轻重之殊耳。但惊有出于暂，而不出于常，悸有成于暗，而不成于明者，似乎常暂明暗之不同。然而暂惊轻于常惊，明悸重于暗悸。吾定一方，合惊悸而治之，名为两静汤。

两静汤

人参一两　**生枣仁**二两　**菖蒲**一钱　**白芥子**三钱　**丹砂**三钱　**巴戟天**一两

水煎服。连服四剂，惊者不惊，而悸者亦不悸也。

此方多用生枣仁以安其心，用人参、巴戟天以通心肾。心肾两交，则心气通于肾，而夜能安；肾气通于心，而日亦安也。心肾交而昼夜安，即可久之道也。

此症用镇心丹亦可同治。

虚烦门二则

人有遇事或多言而烦心生，常若胸中扰攘纷纭而嘈杂，此阴阳偏胜之故，火有余而水不足也。或谓心热则火动而生烦，胆寒则血少而厌烦矣。不知虚烦实本于心热，胆则未曾寒也。夫胆则最喜热而恶寒，世人云胆寒则怯者，正言胆之不可寒也。胆寒既怯，何敢犯火热之心，可见虚烦是心火之热，非胆木之寒矣。古人用温胆汤以治虚烦，而烦转盛者，正误认胆寒也。治法宜于补心之中，而用清心之味。【批：虚烦在心热，非关于胆，论得是。】方名解烦益心汤。

解烦益心汤

人参二钱　**黄连**一钱　**生枣仁**三钱　**白术**一钱　**茯神**三钱　**当归**二钱　**玄参**五钱　**甘草**三分　**枳壳**五分　**天花粉**二钱

水煎服。一剂烦止，再剂烦除矣。

此方纯是入心之药。清火而加入消痰之药者，有火必有痰也。痰火散而烦自释矣，况又有补心之剂，同群并济哉！

此症用玄冬汤亦甚神。

玄冬汤

玄参　麦冬各二两

水煎服。一剂而心安，二剂全愈。

人有年老患虚烦不寐，大便不通，常有一裹热气，自脐下直冲于心，便觉昏乱欲绝，人以为火气之冲心也，谁知是肾水之大亏乎？夫心中之液，实肾内之精也。心火畏肾水之克，乃假克也；心火喜肾水之生，乃真生也。心得肾之交，而心乃生，心失肾之通，而心乃死。虚烦者，正死心之渐也。惟是肾既上通于心，何以脐下之气上冲而心烦？不知肾之交于心者，乃肾水之交，而非肾火之交也。肾水交于心，而成既济之泰；肾火交于心，而成未济之否。故既济而心安，未济而心烦耳。老人孤阳无水，热气上冲，乃肾火冲心也。火之有余，实水之不足，治法大补肾中之水，则水足以制火，火不上冲而烦自止矣。方用六味地黄汤加品治之。

六味地黄汤

熟地一两　**山茱萸**五钱　**山药**四钱　**茯苓**三钱　**丹皮**五钱　**泽泻**二钱　**白芍**五钱　**麦冬**五钱　**炒枣仁**五钱　**北五味**一钱　**柴胡**五分　**甘菊**三钱

水煎服。二剂而烦却，四剂而大便通，二十剂不再发。

六味丸汤所以滋肾水之涸也，麦冬、五味滋其化源，白芍、柴胡以平肝，肝平而相火无党，不至引动包络之火，又得枣仁、甘菊相制，则心气自舒，而复有肾水交通，有润之乐而无燥之苦，岂尚有虚烦之动乎！

此症用济心丹亦效。

济心丹

熟地二两　麦冬　玄参　生枣仁各五钱　丹皮　地骨皮　柏子仁　菟丝子　巴戟天各三钱

水煎服。十剂全愈。

不寐门一则

人有昼夜不能寐，心甚躁烦，此心肾不交也。盖日不能寐者，乃肾不交于心；夜不能寐者，乃心不交于肾也。今日夜俱不寐，乃心肾两不相交耳。夫心肾之所以不交者，心过于热，而肾过于寒也。心原属火，过于热则火炎于上，而不能下交于肾；肾原属水，过于寒则水沉于下，而不能上交于心矣。然则治法，使心之热者不热，肾之寒者不寒，两相引而自两相合也。方用上下两济丹。

上下两济丹

人参五钱　**熟地**一两　**白术**五钱　**山茱萸**三钱　**肉桂**五分　**黄连**五分

水煎服。一剂即寐。

盖黄连凉心，肉桂温肾，二物同用，原能交心肾于顷刻。然无补药以辅之，未免热者有太燥之虞，而寒者有过凉之惧。得熟地、人参、黄芪、白术、山萸以相益，则交接之时，既无刻削之苦，自有欢愉之庆。然非多用之则势单力薄，不足以投其所好，而餍[1]其所取，恐暂效而不能久效耳。

此症用芡莲丹亦佳。

芡莲丹

人参　茯苓　玄参　熟地　生地　莲子心　山药　芡实各三钱　甘草一钱

水煎服。四剂安。

健忘门二则

人有老年而健忘者，近事多不记忆，虽人述其前事，犹若茫然，此真健忘之极也。人以为心血之涸，谁知是肾水之竭乎？夫心属火，肾属水，水火似乎相克，其实相克而妙在相生，心必藉借肾以相通，火必得水而既济。如止益心中之血，而不去填肾中之精，则血虽骤生，而精仍长涸，但能救一时之善忘，而不能冀长年之不忘也。治法必须补心，而兼补肾，使肾水不干，自然上通于心而生液。然而老年之人，乃阴尽之时，补阴而精不易生，非但药品宜重，而单恃煎汤，恐有一时难以取胜之忧，服汤剂之后，以丸药继之，始获永远之效也。【批：老人健忘，自然是心肾之不足，汤补心而丸补肾，两得之道也。】方名生慧汤。

生慧汤

熟地一两　**山茱萸**四钱　**远志**二钱　**生枣仁**五钱　**柏子仁**去油，五钱　**茯神**三钱　**人参**三钱　**菖蒲**五分　**白芥子**二钱

水煎服。连服一月自然不忘矣。

此方心肾兼补，上下相资，实治健忘之圣药，苟能日用一剂，不特却忘，并有延龄之庆矣。然而人必苦服药也，则丸方又不可不传耳。方名扶老丸。

扶老丸

人参三两　**白术**三两　**茯神**二两　**黄芪**三两　**当归**三两　**熟地**半斤　**山茱萸**四两　**玄参**三两　**菖蒲**五钱　**柏子仁**三两　**生枣仁**四两　**麦冬**三两　**龙齿**三钱　**白芥子**一两

各为细末，蜜为丸，丹砂为衣。每日晚间白滚水吞下三钱，久服断不健忘。

此方老少人俱可服，而老年人尤宜，盖补肾之味多于补心，精足而心之液生，液生而心之窍启，窍启而心之神清，何至昏昧而善忘哉！

此症亦可用强记汤。

● 强记汤

熟地　麦冬　生枣仁各一两　远志二钱

水煎服。三十剂不忘矣。

人有壮年而健忘者，必得之伤寒大病之后，或酒色过度之人。此等之病，视若寻常，而本实先匮，最为可畏。世人往往轻之而不以为重，久则他病生焉，变迁异症而死者多矣。予实悯之，故又论及此。此种健忘，乃五脏俱伤之病，不止心肾二经之伤也。若徒治心肾，恐胃气甚弱，则虚不受补，甚为可虑。必须加意强胃，使胃强不弱，始能分布精液于心肾耳。【批：健胃以补心肾二经，始得受益。】方用生气汤。

生气汤

人参二钱　**白术**一钱　**茯苓**三钱　**远志**八分　**炒枣仁**二钱　**熟地**五

钱　**山茱萸**二钱　**甘草**三分　**神曲**三分　**半夏**三分　**麦冬**一钱　**肉桂**三分　**菖蒲**三分　**芡实**三钱　**广木香**一分

水煎服。四剂而胃口开，十剂而善忘少矣，连服三十剂全愈。

此方药味多而分两轻者，以病乃久虚之症，大剂恐有阻滞之忧，味少恐无调剂之益，所以图攻于缓，而奏效于远也。扶助胃气而仍加意于补心肾二经，则五脏未尝不同补也。有益无损，殆此方之谓欤。

此症亦可用强记汤加人参三钱治之。

癫痫门二则

人有素常发癫，久而不效，口中喃喃不已，时时忽忽不知，时而叫骂，时而歌唱，吐痰如蜒蚰之涎，人皆谓痰病也。然以消痰化涎之药与之，多不效。盖此症乃胃中少有微热而气又甚衰，故症有似于狂而非狂，有似于痫而非痫也。治法宜补胃气，而微用清火之药，可以奏功。然而胃土之衰，由于心火之弱，胃火之盛，由于心火之微，未可徒补胃土而清胃火也。方用助心平胃汤。

助心平胃汤

人参五钱　**茯神**一两　**贝母**三钱　**神曲**一钱　**肉桂**三分　**甘草**一钱　**甘菊**三钱　**菖蒲**一钱　**生枣仁**五钱

水煎服。一剂而癫止半，再剂而癫尽除也。

此方补胃气以生心气，助心火而平胃火。故心既无伤，而胃又有益，不必治癫而癫自止矣。

此症用天半神丹亦神效。

天半神丹

巴戟天三两　半夏三钱

水煎服。一剂即止癫，十剂不再发。

人有壮年之人，痰气太盛，一时跌仆，口作牛马之鸣者，世人所谓牛马之癫也。其实乃虚寒之症，痰入心包也。夫心属火，而心包亦属火也。心喜寒，而心包喜温，所以寒气一入包络，即拂其性矣，况又有痰气之侵乎？夫人身之痰，五脏六腑无不相入，安在犯包络之即至于迷心乎？包络为心君之相，凡有痰侵心，包络先受之，包络卫心，惟恐痰之相犯，故痰气一入，即呼诸脏腑来相救援。作牛马之声者，所谓痛不择声也。治法急救其心，不若急救其包络。方用济难汤。

济难汤

白术五钱　**人参**五钱　**茯神**三钱　**菖蒲**五分　**远志**一钱　**柏子仁**三钱　**半夏**三钱　**天花粉**一钱　**南星**一钱　**附子**一钱　**神曲**一钱

水煎服。一剂而癫止，再剂全愈，连服八剂，此症永绝不再发。

方中虽是救包络之药，其实仍是救心之味也。心安而包络更安，况附子、南星俱是斩关夺门之将，指挥如意，而外邪近贼扫荡无遗，可庆敉宁之福也。

此症用菖姜汤亦神效。

菖姜汤

人参五钱　肉桂二钱　半夏三钱　白术一两　茯神五钱　菖蒲一钱　良姜五分

水煎服。十剂愈。

狂病门二则

人有热极发狂，登高而呼，弃衣而走，气喘发汗如雨，此阳明胃经之火也。夫阳明之火何以能使人登高而呼乎？盖火性炎上，内火炽腾，则身自飞扬矣。热郁于胸，得呼则气泄矣。衣，所以蔽体者也。内热既盛，衣之覆体，不啻如焚，弃之则快，又何顾焉？火刑肺金，自然大喘，喘极而肺金受伤，不能自卫夫皮毛，腠理开泄，阴不摄阳，逼其汗而外出，有不可止遏之势，汗既尽出，心无所养，神将飞越，安得而不发狂乎？【批：狂病多火，但宜分旺极与不旺极耳。】方用加味白虎汤救之。

加味白虎汤

人参二两　**石膏**三两　**知母**五钱　**茯苓**五钱　**麦冬**三两　**甘草**一钱　**半夏**三钱　**竹叶**二百片　**糯米**一撮

水煎服。一剂而狂定，再剂而热止矣，不可用三剂也。

此症非用白虎汤以急救胃火，则肾水立时熬干，身成黑炭矣。然而火势燎原，非杯水可救，必得滂沱大雨，则满山遍野之焰始能尽行扑灭也。

此症用坎水汤亦效。

● 坎水汤

石膏一两　玄参二两　甘草一钱　天花粉三钱　炒栀子三钱　车前子二钱

水煎服。一剂狂定，再剂全愈。

人有火起发狂，腹满不得卧，面赤心热，妄见妄言，如见鬼状，此亦阳明胃火之盛也。然胃火是阳症，而妄见妄言如见鬼状，又是阴症，何也？阳明之火盛，由于心包之火盛也。阳明属阳，而心包属阴，心包与阳明之火，一齐并动，故腹满而不得卧。倘仅有胃火之动，而心包之火不动，虽口渴腹满，而尚可卧也。唯心包助胃火而齐动，遂至心神外越，而阴气乘之，若有所见，因而妄有所言，如见鬼而实非真有鬼也。治法仍宜泻胃之火，而不必泻心包之火。盖胃为心包之子，心包为胃之母也。母盛而子始旺，然子衰而母亦弱耳，泻胃火非即泻心包之火乎？方用泻子汤。

泻子汤

玄参三两　**甘菊花**一两　**知母**三钱　**天花粉**三钱

水煎服。一剂而胃火平，二剂而心包火亦平矣。二火既平，而狂病自愈。

论理此症可用白虎汤，予嫌白虎汤过于峻削，故改用泻子汤。以此症心包属阴，用白虎汤以泻阳，毕竟有伤阴气，不若泻子汤，既泻其阳，而又无损其阴之为愈也。或曰：母盛而子始旺，泻心包之火可也，何以泻胃子之火耶？不知五脏六腑之火最烈者，胃火也。胃火一炽，将肾水立时烁干，故必须先救胃火，胃火息而心包之火亦息矣。倘先泻心包之火，而寒凉之药不能先入心包，必由胃而后入，假道灭虢，不反动胃火之怒乎！不若直泻胃火，既能制阳，又能制阴，两有所得也。【批：泻子汤终不及白虎汤之迅速，然能多用，其功效又胜于白虎，余试之而极验，故特表出之。】

此症用二石汤亦神。

二石汤

人参五钱　石膏五钱　寒水石二钱　茯苓三钱　半夏二钱　丹皮五钱

水煎服。一剂狂定，二剂全愈。

呆病门二则

人有终日不言不语，不饮不食，忽笑忽歌，忽愁忽哭，与之美馔则不受，与之粪秽则无辞，与之衣不服，与之草木之叶则反喜，人以为此呆病，不必治也。然而呆病之成，必有其因，大约其始也，起于肝气之郁；其终也，由于胃气之衰。肝郁则木克土，而痰不能化，胃衰则土制水，而痰不能消，于是痰积于胸中，盘据于心外，使神明不清，而成呆病矣。治法开郁逐痰，健胃通气，则心地光明，呆景尽散也。方用洗心汤。

洗心汤

人参一两　**茯神**一两　**半夏**五钱　**陈皮**三钱　**神曲**三钱　**甘草**一钱　**附子**一钱　**菖蒲**一钱　**生枣仁**一两

水煎半碗灌之，必熟睡。听其自醒，切不可惊醒，反至难愈也。

此等病似乎有祟凭之，然而实无祟也，即或有祟不可治邪，补正而邪自退。盖邪气之实，亦因正气之虚而入之也。此方补其正气，而绝不去祛邪，故能一剂而奏效，再剂而全愈。或谓此病既是正虚无邪，何以方中用半夏、陈皮如是之多乎？不知正虚必然生痰，不祛痰则正气难补，补正气而因之祛邪，是消痰仍是补正也。虽然，痰消而正气旺，是痰即邪也。补正而佐以攻痰，引祛痰之药直入于心宫，以扫荡其邪，邪见正气之旺，安得不消灭于无踪哉！或又谓呆病既成于郁，不解郁而单补正以攻痰，何以能奏功如此？不知呆病之来，其始虽成于郁，然郁之既久而成呆，其从前之郁气，久则尽亡之矣。故但补胃气以生心气，不必又始肝气以舒郁气也。

此症用还神至圣汤亦神。

● **还神至圣汤**

人参一两　白术二两　茯神　生枣仁各五钱　广木香　天南星　荆芥各三钱　甘草　良姜　附子　枳壳各一钱　菖蒲五分

水煎灌之，听其自卧，醒来前症如失。

人有呆病终日闭户独居，口中喃喃，多不可解，将自己衣服用针线密缝，与之饮食，时用时不用，尝数日不食，而不呼饥，见炭最喜食之，谓是必死之症，尚有可生之机也。夫呆病而至于喜粪，尚为可救。岂呆病食炭，反忍弃之乎？盖喜粪乃胃气之衰，而食炭乃肝气之燥，凡饮食之类，必入于胃，而后化为糟粕，是粪乃糟粕之余也。糟粕宜为胃之所不喜，何以呆病而转喜之乎？不知胃病则气降而不升，于是不喜升而反喜降，糟粕正胃中所降之物也。见粪而喜者，喜其同类之物也。然而呆病见粪则喜，未尝见粪则食也。若至于食粪，则不可治矣，以其胃气太降于至极耳。夫炭乃木之烬也，呆病成于郁，郁病必伤肝木，肝木火焚以伤心，则木为心火所克，肝中之血尽燥，而木为焦枯之木矣。见炭而喜食者，喜其同类而食之，思救其肝木之燥耳。然而可生之机，全在食炭。夫炭本无滋味，今食之而如饴，是胃气之未绝也。治其胃气，而祛其痰涎，则呆病可愈也。方用转呆丹。

转呆丹

人参一两　**白芍**三钱　**当归**一两　**半夏**一两　**柴胡**八钱　**生枣仁**一两　**附子**一钱　**菖蒲**一两　**神曲**五钱　**茯神**一两　**天花粉**三钱　**柏子仁**五钱

水十碗，煎一碗，使强有力者，抱住其身，另用二人执拿其两手，以一人托住其下颔，一人将羊角去尖，插其口灌之。倘不肯服，不妨以杖击之，使动怒气，而后灌之，服后必然骂詈，少顷必倦而卧，听其自醒，切不可惊动，自醒则全愈，否则止可半愈也。

此方大补其心肝之气血，加之祛痰开窍之药，则肝中枯竭得滋润而自苏，心内寡弱，得补助而自旺，于是心气既清，肝气能运，力能祛逐痰涎，随十二经络而尽通之，何呆病而不可愈哉！倘或惊之使醒，则气血不能尽通，而经络不能尽转，所以止可半愈也。然能再服此汤，亦未有不全愈者矣。

此症用苏心汤亦神效。

● 苏心汤

白芍　当归各三两　人参　茯苓各一两　半夏　炒栀子　柴胡各三钱　附子三分　生枣仁五钱　吴茱萸　黄连各五分

水十碗，煎一碗。灌之，听其自睡，醒来病如失。

呃逆门四则

人有忽然呃逆不止，为是寒气相感，谁知是气逆而寒入之也。然气之所以不顺，乃气之不足也。盖丹田之气足，则气守于下焦而气顺，丹田之气不足，则气奔于上焦而气逆矣。呃逆虽是小症，然治之不得法，往往有变成危症，而不可救，正徒散其寒而不补其气也。治法宜大补其丹田之气，而少佐之以祛寒之药。则气旺而可以接续，寒去而足以升提，故不必止呃逆而呃逆遂自止也。方用定呃汤。

定呃汤

人参三钱　**白术**五钱　**丁香**五分　**陈皮**五分　**茯苓**五钱　**沉香末**一钱　**牛膝**一钱

水煎服。一剂而呃逆止矣。

参、苓、白术纯是补气回阳之药，丁香祛寒，沉香、牛膝降入丹田以止其逆，逆气既回，而呃声自定。孰谓补气之药，非即转气之汤哉！

此症用加味六君子汤亦妙。

● 加味六君子汤

人参　半夏　苏叶各一钱　白术　茯苓各三钱　陈皮五分　甘草三分　丁香二分

水煎服。一剂即止呃，二剂全愈。

人有痰气不清，一时作呃逆之声者，人以为火逆作祟也。夫火逆之痰，口必作渴，今不渴而呃逆，仍是痰气之故，而非火邪之祟也。夫痰在胃口，而呃逆在丹田，何以能致此耶？盖丹田之气欲升，而痰结胸中以阻之。此种呃逆较虚呃者甚轻，治法消其痰气，而呃逆自除，方用二陈汤加减治之。

加减二陈汤

人参五分　**陈皮**五分　**半夏**一钱　**甘草**三分　**厚朴**一钱　**茯苓**三钱

水煎服。一剂即愈。

二陈汤为治痰之妙剂，加入人参、厚朴于补气之中而行降气之药，自能祛痰于上焦，达气于下焦也。

此症亦可用加味六君子汤治之。

人有口渴饮水忽然呃逆者，非水气之故，乃火气之逆也。人若胃火太盛，必大渴呼水矣，今但渴而不大饮水者，乃胃火微旺，而胃气犹虚也。故饮水虽快，而多则不能易消，火上冲而作呃逆耳。治法宜补其胃中之土，而降其胃中之火，则胃气之安，而胃火自息，呃逆亦自止矣。方用平呃散。

平呃散

玄参　**白术**各五钱　**人参**二钱　**茯苓**　**甘菊花**　**麦冬**各三钱　**甘**

草五分

水煎服。一剂即平。

此方降胃火而又不耗胃气，所以奏功实神。倘以为胃火之盛，而轻用石膏，虽亦能取胜，而终于胃土有伤，呃逆除而他病又生矣，不若此方之和平而又神也。

此症用两宜汤亦妙。

● **两宜汤**

人参二钱　茯苓　白术各五钱　甘草　泽泻　黄连各一钱　肉桂三分　陈皮五分　天花粉二钱　柴胡三分

水煎服。二剂愈。

人有气恼之后，肝又血燥，肺又气热，一时呃逆而不止，人以为火动之故也，谁知亦是气逆而不舒乎？盖肝性最急，一拂其意，则气必下克脾土，而脾土气闭，则腰脐之间不通，气乃上奔于咽喉，而作呃逆矣。倘亦用降火降气之药，则呃逆更甚，必须用散郁之剂，而佐以消痰润肺之药，始为得之。【批：气病亦以全力注之。】方用解呃丹。

解呃丹

茯神三钱　**白芍**三钱　**当归**二钱　**白术**五钱　**苏叶**五分　**麦冬**五钱　**白芥子**三钱　**柴胡**一钱

水煎服。一剂而呃逆即止。

此方为散郁之神方，不特治呃逆已也。用白术以利腰脐之气，用柴、芍、当归以舒肝胆之气，用苏叶、麦冬以润肺金之气，用茯神以通心与膀胱之气，用白芥子以宣膜膈之气，是一身上下之气尽行流通，又何虞下焦之气不上升于咽喉乎！故一剂而收功也。

此症亦可用平顺散。

● **平顺散**

柴胡　甘草　乌药各一钱　白芍三钱　香附　白芥子　川芎各二钱　砂仁一粒

水煎服。二剂即止。

卷之五

关格门一则

人有病关格者，食至胃而吐，欲大小便而不能出，眼睛红赤，目珠暴露，两胁胀满，气逆拂抑，求一通气而不可得，世以为胃气之太盛，而不知乃肝气之过郁耳。夫关格之症，宜分上下，一上格而不得下，一下关而不得出也。今上既不得入，而下又不得出，是真正关格，死生危急之症也。治之原有吐法，上吐则下气可通。今不必用吐药而先已自吐，是用吐药无益矣。若用下导之法，则上既无饮食下胃，而大肠空虚，即用导药，止可出大肠之糟粕硬屎，而不能通小肠膀胱之气，是导之亦无益也。必须仍用煎药和解为宜，但不可遽然多服，须渐渐饮之，初不受而后自受矣。方用开门散。

开门散

白芍五钱　**白术**五钱　**茯苓**三钱　**陈皮**一钱　**当归**五钱　**柴胡**三钱　**苏叶**一钱　**牛膝**三钱　**车前子**三钱　**炒栀子**三钱　**天花粉**三钱

水煎一碗，缓缓呷之，一剂而受矣。一受而上关开，再剂而下格亦通。【批：开门散乃解郁之神剂。】

此方直走肝经以解郁，郁解而关格自痊，所谓扼要争奇也。倘用香燥之药，以耗胃气，适足以坚其关门而动其格据矣。

此症用通关散亦效。

通关散

白芍五钱　茯苓三钱　甘草　枳壳　神曲各三分　白豆蔻一枚　川芎二钱　生姜汁半合　柴胡一钱

水煎服。一剂即开，二剂愈。愈后须用补肾之剂。

中满门四则

人有饮食之后，胸中倒饱，人以为多食而不能消，用香砂枳实等丸消导之，似觉少快，已而又饱，又用前药，久久不已，遂成中满之症。腹渐高大，脐渐突出，肢体渐浮胀，又以为臌胀，用牵牛、甘遂之药，以逐其水。内原无水湿之邪，水未见出，而正气益虚，胀满更急，又疑前药不胜，复加大黄、巴豆之类下之。仍然未愈，又疑为风邪固结于经络，用龙胆、茵陈、防风、荆芥之类，纷然杂投，不至于死不已。犹然开鬼门、泄净府，持论纷纭，各执己见，皆操刀下石之徒也。谁知中满之症，实由于脾土之衰，而脾气之衰，又由于肾火之寒也。倘用温补之药，早健其脾气，何至如此之极哉！方用温土汤。

温土汤

人参一钱　**白术**三钱　**茯苓**三钱　**萝卜子**一钱　**薏仁**三钱　**芡实**五钱　**山药**五钱　**肉桂**三分　**谷芽**三钱

水煎服。一剂而觉少饱，二剂而觉少宽矣，数剂之后，中满自除。

此方但去补脾，绝不消导以耗其气。盖中满之病，未有不因气虚而成者。不补脾胃之气，则胀从何消？况方中加入萝卜子最妙，助参、术以消胀，不辅参、术以添邪；又有茯苓、薏仁、芡实、山药之类，益阴以利水，水流而正气不耗，自然下泽疏通，而上游无阻滞之虞矣。第恐水寒冰冻，则溪涧断流，又益以肉桂，于水中生火，则土气温和，雪消冰泮，尤无壅塞之苦也。奈何惟事于消导，遂成不可救药之病哉！

此症用术苓加桂汤。

● 术苓加桂汤

白术一两　茯苓五钱　肉桂一钱

水煎服。

人有未见饮食则思，既见饮食则厌，乃勉强进用，饱塞于上脘之间，微微胀闷，此不止胃气之虚。而心包之火正衰也。心包为胃土之母，母气既衰，何能生子，心包之火不足，又何能生胃哉！故欲胃之能食。必须补胃土，而兼补心包之火也。方用生胃进食汤。

生胃进食汤

人参三钱　**白术**三钱　**炒枣仁**五钱　**远志**八分　**山药**三钱　**茯苓**三钱　**神曲**五分　**良姜**五分　**萝卜子**一钱　**枳壳**五分　**干姜**炒黑，一钱

水煎服。

此方治胃，无非治心包也。心包与胃，原是子母，何必分治之乎？不治中满而中满自除，此补火之胜于补土也。

此症用调饥散亦妙。

● 调饥散

人参五分　山药一两　白芍三钱　甘草五分　肉桂一钱　菖蒲五分　肉豆蔻一枚　炒枣仁三钱

水煎服。十剂愈。

人有中心郁郁不舒，久则两胁饱满，饮食下喉，即便䐜胀，不能消化，人以为臌胀之渐也，而不知皆气滞之故。倘用逐水之药，必且更甚；用消食之药，亦止可取一时之快，而不能去永久之胀也。法宜开郁为主。然而气郁既久，未有不气虚者也，使仅解其郁，而不兼补其气，则气难化食，胀何以消？方用快膈汤。

快膈汤

人参一钱　**茯神**五钱　**白芍**三钱　**白芥子**二钱　**萝卜子**五分　**槟榔**三分　**神曲**五分　**枳壳**三分　**柴胡**五分　**薏仁**三钱　**厚朴**三分

水煎服。一二剂轻，四剂全愈。

此方解郁而无刻削之忧，消胀而无壅塞之苦，攻补兼施，自易收功也。

此症用抒胀汤亦妙。

● 抒胀汤

神曲三钱　柴胡五分　白芍三钱　茯苓　萝卜子各一钱　厚朴　人参各五分　白豆蔻三枚　苏叶八分　白芥子二钱

水煎服。十剂愈。

人有患中满之病，饮食知味，但多食则饱闷不消，人以为脾气之虚，谁知是肾气之虚乎？腹中饱闷，乃虚饱而非实饱，若作水肿治之，则丧亡指日矣。盖脾本属土，土之能制水者，本在肾中之火气。土得火而坚，土坚而后能容物，能容物即能容水也。惟肾火既虚，而土失其刚坚之气，土遂不能容物而容水，乃失其天度之流转矣，故腹饱而作满，即水臌之渐也。人不知补肾火以生脾土，反用泻水之法以伤脾，无异决水以护土，土有不崩者哉！是治肾虚之中满，可不急补其命门之火乎？然而径补其火，则又不可，以肾火不能自生，生于肾水之中也。但补火而不补水，则孤阳不长，无阴以生阳，即无水以生火也。或疑土亏无以制水，又补肾以生水，不益增波以添胀哉！不知肾中之水，乃真水也，邪水欺火以侮土，真水助火以生土，实有不同。故肾虚中满，必补火以生土；又必补水以生火耳。方用金匮肾气丸。

金匮肾气丸

茯苓六两　**附子**一枚　**牛膝**一两　**肉桂**一两　**泽泻**二两　**车前子**一两五钱　**山茱萸**二两　**山药**四两　**牡丹皮**一两　**熟地**三两

各为末，蜜为丸。每日早晚白滚水送一两。初服少胀，久服胀除而满亦尽消。

补火之圣药也。群药之内，利水健脾之味多于补阴补火者，虽意偏于补火，而要实重于救脾，补火者正补脾也。故补阴不妨轻，而补脾不可不重耳。

此症用熏脾汤亦佳。

● 熏脾汤

熟地　白术各五钱　山茱萸四钱　破故纸一钱　杜仲三钱　附子五分

水煎服。二剂而饱闷除，十剂全愈。

翻胃门一则

人有饮食入胃而即吐者，此肝木克胃土也，用逍遥散加吴茱萸炒黄连治之，随手而愈。而无如人以为胃病也，杂用香砂消导之剂，反伤胃气，愈增其吐。又改用下药不应，复改用寒凉之味，以降其火，不独胃伤而脾亦伤矣。又改用辛热之药，以救其寒，又不应，始悟用和解之法，解郁散邪，然已成噎膈之症矣。夫胃为肾之关门，肾中有水，足以给胃中之用，则咽喉之间，无非津液可以推送水谷；肾水不足，力不能润灌于胃中，又何能分济于咽喉乎？咽喉成为陆地，水干河涸，舟胶不前，势所必至。且肾水不足，不能下注于大肠，则大肠无津以相养，久必瘦小而至艰涩；肠既细小艰涩，饮食入胃，何能推送？下既不行，必积而上泛，不特上不能容而吐，抑亦下不能受而吐也。治法必须大补其肾中之水。方用济艰催挽汤。

济艰催挽汤

熟地二两　**山茱**一两　**当归**二两　**牛膝**三钱　**玄参**一两　**车前子**一钱

水煎服。一日一剂，十剂必大顺也。

此方纯补精血，水足而胃中有津，大肠有液，自然上下相通而无阻滞之患。譬如河漕水浅，舟楫不通，粮糈不能输运，军民莫不彷徨而喧哗扰嚷。忽见大雨滂沱，河渠、沟壑无非汪洋大水，则大舸巨舶，得以装载糗粮，自然人情踊跃，关门大开，听其转运，而无所留难也。

此症用制肝散亦效甚。

制肝散

白芍一两　吴茱萸五分　黄连一钱　茯苓五钱

水煎服。二剂即愈，何至变成噎膈哉！

臌胀门三则

人有两足跗上先肿，渐渐肿胀至腹，按胀上如泥之可搏，小便不利，大便反结，此由土气之郁，非水肿也。人生脾胃之气健旺，则土能克水，而水自灌注于经络，两不相碍也。惟脾胃气虚，则土不能转输水精于上，而胃中之水积而不流，于是浸淫于表里、皮毛而无所不到也。然而脾胃气虚，非脾胃之故也。由于肾气之虚，则土无升腾之气，而土乃郁而不伸，力不能制水，使水来相侮，而脾胃之气愈虚也。夫肾司开阖，肾气从阳则开，肾气从阴则阖；阳太盛则水道大开，阴太盛则水道常闭；阳为肾中之火，而阴为肾中之寒也。肾寒则脾胃亦寒，水畏热而不畏寒，此寒土之所以难制水也。然则治水肿之法，乌可舍补肾之火，而他求蓄水之土哉！虽然，水势滔天，补火以生土，迂缓而难以决排；放水以全土，利便而易于蓄泄。故补肾中之火，可治久病之水臌；泄脾胃中之水，实益初病之水胀也。下体胀而上身未胀，正初起之病，宜急泄其水之为得。方用泄水至神汤。

泄水至神汤

大麦须二两　**茯苓**一两　**白术**二两　**小赤豆**三钱

水煎服。一剂而腹必雷鸣，泻水如注，再剂而水尽泄无遗，不必三剂也。

论理，牵牛、甘遂之方未尝不可用，但虑世人天禀日薄，而脾、胃、肾三经多虚，恐不胜药力之过迅，故改立此方，于补中泻水，正气无伤而邪水尽出之为妙。方中白术、茯苓健脾胃之土，又能通脾胃之气，则土之郁可解。土郁既解，力足以制水矣。况大麦须能消无形之水，赤小豆能泄有形之湿，合而相济，自能化水，直出于膀胱，由尾闾之间尽泻而出也。

此症用冬瓜汤亦甚效。

● 冬瓜汤

冬瓜一个，煎水十碗

另用白术三两　车前子五钱　肉桂二钱

将冬瓜水煎汤二碗。先用一碗，少顷又用一碗。其水从大便而出，一剂而胀肿全消。

人有水肿既久，遍身手足俱胀，面目亦浮，口不渴而皮毛出水，手按其肤如泥，此真水臌也，乃土气郁塞之甚故耳。夫土本克水，何为反致水侮？盖土虚则崩，土崩则淤泥带水而流缓，于是日积月累，下焦阻滞，而水乃上泛。脾胃之中原能藏水，然水过于多，则脾胃不能受，乃散布于经络皮肤矣。迨至经络皮肤不能受，势不得不流渗于皮肤之外，泛滥于一身。不用下夺之法，何以泻滔天之水哉！方用决水汤。

决水汤

车前子一两　**茯苓**二两　**王不留行**五钱　**肉桂**三分　**赤小豆**三钱

水煎服。一剂而小便如注不绝，二剂而肿胀尽消矣。

论理用鸡屎醴逐水，亦有神效。然而鸡屎醴逐水，从大便而出，而此方逐水，从小便而出也。水从大便出者其势逆，水从小便出者其势顺。逆则效速而气伤，顺则效缓而气固。此方利水从小便而出，利其膀胱也。凡水必从膀胱之气化，而后由阴器以出。土气不宣，则膀胱之口闭，吾用王不留行之迅药以开其口，加入肉桂，引车前、茯苓、赤小豆直入膀胱而利导之。茯苓、车前虽利水而不耗气，而茯苓且是健土之药，水决而土又不崩，此夺法之善也。至于脐突、手掌无纹，用此方尚可救也。惟是服此方泻水而愈，必须禁用食盐一月，倘不能禁，则又胀矣。胀则不可再治也。

此症亦可用冬瓜汤更加刘寄奴一两、茯苓一两，服之亦水泻而愈。

人有气喘作胀，腹肿，小便不利，大便亦溏，渐渐一身俱肿，人以为水臌也，不知乃肺、脾、肾三经之虚也。夫水气不能分消，大都病在胃，然胃之所以病者，正由于三经之虚耳。胃为水谷之海，凡水入于胃为归，盖五脏六腑之大源也。但胃能容水而不能行水，所恃脾之散水以行于肺，肺之通水以入于膀胱，肾之化水而达于小肠也。惟脾虚则不能散胃之水精于肺，而病在中矣；肺虚则不能通胃之水道于膀胱，而病在上矣；肾虚则不能司胃之关门，时其输泄，而病在下矣。三经既虚，而胃中积水浸淫，遂遍走于经络皮肤，而无所底止矣。治法补其三经之气，而胃气自旺，胃气旺而肿胀尽消。【批：脾肺肾三经之虚，亦成喘胀，喻嘉言曾论之矣。】方用消胀丹。

消胀丹

白术三钱　**茯苓**一两　**麦冬**五钱　**熟地**五钱　**山药**一两　**芡实**五钱　**苏子**一钱

水煎服。一剂而喘少定，二剂而胀渐消，十剂而小便利，二十剂而一身之肿无不尽愈也。

方中白术、茯苓以健其脾土，麦冬、苏子以益其肺金，熟地、山药、芡实以滋其肾水，自然脾气旺而不至健运之失职，肺气旺而不至治节之不行，肾气旺而不至关门之不开，水自从膀胱之府而尽出于小肠矣，安得而再胀哉！

此症用百合消胀汤亦效。

● 百合消胀汤

白术　芡实各一两　茯苓　百合各五钱　山药一两　肉桂二钱　人参三钱

水煎服。十剂少愈，三十剂全愈。

厥症门三则

人有日间忽然发热，一时厥去，手足冰凉，语言惶惑，痰迷心窍，头晕眼昏，此阳厥也。乃阴血不归于阳气之中，而内热如焚，外反现假寒之象，故手足冷也。此等之症，伤寒中最多。但伤寒之厥乃传经之病，必热至五六日而发厥，非一日身热而即发厥者也，故不可用伤寒之法以治此等之厥。然而虽不同于伤寒，而内热之深，正未尝少异。夫厥乃逆也，逆肝气而发为厥；厥乃火也，逆火气而发为热。热深而厥亦深，热轻而厥亦轻，故不必治厥也，治热而已矣。惟是厥发于日，阳离乎阴也。无阴则阳无所制，离阴则阳无所依，阳在里而阴在表，自然热居中而寒现外矣。治法泻其在内之火，则内热自除而外寒自散。然而，火之有余仍是水之不足，泻火之中而佐之补水之味，则阳得阴而有和合之欢，断不至阴离阳而有厥逆之戾也。【批：今人一见发厥，不论日数之多寡，辄用伤寒法治之矣。奈何？泻火而佐以补水，是治厥之妙法。】方用安厥汤。

安厥汤

人参三钱　**玄参**一两　**茯苓**三钱　**白薇**一钱　**麦冬**五钱　**生地**五钱　**天花粉**三钱　**炒栀子**三钱　**白芍**一两　**柴胡**五分　**甘草**一钱

水煎服。一剂而厥定，再剂而身凉矣。凡日间发厥之症，俱可治之，无不神效。

此方和合阴阳，实有调剂之妙。助阳气而不助其火，生阴气而不生其寒，祛邪而不损其正，解郁而自化其痰，所以定厥甚神，返逆最速也。

此症用黄连定厥汤亦效。

黄连定厥汤

黄连二钱　当归五钱　麦冬五钱　玄参一两　贝母三钱　菖蒲五分

水煎服。一剂即回，二剂愈。

人有夜间发热，一时厥逆昏晕，如死人状，惟手足温和，喉中痰响，不能出声，此阴厥也。乃阳气虚而不能入于阴血之中，以致鬼神凭之，往往厥逆也。直中阴寒之症，多有一时发厥者，但彼乃阴寒而猝中，此乃阴热而暴亡，各有不同。阴寒之厥，手足筋脉多青，灌之水必吐；阴热之厥，手足筋脉多红，饮之水必不吐。阴寒之厥，身必不热，阴热之厥，身必不凉。以此辨之，不差毫发。故阴寒之厥，舍参、附无夺命之丹；阴热之厥，饮参、附即丧身之鸩。治阴热之厥，法宜补阴以助阳，使真阴足而邪阴自散，阳气旺而虚火自消。庶痰涎化，昏晕除，厥逆定矣。【批：阴寒之厥与阴热之厥，辨得最清。】方用补阴助阳汤。

补阴助阳汤

玄参一两　**麦冬**一两　**熟地**一两　**人参**二钱　**白芥子**五钱　**柴胡**

一钱　**白芍**一两　**当归**一两　**白术**一两　**茯苓**五钱　**菖蒲**一钱

水煎服。一剂而昏迷苏，再剂而痰涎化，三剂而厥逆回，则可生也，否则不可救矣。

此方补阴之药多于补阳。阴水足而阴火可散，阴火散而阳气可回，阴阳合而昏迷宜苏矣。倘服之而不效，是阴阳早已相脱，不能再续也，非前药之故耳。或曰阳气虚而离阴，是宜单补阳以入阴，今补阴以合阳，恐非治法。不知阳气虚而不能入于阴血之中者，以阴血之大燥，火盛而虚阳不敢入于阴耳，非阴血过多之谓也。苟补阳过胜，则阳旺而阴益消亡，此所以必须补阴以合阳，而万不可补阳以胜阴也。况方中未尝无补阳之药，补阴居其七，补阳居其三，阴阳始无偏胜，而厥逆可援也。

此症用解晕神丹亦效。

解晕神丹

人参　半夏各二钱　茯苓五钱　南星一钱　天麻　乌药　陈皮　菖蒲各五分　当归三钱　柴胡一钱

水煎服。

人有日间发厥，而夜间又厥，夜间既厥，而日间又复再厥，身热如火，痰涎作声，此乃阴阳相并之厥也。热多则厥亦多，用泻火之药，则热除而厥亦除矣。然而厥既有昼夜之殊，而热亦有阴阳之异，正未可徒泻夫火也。宜于泻阳之中，而用补阴之药；于抑阴之内，而用补阳之剂。庶几阳火得阴而消，阴火得阳而化。提阳出于阴，而日间无昏晕之虞；升阴入于阳，而夜间无迷眩之害也。【批：提阳出阴，升阴入阳，是治厥妙法。】方用旋转阴阳汤。

旋转阴阳汤

人参一钱　**白术**三钱　**白茯神**三钱　**白芍**五钱　**当归**三钱　**生地**五钱　**麦冬**三钱　**附子**一分　**炒栀子**二钱　**天花粉**三钱　**柴胡**一钱

水煎服。一剂而厥逆安矣，不必再剂也。

此方阴阳双补，痰火两泻，补泻兼施，不治厥而厥自定也。倘或补阴而不补阳，或泻阳而不抑阴，则阴阳必有偏胜，而痰火必致相争，变出非常，有不可救药者矣。

此症用息争汤亦甚效。

● **息争汤**

柴胡　神曲各二钱　甘草一钱　炒栀子　天花粉各三钱　茯苓五钱　生地一两

水煎服。一剂即安，二剂愈。

春温门五则

春月伤风，头痛鼻塞，身亦发热，是伤风而欲入于太阳，非太阳之伤寒也。夫春伤于风，由皮毛而入肺也。风入于肺而不散，则鼻为之不利。肺金之气不扬，自失其清肃之令，必移其邪而入于太阳膀胱。惟恐邪入，乃坚闭其口，而水道失行，于是水不下通而火乃炎上，头自痛矣，与传经太阳之伤寒绝不相同。散肺金之风，杜其趋入膀胱之路，而身热自退也。【批：春温头痛与伤寒头痛，似是而非。千古疑团，一朝说破，岂不大快。】方用舒肺汤。

舒肺汤

桔梗三钱　**甘草**一钱　**苏叶**五分　**天花粉**一钱　**茯苓**三钱　**桂枝**三分

水煎服。一剂而身热解，二剂而头痛鼻塞尽愈。

此方专入肺金以散其风邪。有风则必生痰，有痰则必有火。天花粉消痰而又善解火，一味而两用之也；桂枝、茯苓开膀胱之口，引邪直走膀胱而下泄，因肺欲移邪而移之，其势甚便，随其机而顺用之也。

此症用加味甘桔汤亦佳。

● **加味甘桔汤**

桔梗　川芎　天花粉　麦冬各三钱　甘草　黄芩各一钱

水煎服。二剂愈。

春月伤风，身热咳嗽，吐痰恶热，口渴，是伤风而阳明之火来刑肺金，非伤寒传经入于阳明也。夫阳明胃土本生肺金，何以生肺者转来刑肺乎？盖肺乃娇脏，风入肺经必变为寒，胃为肺金之母，见肺子之寒，必以热济之。夫胃本无热也，心火为胃之母，知胃欲生金，乃出其火以相助。然而助胃土之有余，必至克肺金之不足，是借其兵以讨贼，反致客兵残民，故胃热而肺亦热，而咳嗽口渴之症生矣。治法泻心火以安胃土，自然肺气得养，而风邪自散。【批：土来救肺，反致火来刑肺，不是传经之胃火竟来克肺也。亦辨得妙。】方用平邪汤。

平邪汤

黄连三分　**甘草**一钱　**苏梗**一钱　**紫菀**一钱　**葛根**一钱　**石膏**三钱　**麦冬**五钱　**贝母**三钱　**茯神**三钱

水煎服。一剂轻，二剂又轻，三剂身凉矣，不必四剂也。

此方泻心火者十之三，泻胃火者十之六。盖心火之旺克肺者轻，胃火之旺刑金者重。轻泻药心中之火，则心不助胃以刑金；重泻胃中之火，则胃不刑金以伤肺，肺气既回，肺邪又安留哉！

此症用清胃散亦效。

清胃散

石膏　半夏各二钱　茯苓三钱　桂枝三分　麦冬三钱　陈皮　葛根各一钱

水煎服。一剂愈。

春月伤风，发寒发热，口苦，两胁胀满，或吞酸吐酸，是少阳之春温也。何以冬月谓之伤寒，而春月即谓之春温耶？不知冬月之风寒，春月之风温，寒则伤深，温则伤浅。伤深者邪至少阳而有入里之惧，伤浅者邪入少阳而即有出表之喜。故同伤少阳，而伤风与伤寒实有异也。至于治伤风之少阳，法又不必大异，皆舒其半表半里之邪，而风邪自散。虽然，伤寒邪入少阳，有入里之症，往往用大柴胡与承气之类和而下之；若伤风入少阳，以小柴胡汤和解而有余，不必用大柴胡、承气而重用之也。【批：

若春行冬令，而天气大冷，感冒风寒者竟是伤寒，非可视为伤风也。风寒入里，风温出表，两言实尽春温之旨。】方用加减小柴胡汤。

加减小柴胡汤

柴胡一钱五分　**茯苓**三钱　**黄芩**一钱　**甘草**一钱　**陈皮**五分　**天花粉**一钱

水煎服。一剂寒热解，再剂诸症愈。【批：小柴胡汤去芍药，恐其酸敛也。】

此方较原方更神。以用茯苓之多，使邪从膀胱而出，更胜于和解也，佐柴胡以散邪，乃建奇功耳。

此症用安胆汤亦效。

● 安胆汤

柴胡　天花粉　炒栀子各二钱　甘草一钱　白芍　丹皮各三钱

水煎服。二剂愈。

春月伤风，身热呕吐不止，人以为太阴之伤寒也，谁知是太阴之春温乎？夫太阴脾土也，风伤太阴，则土中有风，风在地中，则土必震动而水溢，故令人呕吐不止，非阴寒之气，入于脾土之内，而动人呕吐者可比。此与伤寒传经之入太阴者，治法迥不相同也。伤寒当温其经以回阳，而伤风宜散其风以安土。方用奠土汤。

奠土汤

白术五钱　**茯苓**三钱　**人参**　**柴胡**　**半夏**　**甘草**　**葛根**各一钱　**神曲**五分

水煎服。一剂而风散，二剂而身凉。三剂而病全愈矣。

方中祛邪于补脾之内，脾健而风自息也。

此症亦可用护脾饮。

● 护脾饮

白术三钱　人参二钱　肉桂三分　陈皮三分　半夏一钱　苏叶五分

水煎服。一剂愈。

春月伤风出汗，胃干燥，渴欲饮水，是春温之症，火邪入膀胱，非太阳之伤寒也。夫膀胱者，肺金之表也，肺受风邪，久则变热，肺乃求救于膀胱，邪即乘其求救而下行。而膀胱之水，思欲救母乃不肯下泄，而上与风火相斗。邪见膀胱正气之盛，乃不入膀胱而入胃，于是胃热而与邪相争，故尔出汗。汗出而胃之津液自干，故口渴思水以救其内焚也。治法不必散风邪而泻火焰，速利其膀胱，使水从小便而出，则胃中之津液自生。方用五苓散。

五苓散

白术一钱　**茯苓**三钱　**泽泻**三钱　**猪苓**三钱　**肉桂**一分

水煎服。一剂而小便利，二剂而口渴、汗出尽止矣。

盖五苓散专利其膀胱之水。膀胱为太阳之经，伤风已经出汗，宜太阳之邪尽出矣，乃口渴思水，明是邪热不肯从皮毛外出，而欲趋膀胱下出矣。五苓散利其膀胱，则水流而火亦流，火随水去，胃火已消，而胃自生液，自然上润于肺，肺得胃液之养，则皮毛自闭，邪何从而再入哉！

此症知柏茯苓汤亦可用。

知柏茯苓汤

知母　黄柏各一钱　茯苓五钱

水煎服。一剂而渴解，二剂愈。

卷之六

火热症门六则

阳明火起发狂，腹满不得卧，面赤而热，妄见妄言，人皆谓内热之极也。然而阳明属土，而不属火，何以火出于土，谓是外邪之助乎？既非暑气之侵，又非寒气之变，乃一旦火起，以致发狂，人多不解。不知土中之火，乃心中之火也，心火起而阳明之火翕然而发。阳明胃经乃多气多血之腑，火不发则已，一发而反不可制，往往卷土而来，火焰升腾，其光烛天，而旁且沿烧于四境，有不尽不已之势，非惟焚尽于胃，而且上烧于心，心君不宁，且有下堂而走者，神既外越，自然妄有所见，既有妄见，安能止其妄言？此谵语之所以生也。然则阳明之火乃内因而成，非外邪所致也。治法宜与伤寒之狂、伤暑之狂俱不可同日而论矣。然而阳明之火，其由来虽有内外之殊，而治阳明之火，其方法实无彼此之异。必须急灭其火，以救燎原之势，而不可因循观望，长其火焰之腾，以致延烧各脏腑也。方用人参竹叶石膏汤治之。

人参竹叶石膏汤

人参五钱　**石膏**一两　**麦冬**一两　**竹叶**三百片　**知母**三钱　**甘草**一钱　**糯米**一撮

水煎服。一剂狂定，再剂腹满不能卧之病除，而妄见妄言之症亦去矣，不必三剂。

此方退胃火之神剂也，凡有胃热之病，用之皆宜。然止可救一时之急，而不可泻长久之火。论理内热之火既起于心，宜泻心，而反泻胃者，恐胃火太盛，必致变生不测也。盖心火不止，不过增胃火之炎；而胃火不止，实有犯心火之祸。所以治心火者，必先泻胃也。胃既泻矣，而后减去石膏、知母加入黄连一钱，玄参一两，再服二剂，不特胃火全消，而心火亦息也。

此症用苦龙汤亦神。

● **苦龙汤**

地龙二十条，捣烂　苦参五钱

水煎服之。一剂既止狂，不必再服。

热病有完谷不化，奔迫直泻者，人以为大肠之火也，谁知是胃火太盛乎？夫胃火上腾而不下降，胡为直下于大肠而作泻耶？盖胃为肾之关，肾虚则胃之关门不守，胃乃挟水谷之气而下行矣。第肾虚为寒而胃何以反能热耶？不知肾虚者水虚也。水虚则火无所制，而命门龙雷之火下无可藏之地，直冲于胃，见胃火之盛，亦共相附会，不上腾而下泄矣。胃火既盛，又得龙雷之火，则火势更猛，以龙雷之性甚急，传于大肠不及传导，故奔迫而直泻也。治法似宜先治肾矣，然而胃火不泻，则肾火断不肯回，但遽泻胃火，则胃土因火而崩，胃水随土而泄，又不能底止，必须先健其土，而分利其水，则水清而土可健，火可安，而龙雷之火亦易于收藏也。方用缓流汤。

缓流汤

茯苓一两　**芡实**　**山药**各三两　**车前子**五钱　**薏仁**一两　**甘草**一钱　**人参**一两　**五味子**一钱

此方无一味非健土之药，又无一味非利水之品。然利水之中不走其气，下气不走而上火自升矣。况健土之品，无非补肾之味，肾得补而真阴生，龙雷之火自仍归于肾脏。肾火既安，则胃火失党，而胃土又健，则水谷之气，更易分消，自然火衰而泻止也。

此症用滑苓汤亦甚效。

● **滑苓汤**

滑石　茯苓各一两

同研为末，井水调服即止。

人有口干舌燥，面目红赤，易喜易笑者，人以为心火热极也，谁知是心包膻中之火炽甚乎？夫心包之火，相火也，相火者，虚火也。膻中[①]为臣使[②]之官，喜乐出焉，是膻中乃心之辅佐，代心而行其赏罚者也。喜怒者，赏罚之所出也，心内神明则赏罚正，心内拂乱则赏罚移。譬如下人专擅借上之赏罚，以行其一己之喜怒，久则忘其为下，以一己之喜怒，为在下之赏罚矣。治法宜泻心包之火。然而泻心包必至有损于心，心虚而心包之气更虚，必至心包之火更盛。不如专补其心，心气足而心包之火自安其位，何至上炎于口、舌、面、目，而成喜笑不节之病乎？方用归脾汤。

归脾汤

人参三钱　**茯神**三钱　**炒枣仁**五钱　**远志**一钱　**麦冬**三钱　**山药**三钱　**当归**三钱　**广木香末**三分　**黄芪**二钱　**甘草**三分

水煎调服。一剂面目之红赤减，二剂口舌之干燥除，三剂易喜易笑之症亦平矣。

此方补心气之虚，仍是补心包之火，何以火得之而反息也？不知心火宜泻以为补，而心包之火宜补以为泻。心包之火旺，由于心君之气衰，补其心而心包不敢夺心之权，何敢喜笑自若，僭我君王哉！

此症用参术二仁汤亦效。

参术二仁汤

人参　茯神　炒枣仁各三钱　白术五钱　远志　半夏各一钱　砂仁二粒

水煎服。

鼻中出黑血不止，名曰衄衊[③]，乃心热之极，火刑肺金也。夫肺金为心火所克，宜出红血，不宜出黑血矣，得毋疑为肾火之刑母乎？夫肾为肺金之子，安有子杀其母者？然而黑血实肾之色也。心火太盛移其热于肺，而肺受火刑，必求救于肾，肾恶心火之克母，乃出其全力以制心，而心已移热于肺矣，肾即随火而奔入于肺，怒心火之肆恶，并力以相战，肺无可藏之地，肾即逐血而出于鼻，红血而变为黑色。真有不共戴天之仇，焦头烂额，白日俱昏者矣。治法单泻心中之火，不必泻肾中之水。盖火息而金安，金安而肾水何至与心相斗哉！方用救衊丹。

救蠘丹

黄连二钱　**丹皮**三钱　**茯苓**二钱　**麦冬**五钱　**玄参**一两　**生枣仁**三钱　**生地**三钱　**柏子仁**一钱

水煎服。连用二剂黑血即止，四剂不再衄。

此方制心火之有余，不损心气之不足，肾见君火之衰，肺金之旺，则报仇之恨已泄，复国之谋已成，自然返兵旋旅，何至穷寇之再追哉！或谓心君已为肾子所蠘，则心气必伤，自宜急泻肾气，毋使追奔为是，何反泻心以助其虐耶？不知肾水原非有余，不过因肺母之难，故奋罔顾身，因心火之起衅？而转伐肾子，非理也。况方中虽泻心火，而正未尝少损心气，名为泻心而实补心也。不过少解其炎氛，以泄肾子之愤，而火即解矣。且肾有补而无泻，何若泻心火之为得哉！

此症用生地冬芩汤。

● **生地冬芩汤**

麦冬　生地各二两　黄芩三钱

水煎服。

人有热极发斑，身中如红云一片者，人以为内热之极而外发于皮肤矣，孰知此热郁于内，而不能外发之故乎？此等之病，寒热之药，两不宜施。夫火热宜用凉药，内火未有不从外泄者。但火得寒则又闭，微火可以寒解，而盛火不可以寒折，往往得寒凉之味，反遏其外出之机，闭塞而不得泄，有成为发狂而不能治者。若用热药投之，则火以济火，其势必加酷烈，欲不变为亡阳而不可得矣。治法必须和解为得。第火盛者，水必衰，徒解其火而不益之以水，未必火之遽散也。宜用补水之中而行其散火之法，则火无干燥之虞，而有发越之易也。方用风水散斑汤。

风水散斑汤

玄参二两　**当归**二两　**荆芥**三钱　**升麻**一钱　**生地**一两

水煎服。一剂斑少消，二剂斑又消，三剂斑全消。

此方玄参补阴，以解其浮游之火，当归、生地以补其心胃之血，多用荆芥、升麻风药以解散郁热，则火得水而相制，亦火得风而易扬，全无泻火之品，而已获泻火之效，实有深义耳。

此症用化云汤亦神。

● 化云汤

黄连三钱　当归一两　玄参二两　升麻二钱

水煎服。

热极发斑，目睛突出，两手冰冷，此心火内热，所谓亢则害也，而不知又有肝火以助之耳。夫热病宜现热象，何反见寒冷之证乎？盖火极似水耳。热极于心，则四肢之血齐来救心，转无血以养手足，故手足反寒如冰之冷者，外寒之极，实由于内热之极也。至于目睛突出者，肝开窍于目，而目之大眦又心之窍也。心火既盛，又得木中之火相助，则火更添焰而炎上，所以直奔其窍而出，但目中之窍细小，不足以畅泄其火，怒气触睛，故突而出也。治法宜泻心火，而更平肝木，木气既舒，心火自散。方用加减风水散斑汤，而症自愈也。

加减风水散斑汤

玄参一两　**当归**一两　**黄连**三钱　**荆芥**三钱　**升麻**三钱　**白芍**一两　**生地**五钱

水煎服。

此方加白芍、黄连，以黄连泻心火，而白芍平肝火也。又得荆芥、升麻引群药共入于腠理之间，则上下四旁之余热尽消，且不至遏抑其火，有经络未达之虞。此方补多于攻，散火而不耗损真气，庶几有既济之美也。

此症用玄丹升麻汤亦神效。

● 玄丹升麻汤

玄参半斤　丹皮三两　升麻三钱

水煎一碗，一剂饮愈。

【词解】

①膻中：心包络。

②臣使：指以臣使之，统治。

③衄衊（miè）：指鼻中出血。

暑症门三则

行役负贩，驰驱于烈日之下，感触暑气，一时猝倒，人以为中暑也，谁知是中暍[1]乎？夫暍者，热之谓也，暑亦热也，何以分之？盖暑之热由外而入，暍之热由内而出。行役负贩者，驰驱劳苦，内热欲出，而外暑遏抑，故一时猝倒，是暑在外而热闭之也。倘止治暑而不宣扬内热之气，则气闭于内，而热反不散矣。治法宜散其内热，而佐之以消暑之味。方用救暍丹。

救暍丹

青蒿五钱　**茯神**三钱　**白术**三钱　**香薷**一钱　**知母**一钱　**干葛**一钱　**甘草**五分

水煎服。一剂气通，二剂热散，不必三剂。

此方用青蒿平胃中之火，又解暑热之气，故以之为君。香薷解暑，干葛散热，故以之为佐。又虑内热之极，但散而不寒，则火恐炎上，故加知母以凉之，用白术、茯苓利腰脐而通膀胱，使火热之气俱从下而趋于小肠以尽出也。火既下行，自然不逆而上冲，而外暑、内热各消化于乌有矣。

此症用解暑散亦效。

解暑散

香薷　茯苓各三钱　甘草　黄连各一钱　白术一两　白扁豆二钱　白豆蔻一粒

水煎服。一剂即愈。

膏粱子弟，多食瓜果，以寒其胃，忽感暑气，一时猝倒，是中暑也。盖膏粱之人，天禀原弱，又加多欲，未有不内寒者也。复加之瓜果，以增其寒凉，内寒之极，外热反易于深入。阴虚之人，暑气即乘其虚而入之。治法不可祛暑为先，必须补气为主。然既因阴虚，以至阳邪之中，似宜补阴为主。不知阳邪之入脾，依阴气也。补阴则阴气虽旺，转为阳邪之所喜，阳得阴而相合，正恐阴弱不能相配，若一旦助其阴气，无论阴难却阳，而阳邪且久居之而生变矣。惟补其阳气，则阳气健旺，益之散暑之味，则邪阳不敢与正阳相敌，必不战而自走也。方用散暑回阳汤。

散暑回阳汤

人参五钱　**茯神**五钱　**白术**五钱　**香薷**二钱　**白扁豆**二钱　**陈皮**五分　**甘草**一钱

水煎服。一剂气回，二剂暑尽散。

此方名为散暑回阳汤，方中参、神、术、豆俱是健脾补气之药，以回其阳。用香薷一味，以散其暑。何多少轻重之悬殊乎？不知阴虚者，脾阴之虚也。脾虽属阴，非补阳之药不能效。况阳邪甚盛，非多用何以相敌乎？倘少少用之，恐有败衄难遏之虞，即或取胜，暑退而元气未能骤复。与其暑去而后补阳，何若于邪旺之日而多用之，正既无亏，而邪又去速之为益哉！

此症用加味四君汤亦效。

加味四君汤

人参　白术各五钱　甘草　香薷各一钱　茯苓三钱　炮姜三分

水煎服。二剂愈。

中暑气不能升降，霍乱吐泻，角弓反张，寒热交作，心胸烦闷，人以为暑气之内热也，谁知是阴阳之拂乱乎？人身阴阳之气和，则邪不能相干。苟阴阳不能相交，而邪即乘其虚而入之矣。且邪之入人脏腑也，助强而不助弱，见阴之强而即助阴，见阳之强而即助阳，夏令之人多阴虚阳旺，邪乘阴虚而入，本欺阴之弱也。然见阳气之旺又助阳而不助阴。阴见邪之助阳也，又妒阳之旺而相战，阳又嫌邪之党阳也，欲嫁其邪于阴，而阴又不受，于是阴阳反乱，气不相通，上不能升，下不能降，霍乱吐泻拂于中，角弓反张困于外，阴不交于阳而作寒，阳不交于阴而作热。心胸之内竟成战场之地，安得而不烦闷哉？然则治法和其阴阳之气，而少佐之以祛暑之剂，缓以调之，不必骤以折之也。方用和合阴阳汤。

和合阴阳汤

人参一钱　**白术**二钱　**茯苓**五钱　**香薷**一钱　**藿香**一钱　**苏叶**一钱　**厚朴**五分　**陈皮**三分　**枳壳**三分　**砂仁**一粒　**天花粉**一钱

水煎探冷，徐徐服之。一剂阴阳和，二剂各症愈，不必三剂。

此方分阴阳之清浊，通上下之浮沉，调和于拂逆之时，实有奇功，以其助正而不增火，祛邪而不伤气，化有事为无事也。

此症用加减六君汤亦效。

● 加减六君汤

人参　茯苓　白芍各三钱　白术一两　香薷一钱　砂仁一粒　陈皮五分　半夏一钱

水煎服。一剂即平。

【词解】

①暍（yè）：伤暑。

燥症门五则

阴耗而思色以降其精，则精不出而内败，小便道涩如淋，此非小肠之燥，乃心液之燥也。夫久战而不泄者，相火旺也。然而相火之旺，由于心火之旺也。盖君火一衰，而相火即上夺其权，心火欲固，而相火欲动；心火欲闭，而相火欲开。况心君原思色乎，毋怪其精之自降矣。然心之衰者，亦由肾水虚也。肾旺者，心亦旺，以心中之液肾内之精也。精足则上交于心，而心始能寂然不动，即动而相火代君以行令，不敢僭君以夺权，故虽久战而可以不泄精。虚则心无所养，怯然于中，本不可战，而相火鼓动亦易泄也。至于心君无权，心甫思色，而相火操柄矣。久之心君既弱，而相火亦不能强，有不必交接而精已离宫，又不能行河车逆流之法，安能复回于故宫哉！势必闭塞溺口，水道涩如淋而作痛矣。治法必须补心，仍须补其肾水，少佐以利水之药，则浊精自愈矣。方用化精丹。

化精丹

熟地二两 **人参**五钱 **山茱萸**一两 **车前子**三钱 **麦冬**一两 **牛膝**五钱 **白术**一两 **生枣仁**五钱 **沙参**一两

水煎服。一剂而涩痛除，二剂而淋亦止矣。

此方人参以生心中之液，熟地、山茱萸、沙参以填肾中之阴，麦冬以益肺金，使金之生水，则肾阴尤能上滋于心；又得生枣仁之助，则心君有权，自能下通于肾，而肾气既足，自能行其气于膀胱；又得白术利腰脐之气，则尤易通达；复得牛膝、车前子下走以利水，则水窍开，而精窍自闭，何患小肠之燥涩乎？心液非补肾不化，精窍非补肾不闭，倘单用利水逐浊之味，何能取效哉！

此症用生液丹亦妙。

生液丹

熟地二两 山茱萸 人参 生枣仁 茯神各五钱 北五味二钱 丹皮 丹参各三钱

水煎服。

阴已痿弱，见色不举，若强勉入房，以耗竭其精，则大小便牵痛，数至圊[①]而不得便，愈便则愈痛，愈痛则愈便，人以为肾火之燥也，谁知是肾水之燥乎？夫肾中水火，两不可离，人至六十之外，水火两衰，原宜闭关不战，以养其天年，断不可妄动色心，以博房帏[②]之趣，犯之多有此病。至于中年人患此病者，乃纵色竭精，以致火随水流，水去而火亦去，一如老人之痿阳不可以战矣。倘能慎疾而闭关，亦可延年。无如其色心之不死也，奋勇争斗，或半途倒戈或入门流涕，在肾宫本不多精，又加畅泄，则精已涸竭，无阴以通大小之肠，则大小肠干燥，自然两相取给，彼此牵痛也。上游无泉源之济，则下流有竭泽之虞，下便则上愈燥而痛生，下痛则上愈燥而便急。治法必须大补其肾中之水，然不可仅补其水，而必须兼补其火，盖水得火而易生也。方用润涸汤。

润涸汤

熟地二两 **白术**一两 **巴戟天**一两

水煎服。

此方用熟地以滋肾中之真阴，巴戟天以补肾中之真阳，虽补阳而仍是补阴之剂，则阳生而阴长，不至有强阳之害。二味补肾内之水火，而不为之通达于其间，则肾气未必遽入于大小之肠也。加入白术以利其腰脐之气，则前后二阴无不通达，何至有干燥之苦，数圊而不得便哉！

此症用天一汤亦效。

● **天一汤**

地骨皮　玄参　芡实各五钱　山药　牛膝　丹皮各三钱　熟地一两　肉桂一钱

水煎服。

人有日间口燥，舌上无津，至夜卧又复润泽，人以为阳虚之燥也，谁知是阴畏阳火之燥，而不交于阳乎？夫阳旺则阴衰，阳衰则阴旺，口燥之病，阴阳两虚之症也。然夜燥而日不燥，乃阴气之虚，日燥而夜不燥，乃阳火之旺。夫肾中之水，阴水也。舌上廉泉之水，乃肾水所注，肾水无时不注于廉泉之穴，则舌上不致干枯，胡为阳火遽至于烁竭哉！且肾水一干，则日夜皆当焦涸，何能日燥而夜不燥乎？此症盖阳火甚旺，而阴水尚未至大衰，然止可自顾以保其阴，不能分润以济其阳，于是坚守其阴于下焦，不肯上交于阳位，自然上焦火炽而口燥也。治法不必泻阳火之旺，惟补其真阴之水，则水足以济阳矣。方用六味地黄汤加麦冬、五味治之。

加味六味地黄汤

熟地一两　**山茱萸**五钱　**山药**五钱　**丹皮**　**泽泻**　**茯苓**各三钱　**麦冬**一两　**五味**一钱

水煎服。连服数剂自愈。

此方专补肾水，加麦冬、五味以补肺，肺肾相资，则水尤易生，阳得阴而化，亦阳得阴而平。阴既相济，阳又不旺，安得口之再燥哉！

此症用灌舌丹亦佳。

● **灌舌丹**

熟地　麦冬各一两　沙参　地骨皮各五钱

水煎服。

人有作意交感，尽情浪战，阴精大泄不止，其阴翘然不倒，精尽继之以血者，人以为火动之极，谁知是水燥之极耶？夫肾中水火，原两相根而不可须臾离者也。阴阳之气彼此相吸而不能脱，阳欲离阴而阴且下吸，阴欲离阳而阳且上吸也。惟醉饱行房，乱其常度，阴阳不能平，于是阳离阴而阳脱，阴离阳而阴脱，两不相援，则阳之离阴甚速，阴之离阳亦速矣。及至阴阳两遗，则水火两绝，魂魄且不能自主，往往有精脱而死者。今精遗而继之血，人尚未死，是精尽而血见，乃阴脱而阳未脱也。使阳已尽脱，外势何能翘然不倒乎？救法急须大补其肾中之水，俾水生以留阳也。然阴脱者，必须用阳药以引阴，而强阳不倒，倘补其阳，则火以济火，必更加燥涸，水且不生，何能引阳哉！不知无阴则阳不得引，而无阳则阴亦不能引也。法宜用九分之阴药，一分之阳药，大剂煎饮，水火无偏胜之虞，阴阳有相合之功矣。方用引阴夺命丹。

引阴夺命丹

熟地八两　**人参**一两　**北五味子**三钱　**沙参**二两　**肉桂**一钱

水煎服。一剂而血止，二剂而阳倒，连服四剂，始有性命。再将前药减十分之七，每日一剂，服一月平复如故。

此方用熟地、沙参以大补其肾中之阴，用人参以急固其未脱之阳，用五味子以敛其耗散之气，用肉桂于纯阴之中，则引入于孤阳之内，令其已离者重合，已失者重归也。倘不多用补阴之药，而止重用人参、肉桂，虽亦能夺命于须臾，然而阳旺阴涸，止可救绝于一时，必不能救燥于五脏，亦旦夕之生而已。

此症用三仙膏亦神。

三仙膏

熟地五两　人参二两　丹皮一两

水煎服。

人有夜不能寐，口中无津，舌上干燥，或开裂纹，或生疮点，人以为火起于心，谁知是燥在于心乎？夫心属火，然而心火无水，则火为未济之火也。既济之火，则火安于心宫；未济之火，则火郁于心内。火郁不宣，则各脏腑之气不敢相通，而津液愈少，不能养心而心益燥矣，何能上润于口舌哉！开裂、生点必至之势也。治法大补其心中之津，则心不燥而口舌自润。然而徒补其津，亦未必大润也。盖心中之液，乃肾内之精也。肾水上交于心，则成既济之火，补肾以生心，乌可缓哉！方用心肾两资汤。

心肾两资汤

人参三钱　**茯神**三钱　**柏子仁**一钱　**炒枣仁**三钱　**麦冬**五钱　**北五味**一钱　**熟地**一两　**丹参**二钱　**沙参**三钱　**山茱萸**三钱　**芡实**三钱　**山药**三钱　**菟丝子**二钱

水煎服。连服十剂，夜卧安而口中生津，诸症尽愈。

此方心肾同治，补火而水足以相济，补水而火足以相生。故不见焦焚之苦，而反获沈渥[3]之欢也。

此症夜清汤亦效。

● 夜清汤

人参　麦冬各一两　甘草一钱　柏子仁　菟丝子各三钱　玄参　炒枣仁各五钱　黄连三分

水煎服。

【词解】

①圊（qīng）：厕所。

②房帏：借指夫妻间的情爱、性爱。

③沈渥（wò）：指优厚的待遇。

痿证门四则

人有胃火熏蒸，日冲肺金，遂至痿弱不能起立，欲嗽不能，欲咳不敢，及至咳嗽又连声不止，肺中大痛，非肺痈之毒，乃肺痿之病也。夫肺之成痿也，由于阳明之火上冲于肺，而肺经津液衰少，不能灭阳明之焰，金从火化，累年积岁，肺叶之间酿成火宅，而清凉之药，不能直入于肺，非杆格清凉之故也。肺既大热，何能下生肾水？水干无以济火，则阳明之炎蒸更甚，自然求救于水谷；而水谷因肺金清肃之令不行，不能化成津液，以上输于肺，则肺之燥益甚；肺燥而肺中津液尽变为涎沫浊唾矣。肺液既干，肺气自怯，所成涎沫浊唾，若难推送而出，此欲嗽之所以不能也。然而涎沫浊唾，终非养肺之物，必须吐出为快，无奈其盘踞于火宅，倘一咳而火必沸腾，胸膈之间必至动痛，此欲咳之所以不敢也。迨忍之又忍至不可忍，而咳嗽涎沫浊唾虽出，而火无水养。上冲于咽喉，不肯遽下，此咳嗽所以又连声而不止也。咳嗽至连声不止，安得不伤损干燥之肺而作痛乎？人见其痿弱不能起立，或用治痿之药，愈伤肺气，奚能起痿。治法宜泻其胃中之火，大补其肺经之气，然又不可徒补其肺中之气，更宜兼补其肾中之水。方用生津起痿汤。

生津起痿汤

麦冬一两　**甘草**二钱　**玄参**一两　**甘菊花**五钱　**熟地**一两　**天门冬**三钱　**天花粉**一钱　**贝母**一钱　**金银花**五钱

水煎服。连服四剂，而咳嗽轻，再服四剂，而咳嗽止，再服十剂，而痿症除矣。

盖阳明之火，本可用大寒之药。然而阳明初起之火，可用大寒；而阳明久旺之火，宜用微寒。因阳明之火，乃胃土中之火，初起可用大寒泻火，以救肾中之水，久旺用微寒散火，所以生胃中之土也。胃火之盛，胃土之衰也，扶其土，即所以泻其火。而胃土自健，自能升腾胃气，化水谷之精微，输津液于肺中也。又加之二冬、甘草、天、贝之类，原能益肺消痰，则肺中更加润泽。得金银花同入，以消除其败浊之毒，则肺金何至再燥乎？加熟地者，以填补肾水，水旺而肺不必去顾肾子之涸，则肺气更安，清肃下行于各府，水生火息，不必治痿而痿自愈也。

此症用紫花饮亦神。

● 紫花饮

麦冬三两　桔梗　甘菊花　薄公英各五钱　生甘草　贝母各二钱　生地一两　紫花地丁三钱

水煎服。

胃火上冲于心，心中烦闷，怔忡惊悸，久则成痿，两足无力，不能动履，此总属胃火之盛，非心火之旺也。夫胃属土，而心属火，心乃生胃，而胃不宜克心。然心火生胃，则心火不炎，胃火熏心，则心火大燥，此害生于恩也。倘徒泻心火，则胃子见心母之寒，益肆其炎氛，愈添心中之燥。必下取于肾水，而肾因胃火之盛，熬干肾水，不能上济于心，火益旺而水益枯，骨中无髓，安得两足之生力乎？治法宜大益其肾中之水，少清其胃中之火，则胃气安而肾水生，自然上交于心也。方用清胃生髓丹。

清胃生髓丹

玄参一两　**麦冬**五钱　**甘菊花**五钱　**熟地**二两　**北五味**二钱　**沙参**五钱

水煎服。十剂即可行步，二十剂怔忡惊悸之病除，又十剂烦闷痿弱之症去，再服十剂全愈。

痿症无不成于阳明之火，然用大寒之药，如石膏、知母之类，虽泻胃火甚速，然而多用必至伤胃，胃伤而脾亦伤，脾伤而肾安得不伤乎？故不若用玄参、甘菊之类，既清其胃火，而又不损其胃土，则胃气自生，能生津液，下必注于肾，而上且灌于心矣。况麦冬、五味以益心，熟地、沙参以滋肾，上下相资，水火既济，痿病岂不愈乎？

此症用石斛玄参汤亦佳。

● 石斛玄参汤

金钗石斛一两　玄参二钱

水煎服。

阳明之火，固结于脾，而不肯解，善用肥甘之物，食后即饥，少不饮食，便觉头红面热，两足乏力，不能行走，人以为阳明胃火之旺，以致成痿，谁知是太阴脾火之盛，以烁干其阴乎？夫痿症皆责之阳明，何以太阴火旺，亦能成痿？盖太阴与阳明为表里，阳明火旺，而太阴之火亦旺矣。二火相合，而搏结于腑脏之间，所用饮食，仅足以供火之消磨，而不能佐水之沈渥。火旺水亏，则肾宫干涸，何能充足于骨中之髓耶？骨既无髓，则骨空无力，何能起立以步履哉！治法益太阴之阴水，以胜其阳明之阳火，则脾胃之中，水火无亢炎之害；而后筋骨之内，髓血有盈满之机也。方用调脾汤。

调脾汤

人参五钱　**玄参**一两　**麦冬**五钱　**甘菊花**五钱　**薏仁**五钱　**金钗石斛**三钱　**芡实**一两　**山药**五钱

水煎服。连服四剂便觉腹不甚饥，再服四剂，火觉少息，再服十剂全愈。

此方补脾胃之土，即所以补其火也。然而火之所以旺者，正坐于土之衰耳。土衰则不生水，而生火矣。今于补土之中，加入玄参、甘菊、石斛微寒之药，则脾胃之火自衰，而脾胃之土自旺，脾胃之士既旺，而脾胃之津自生。于是灌注于五脏之间，转输于两足之内。火下温而不上发，头面无红热之侵，何至胫趾之乏力哉！或曰：火盛易消，以致善饥，似宜用消导之剂，以损脾胃之气，乃不损其有余，而反增益其不足，恐未可为训也。不知脾胃之土，俱不可伤，伤土而火愈旺矣。补阴则阳伏，消食则伤阴。补阴可也，宁必用消导之药哉！

此症用玄母菊英汤亦效。

玄母菊英汤

玄参二两　甘菊花一两　知母三钱　熟地二两

水煎服。

大怒之后，两胁胀满，胸间两旁时常作痛，遂至饭食不思，口渴索饮，久则两腿酸痛，后则遍身亦痛，或痛在两臂之间，或痛在十指之际，痛来时可卧而不可行，足软筋麻，不可行动，人以为痰火之作祟也，谁知是肝经之痿症乎？夫肝经之痿，阳明之火助之也。当其大怒时，损伤肝气，则肝木必燥，木中之火无以自存，必来克脾胃之土。脾阴不受，而胃独受之，胃初自强，不服其克，两相战克，而胸胁所以作痛。后则胃土不敌肝木之旺，乃畏之而不敢斗，亦归附于肝，久之而饮食少用，则不化津液以生肾水，肾无水以养肝，而肝气无非火气，胃亦出其火，以增肝火之焰，肝火之性动，遂往来于经络之内而作痛。倘更加色欲，则精泄之后，无水制火，自然足软筋麻，呻吟于卧榻之上，而不可行动也。治法必须平肝，而并泻阳明之火，惟是阳明久为肝木之克，则阳明之经必虚，若再加泻火，胃气乌能不伤？必须泻阳明之火，仍不损阳明之气为得也。方用伐木汤。

伐木汤

炒栀子三钱　**白芍**一两　**当归**五钱　**甘菊花**五钱　**女贞子**五钱　**地骨皮**三钱　**丹皮**三钱　**青黛**三钱　**金钗石斛**三钱

水煎服。连服四剂，而诸痛除，再服四剂，口思饮食，再服十剂全愈。

此方泻肝火以平肝气，然而阳明胃火，未尝不同治之。胃气不伤而胃火自息，饮食进而津液生，肾水足而骨髓裕，不须止痛而痛自失，毋烦治痿而痿自起矣。

此症用二石汤亦佳。

二石汤

白芍一两　熟地三两　金钗石斛　牛膝各五钱　石膏三钱

水煎服。

消渴门二则

消渴之病，有气喘痰嗽，面红虚浮，口舌腐烂，咽喉肿痛，得水则解，每日饮水约得一斗，人以为上消之病也，谁知是肺消之症乎？夫肺属金，金宜清肃，何火炽如此？盖心火刑之也。肺为心火所刑，则肺金干燥，又因肾水之虚，欲下顾肾，肺气既燥，肺中津液自顾不遑，安得余津以下润夫肾乎？肺既无内水以润肾，乃索外水以济之。然救其本宫之火炎，而终不能益肾中之真水，肾又不受外水，而与膀胱为表里，即将外水传于膀胱，故饮水而即溲也。治法似宜泻心中之火，以救肺金之热矣。然而肺因火热发渴，日饮外水，则水停心下者有之。水日侵心，则心火留于肺而不归，心中已成虚寒之窟，是寒凉之药，反为心之所恶。且寒凉之药，不能上存，势必下趋于脾胃。夫肺火之盛而不解者，正苦于脾胃之虚，土不能生金之故。苟再用寒凉，必至损伤脾胃之气，肺金何以养哉！必须仍治肺金，少加补土之味，则土旺而肺气自生，清肃之令行，而口渴自止。方用清上止消丹。

清上止消丹

麦冬二两　**天冬**一两　**人参**三钱　**生地**五钱　**茯苓**五钱　**金银花**一两

水煎服。十剂渴尽减，二十剂全愈。

此方重治肺，而轻治胃与脾。治肺而不损金，清火而不伤土。土生金而金生水，又何疑乎？惟方中加入金银花者，火刑金而多饮凉水，则寒热相击，热虽暂解于片刻，而毒必留积于平时，用清金之药，以解其热，不能解其毒也。与其日后毒发而用散毒之品，何若乘解热之时，即兼解其毒，先杜其患哉！况金银花不特解毒，且善滋阴，一味而两用之也。

此症用二冬苓车汤亦效。

二冬苓车汤

麦冬三两　天冬一两　茯苓五钱　车前子三钱

水煎服。

消渴之病，大渴恣饮，一饮数十碗，始觉胃中少快，否则胸中嘈杂如虫上钻，易于饥饿，得食渴减，不食渴尤甚，人以为中消之病也，谁知是胃消之病乎？胃消之病，大约成于膏粱之人者居多。燔熬烹炙之物，肥甘醇厚之味，过于贪饕①，酿成内热，津液干涸，不得不求济于外水，水入胃中，不能游溢精气，上输于肺，而肺又因胃火之炽，不能通调水道，于是合内外之水建瓴而下，饮一溲二，不但外水难化，且平日素酝，水精竭绝，而尽输于下，较暴注、暴泄为尤甚，此竭泽之火，不尽不止也。使肾水未亏，尚可制火，无如膏粱之人，肾水未有不素乏者也，保火之不烁干足矣，安望肾水之救援乎？内水既不可制，势必求外水之相济，而外水又不可以济也，于是思食以济之。食入胃中，止可解火于须臾，终不能生水于旦夕，不得不仍求水以救渴矣。治法宜少泻其胃中之火，而大补其肾中之水，肾水生而胃火息，肾有水，而关门不开，胃火何从而沸腾哉！方用闭关止渴汤。

闭关止渴汤

石膏五钱　**玄参**二两　**麦冬**二两　**熟地**二两　**青蒿**五钱

水煎服。二剂而渴减，四剂而食减，十剂消渴尽除，二十剂全愈。

此方少用石膏、青蒿以止胃火，多用玄参、熟地以填肾水，重用麦门冬以益肺气，未尝闭胃之关门也。然而胃火之开，由于肾水之开；肾水之开，由于肾火之动也；而肾火之动，又由于肾水之乏也。今补其肾水，则水旺而肾火无飞动之机，火静而肾水无沸腾之患。肾水既安守于肾宅，而胃火何能独开于胃关哉！此不闭之闭，真神于闭也。

此症用止消汤亦效。

止消汤

石膏　人参　茯神各五钱　玄参一两　生地二两　知母　麦芽　谷芽　神曲各三钱

水煎服。

【词解】

①贪饕（tāo）：贪吃，嘴馋。

卷之七

痉痓门五则

感湿热之气，忽又伤风，口噤不能言，项背几几，脚手挛急，角弓反张，人以为太阳之伤寒也，谁知是太阳之痉病乎？夫痉病亦有三阳三阴之殊，亦能传经，与伤寒之症无异，但伤寒单伤于风，而痉病则合湿热而成之也。似乎治伤寒可单治风而无难，痉病宜兼治湿热而不易也。谁知邪之所凑，其气必虚，一邪相犯已是正气之亏，况三邪之同犯乎？补正以祛邪，治痉无难速愈。或谓一邪相犯，尚须祛邪为先，三邪并犯，则邪气弥漫，非用祛邪之药，安能济哉！不知一邪之犯，其力专；众邪之犯，其势散。力专者宜攻，势散者可补。于补之中，而行其攻之法，何不济之有？无如其症同于伤寒，不可骤用补也，所以杀人。苟知可补之法，分症以治之，实易易也。如此症见太阳之征，不可径治太阳之邪，宜补太阳之正，太阳之正气旺，而风湿热之邪不必攻而自散矣。方用五苓散加减治之。

加减五苓散

白术一两　**茯苓**一两　**泽泻**三钱　**猪苓**一钱　**羌活**五分　**桂枝**三分

水煎服。一剂而角弓反张之疾定，二剂而口不噤，脚手不挛急也，三剂诸症尽痊。

五苓散专利膀胱之水。三邪之中，至难去者，湿耳。先利其湿，则火随水泄，而风邪无党矣。故少用羌活、桂枝以祛风，则风自易解。况五苓散亦非单利湿之药也，其白术、茯苓原能健脾生胃，今多加为君，则补重而利轻，所以能健功之速。倘少少用之，则攻多于补，反无益矣。

此症用桂苓薏羌汤亦效。

● **桂苓薏羌汤**

茯苓一两　羌活二钱　薏仁一两　桂枝三分

水煎服。

感湿热之气，又感风邪，颈项强直，一目或左右视，手足搐搦，人以为少阳之伤寒也，谁知是少阳之痉病乎？夫少阳居于半表半里之间，其势将欲入肝也，而尚留于阳明，故三邪同感，目所以左右视，亦现证于二者之间耳。手足搐搦者，风性动而湿性静，两相违背，风欲动而湿挽之；湿欲静而风激之，热邪又从中冲击，此搐搦之所以起也。搐搦不已，又风引而上行，于是颈项不利，而湿气留中，遂至强直不摇矣。治法必须和少阳之正气，少用散邪之品，易于解纷也。方用小柴胡汤加减治之。

加减小柴胡汤

柴胡二钱　**白芍**五钱　**当归**三钱　**茯苓**五钱　**黄芩**一钱　**甘草**一钱

水煎服。一剂病减，再剂病全愈。

小柴胡汤和少阳之圣药也。今又加入白芍、当归以补其肝中之气，使肝旺而邪不敢遁于肝。加茯苓五钱以健胃而利湿，则邪不敢回于胃。茯苓且同柴胡以祛风热，引之而共入于膀胱，尤易下走，此又法之至神者也。

此症用龙车散亦效。

● **龙车散**

柴胡　甘草各一钱　白芍　茯苓各五钱　车前子三钱　龙胆草五分

水煎服。

感湿热之气，复感风邪，手足牵引，肉瞤[①]胸胀，低头视下，肘膝相构，人以为阳明之伤寒也，谁知是阳明之痉症乎？夫阳明胃土也，风入于胃，必变为热。况原感热气，则热以济热，宜至发汗亡阳，何肉瞤胸胀而不发狂，手足牵引而不出汗？反低头视下，无登高而呼之症，肘膝相构，无弃衣而走之痾，正以湿邪混之也。盖阳明之火，最恶者燥耳。今有湿气在胃，虽侮胃中之土，亦益胃中之燥，即发汗而不至亡阳发狂之祸也。若妄用风药以散其表，必至汗出而不可止。仲景张夫子曾用大承气汤以下其邪，然而脾旺者，尚不致损伤脾气，否则下之亡阴，恐有意外之虞也。然则风湿热既同入于胃中，则治法不可不治胃，而又不可伤胃也。方用全阴救胃汤。

全阴救胃汤

玄参五钱　**茯苓**五钱　**桃仁**一钱　**葛根**一钱　**人参**一钱　**麦冬**五钱

水煎服。一剂病半痊，二剂病全愈。

方中资胃中之阴，而不损其胃中之气。玄参去热，葛根去风，茯苓去湿，三邪皆去，而又得人参以生胃，麦冬以生肺，则桃仁不亦可以已乎？不知桃仁最动之味，三邪并入于胃中，而补药多于攻药，则邪得补，而反流连不去，加入桃仁性急之物，补既不滞，而攻亦不缓，始能相济以有成也。

此症用二苓槐膏汤亦妙。

二苓槐膏汤

石膏　猪苓　槐米各三钱　茯苓五钱　防己五分　黄芩一钱

水煎服。

感湿热之气，复感风邪，发热腹痛，肌肉颤动，四肢坚急，人以为太阴之伤寒也，谁知是太阴之痉症乎？太阴者，脾经也，脾土，湿土也。湿土何堪湿邪之再犯乎？湿入于脾，最难分消。湿邪去而湿之根尚在，一再感湿，仍如前湿之病矣。况加热以发其炎蒸，加风以生其波浪，自然中州反乱，而四境骚然，坚急之势成，颤动之形兆，倘用安土之品，则土旺而水无泛滥之虞，水干而土无郁勃之气，风即欲作祟，而平成既奏，亦可以解愠矣。无如世人动辄言下，讵识下多亡阴，无阴以灌注于五脏七腑、胸腹手足，何所资以为养哉！势必坚急颤动，有亡阴而死者矣。方用安土散。

安土散

白术一两　**茯苓**五钱　**车前子**三钱　**薏仁**五钱　**赤小豆**一钱　**通草**一钱　**柴胡**五分　**石斛**三钱

水煎服。

此方以利水之药为君，仍是健脾之药。盖土旺自能制水，况又有利之者乎？此症原是湿邪之难治，单去攻湿，而风与热邪自易吹散，所谓攻邪必攻其坚也。譬如大敌在前，满山遍野俱是贼党，倘止从偏旁掠阵，则贼且全营俱来死斗，反至败衄，不若竟攻中坚，突围直入，捣擒巨魁[②]，则余氛不战而自遁。痉病之重治湿邪，亦正此意，可借敌而作鉴也。

此症用薏术定痉汤亦效。

● **薏术定痉汤**

白术一两　薏仁　芡实各五钱　柴胡　知母　甘草　天花粉各一钱　神曲二钱

水煎服。

感湿热又且感风，遂成痫瘛[③]，身蜷足弯，不能俯仰，人以为少阴之伤寒也，谁知是少阴之痉病乎？夫少阴者，足少阴肾也。肾宜热不宜寒，宜湿不宜燥，何以痉病有湿有热，反成痫瘛蜷弯不能俯仰之症耶？不知肾最恶风，而喜热者，喜真火之生，非喜邪火之克也，喜真水之养，非喜邪水之伤也。盖邪火助燥，邪水增湿耳。既有二邪入于肾中，又益之以风，安能无痫瘛蜷弯不能俯仰之苦哉！然其治法仍须治湿热，少佐以祛风为得也。方用助肾辟邪丹。

助肾辟邪丹

茯苓五钱　**薏仁**五钱　**防己**一钱　**豨莶草**一钱　**玄参**三钱

水煎服。

此方用防己以治肾中之风，用薏仁、茯苓以去肾中之湿，用玄参、豨莶草以治肾中之热。是风热湿三者均治，何病之不可去哉？夫肾宜补而不宜泻，今去风、去湿、去热，得非泻肾之药乎？然而薏仁、茯苓虽利湿而不损其阴，防己虽去风而不伤其气，玄参、豨莶草虽去火而不灭其光，非泻肾而仍是补肾，若单泻而不补则误矣。

此症用散痉汤亦佳。

● **散痉汤**

防己一钱　白术一两　泽泻　豨莶草　炒黑荆芥各二钱　薏仁三钱

水煎服。

【词解】

①肉瞤（rún）：肌肉跳动。

②巨魁：首领，大头头。

③痫瘛：指痫病抽搐。

汗症门一则

人有大病之后，无过而遍身出汗，日以为常，人以为内热发汗也，谁知是阳气之虚，外泄而腠理不能自闭乎？大病之后，气血大亏，气不能入于血之中，血必至逼其气于肤之外，使肺金清肃之令行，则气虽欲越出于皮毛，而腠理未疏，何能外泄？惟大病之后，必先损其肺，肺先无自主之权，安能禁其气之不固哉！气不固，而汗乃气之所化，汗随气泄，遍体出汗淋漓，又无内邪之散，有不散尽其真气者乎？似乎较亡阳之症相同，然而亡阳之症身丧于顷刻，自汗之病不至遽殒于须臾，其故何也？盖亡阳之症，乃热邪驱之；自汗之症，乃阴虚促之也。阳病暴而阴病缓，阳暴难于救援，阴缓易于调剂。治法自当以补气为主，而补气之中，兼以补阴，则阴能摄阳，汗不止而自止矣。方用摄阳汤。

摄阳汤

人参一两　**黄芪**一两　**白芍**五钱　**麦冬**五钱　**北五味**一钱　**山茱萸**三钱　**熟地**一两

水煎服。二剂汗少止，四剂汗大止，十剂全愈。

此方用参、芪以大补其气。气足则肺气有养，皮毛自固。益之麦冬、五味则肺金不特自足以卫外，兼可以分润于肾水。犹恐汗出太多，必损耗真阴，更加熟地、山茱以益精，使肺金不必又来下生肾水，则肺气旺而皮毛益固矣。增入白芍一味以收敛肝气，则肝木自平，使肺金无仇家之相逼，则肺气安然，自能行其清肃之气，而下输于膀胱，则上下之气舒，而心中生液，不来克肺，则肺金有权得以自主，安肯听汗之自出哉！此摄阳之妙法也。倘贫穷之人无力买参，岂忍视死不救。前方之中倍加黄芪二两，增入防风五分，同前药煎服，功未尝不同，但必须多服数十剂也。

此症用敛汗汤甚妙。

敛汗汤

黄芪一两　麦冬五钱　北五味二钱　桑叶十四片

水煎服。

五瘅门四则

谷瘅[①]之症，胸中易饥，食则难饱，多用饮食则发烦，头眩、小便艰涩，身如黄金之色，此是胃中虚热之故，非胃中之湿热也。人身脾胃属土，脾阴土也，而用则阳；胃阳土也，而用则阴。脾胃和同，则刚柔并济，通调水道，易于分消。惟七情伤损于内，则阴阳不相和合，胃无阴以和阳，则热聚而消谷；脾无阳以和阴，则寒聚而积水，两相搏激，故昏眩、烦闷生焉。于是所食之水谷，不变为精华之清气，而反蒸为腐败之浊气矣。浊气下降者也，浊气下流于膀胱，膀胱受胃之热，气化不行，小便闭塞，水即走于阴器，而热散走于皮肤，故一身发黄也。治法升胃中之清气，以分利其膀胱，则清升而浊易降，水利而热易消。方用分浊散。

分浊散

茯苓一两　**车前子**三钱　**猪苓**三钱　**茵陈**一钱　**栀子**三钱

水煎服。一剂水少利，二剂湿乃退，十剂全愈。

方中以茯苓为君者，利水而不伤胃气。胃气不伤，而后佐之去热消湿之品，则胃无火亢之忧，自然脾无水郁之害。倘不早治，而水湿之气，流入于肾，则肾被其伤，必至腹满成蛊，不可治矣。

此症用茵陈苓术汤亦效。

● **茵陈苓术汤**

茵陈三钱　茯苓　白术　薏仁各五钱　知母一钱

水煎服。

酒疸[②]之症，心中时时懊侬，热不能食，尝欲呕吐，胸腹作满，然清言了了，人以为酒食作疸也，然而酒湿之成疸，由于内伤饥饱劳役也。夫人之善饮者，由于胆气之旺也。夫胆非容酒之物，而能渗酒，酒经胆气之渗，则酒化为水，入于膀胱而下泄矣。惟其内伤于饥饱劳役，则五脏受损，脏损而腑亦损矣。五脏六腑俱已受损，宁胆气之独旺乎？胆气即衰，则饮酒力不能渗。无如人之纵饮如故，则酒多而渗亦多，更伤胆气。胆损不能渗酒，酒必留于脾胃之间；而脾胃不及从前之旺，则酒肉不能受，传之膀胱，而膀胱又不及从前之健，则水入不能消。下既不行，必返而上吐，而下泄又艰，中州又不可久留，于是湿热之气，蕴隆冲膈，懊侬而发于心。由是遍渍周身，分布四体，尽发为黄也。夫心至懊侬，其心神之昏乱可知，何又能清言了了耶？不知酒气熏蒸于一时，则见懊侬。懊侬者，欲痛不痛之状，非心中之神，至于妄乱不宁也。治法宜解其酒之毒，而兼壮其胆。胆气旺而酒气自消，酒气消而水气自泄，水气泄而黄自解矣。方用旺胆消酒汤。

旺胆消酒汤

柞木枝三钱　**山栀子**三钱　**桑白皮**三钱　**白茯苓**三钱　**白芍药**一两　**竹叶**一百片　**泽泻**二钱

水煎服。二剂而膀胱利，四剂而黄色轻，八剂全愈。

夫柞木专能消酒毒于无形，酒毒既消，则拔本塞源矣。至助胆之药，舍白芍、山栀无他味也。其余之药，不过分消湿热之气。世不知治法，或吐或下，皆操刀而杀之也，可不慎哉！

此症用郁李归芍汤亦效。

● **郁李归芍汤**

白芍一两　当归　茯苓各五钱　郁李仁五分　甘草三分　黄连五分　车前子二钱

水煎服。

女劳之疸[3]，其症肾气虚损，四肢酸痛，夜梦惊恐，精神困倦，饮食无味，举动乏力，心腹胀满，脚膝痿缓，房室不举，股内湿痒，水道涩痛，时有余沥，小腹满身尽黄，额上黑，人以为黄疸之症，谁知因女色而成者乎？夫人室久战，相火充其力也，相火衰则不能久战矣。火衰而勉强入房，则泄精必多，火随水散，热变为寒矣。人身水火，不可少者也。水衰则不能制火，而火易动；火衰则不能利水，而水易留，顾水留宜可以制火矣。然而所留之水，乃外水而非内水也，内水可以制火而成液，外水不能消火而成瘅。故女劳之疸，仍是湿热而结于精窍之间，非血瘀而闭于骨髓之内也。倘用抵当汤水蛭之类，以峻攻其瘀血，或用矾石散硝石之品，以荡涤其微阴，则促之立亡矣。治法宜补肾中之气，而不可有助火之失；宜利膀胱之水，而不可有亡阴之愆。当缓以图功，不当责以近效也。方用减黄丹治之。

减黄丹

白茯苓五钱　**山药**五钱　**人参**三分　**白术**一钱　**芡实**五钱　**薏仁**五钱　**菟丝子**三钱　**车前子**一钱　**生枣仁**一钱

水煎服。十剂黄疸减，又十剂黄疸更减，又十剂全愈。再服三十剂可无性命之忧。

女劳疸最难治，人生此病，未有不死者。苟存坚忍之心，绝欲慎疾，信服前汤，无不生者。盖此丹固本以救伤，并不逐邪以泻瘀，肾气日健，而黄色日减矣。或疑女劳之疸成于肾之无火，似当补火，不知疸虽成于无火，今病久阴耗，若补火则恐烁阴，不特无益而反害之矣。

此症用豨莶杜术汤亦效。

● 豨莶杜术汤

白术二两　杜仲五钱　茯苓五钱　车前子三钱　豨莶五钱　山药一两

水煎服。

肺疸[4]之症，鼻塞不通，头面俱黄，口淡咽干，小水不利，人以为黄疸之症，谁知实由于肺气之虚耶？肺金气旺，则清肃之令下行于膀胱，凡有湿热尽从膀胱下泄，则小水大行，何湿能存？

水既直泻，则热亦难留。惟其肺气先虚，而后湿热郁蒸于胸膈之间，致肺燥而失其清肃之令，水气遂乘其燥而相入，燥与湿合而成热，湿热相留欲分入膀胱，而膀胱不受，欲走于皮毛之窍，而腠理未疏，不能越行于外，遂变现黄色于皮肤也。治法宜宣通肺气，健其脾胃之土。盖因肺气闭于上，而后水气塞于下，使肺气上通则水且下降，况重补其脾胃以生肺乎？此治肺疸必宜宣扬夫肺气也。方用扬肺利湿汤。

扬肺利湿汤

桔梗三钱　**天花粉**二钱　**白术**五钱　**茯苓**五钱　**桑白皮**三钱　**茵陈**三钱　**猪苓**二钱　**黄芩**五分

水煎服。一剂鼻塞通，二剂咽干润，三剂口淡除，四剂小水大利，十剂头面之黄尽散矣。

此方开腠理而生津液，则肺金有润燥之功。合之茯苓、茵陈、花粉、白术则土气大旺，金气亦扬，清肃令行，而膀胱之壅热立通，小便利而黄色乌能独存哉！

此症亦可用通气饮。

通气饮

桔梗二钱　紫菀二钱　白术五钱　茯苓五钱　甘草三分　茵陈一钱　益智仁三粒　贝母二钱

水煎服。

【词解】

①谷瘅（dān）：即谷疸，病名，五疸之一。因饥饱失宜，湿热熏蒸所致黄疸症。语出《金匮要略》。

②酒疸：病名，五疸之一。多因饮酒无度引起的黄疸症。语出《金匮要略》。

③女劳之疸：病名，五疸之一。临床上是以身黄，额上黑，微汗出，手足心热，薄暮即发，膀胱急，小便自利为特征的。因系房事伤肾，肾精亏损所致，所以名为“女劳疸”。语出《金匮要略》。

④肺疸：病名，九疸之一。多因饮食过度，醉酒劳伤，脾胃有瘀热所致。症见身面皆黄，饮少而小便多。《外台秘要》卷四列九疸为胃疸、心疸、肾疸、脾疸、肺疸、舌疸、肉疸、髓疸、肝疸。

大泻门三则

人有饥渴思饮食，饮食下腹便觉饱闷。必大泻后快，或早或晚，一昼夜数次以为常，面色黄瘦，肢肉减削，此非胃气之虚，乃脾气之困也。夫脾与胃宜分讲也，能消不能食者，胃气之虚，由于心包之冷也；能食不能消者，脾气之困，由于命门之寒也。今饥渴思饮食，食后反饱，饮后反闷，是胃能纳，而脾不能受也。但脾不能受，何至大泻后快？盖脾乃湿土，既无温暖之气，又受水谷，则湿以助湿，惟恐久留以害土，情愿速传之为快。譬如黄河之水，入于中州，既无高山峻岭以为防，又少深池大泽以为蓄，水过之处，土松水泛，易于冲决，其波涛汹涌，连泥带水，一泻千里，不可止遏，亦其势然也。日积月累，非断岸之摧崩，即长堤之迁徙也。脾正中州之土，其大泻之状，正复相同。治法不宜治胃，而宜治脾；不宜单治脾，兼宜治肾中之火。方用奠土汤。

奠土汤

白术一两　**茯苓**一两　**砂仁**五分　**山药**一两　**人参**五钱　**萝卜子**二钱　**附子**三分　**半夏**一钱　**破故纸**一钱

水煎服。

此方白术、茯苓、人参皆健脾之圣药，附子、破故纸助命门之神品，山药补肾之奇味，砂仁、半夏醒脾之灵丹，而萝卜子又厘清浊之妙剂也。一二服便能止，泻止不必多用。然多用亦无妨碍，自能回阳于既危，生阴于将绝。

此症用加味四君汤亦效。

加味四君汤

人参　小茴香各三钱　白术　山药各一两　肉桂一钱　萝卜子一钱　甘草一钱　肉豆蔻一枚　茯苓五钱

水煎服。

人有长年作泻，五更时必痛泻二三次，重则五六次，至日间又不作泻，人以为脾胃之虚寒，谁知是肾与命门之虚寒乎？此等之病亦从脾胃虚寒而起，乃久泻亡阴，脾传入肾。苟肾中之火不衰，脾即传肾，久之而肾仍传于脾而自愈。惟其命门火衰，不能蒸腐水谷，脾遂传水湿之气于肾而不返矣。五更乃亥子之时也，其位在北，正肾水主令之时。水寒而火不能温，水乃大泻，此泻即《内经》所谓大瘕泻也。用止水之剂，反不能止，必须用补水之味，使亡阴者速生。尤须于补阴之中，兼补其火，则阳旺始能摄阴也。方用填坎汤。

填坎汤

山茱萸一两　**茯苓**一两　**巴戟天**五钱　**肉桂**三钱　**车前子**三钱　**北五味**三钱　**人参**三钱　**芡实**一两　**白术**二两

水煎服。一剂泻轻，再剂泻又轻，连服十剂，断不再泻。

此方脾肾兼补，又是分水止泻之药，则湿气自解。况得肉桂以温命门之气，则膀胱易于化水，宁复走大肠而作泻哉！

此症用五神丹亦佳。

五神丹

熟地二两　山萸一两　五味子二钱　破故纸　肉桂各二钱

水煎服。

人有腹中大痛，手不可按，一时大泻，饮食下喉即出，完谷不化，势如奔马，不可止抑，顷刻之间，泻数十次，一日一夜约至百次，死亡呼吸，此肝经风木挟邪而大泻也。其病得之夏日贪凉，向风坐卧，将暑热之气遏抑不宣，藏于脾胃之内。一过秋天，凉风透入，以克肝木，而肝木之风，郁而不舒，乃下克脾胃。而脾胃之热，遂与风战，将腹中所有之水谷尽驱而直下，必欲无留一丝以为快，故腹中作痛，其势甚急。脾胃欲止而风不肯止，脾胃欲闭而热不可闭，下焦之关门大开，上焦之关门难阖，所以食甫下喉，不及传化而即泻也。治法必须急救其脾胃之气，而后因势利导之。然非多用药饵，星速补救，则王道迟迟，鲜不立亡矣。方用逆挽汤。

逆挽汤

人参一两　**茯苓**二两　**大黄**一两　**黄连**三钱　**栀子**三钱　**甘草**三钱

水煎服。一剂腹痛除，泻亦顿止。

此方用人参以固其脾胃之气，则气不至于骤脱，然最奇在用大黄也。盖此泻乃火留于肠胃，非用大黄迅逐，则火不遽散，水不尽流。然徒用大黄不用黄连、栀子，则火邪甚炽，盘踞于断涧曲溪，未必骤涸。三味并用，则大小河渠，无不尽行启泄。然分消无法，则壅塞阻滞亦未可知。益之茯苓以分清浊，且是健脾开胃之药，则土气既坚，自无冲决之患。更虑过于迅逐，邪去虽速，未免伤损肠阴，又佐甘草之和缓，以调剂于迟速之间，使人参易于生气，所谓剿抚并用，无激而死斗之虞，自然风浪息平，水归故道，平成立奏也。

此症用参连汤亦效。

参连汤

人参　茯苓各一两　白芍二两　黄连三钱　甘草一钱

水煎服，愈。

痢疾门四则

人有夏秋之间，腹痛作泻，变为痢疾，宛如鱼冻，久则红白相间，此是肝克脾土也。盖夏秋之间，寒热必然相杂，肝遇凉风，则木气不舒，上不能宣，必至下克。而脾胃之中受三夏暑热，欺肝木凋零，乃与肝木相争。肝木激而成怒，克土更甚。脾胃之土伤，难容水谷，遂腹痛而作泻矣。泻久而糟粕已尽，脾乃传肝木之气于肾，而肾见其子之气，乃相助而作恶，忘其自损母气也。红白相间者，肝不藏血而红见，肾不藏精而白见也。惟是肝内之血无多，肾中之精有限，何以能绸缪不断，如水之倾，如泉之涌也，不知六腑畏肝木之横，五脏助肾之困，交相成之也。治法急平其肝气之怒，少佐祛秽之药，则肝气不降而肾气顿收，不必止痢，脾胃之土自安。脾胃既安，何惧痢之有？方用平肝止痢汤。

平肝止痢汤

白芍一两　**当归**五钱　**栀子**二钱　**枳壳**一钱　**车前子**二钱　**甘草**一钱

水煎服。一剂痢轻，再剂痢又轻，三剂全愈。

此方全不去治痢，但去平肝而痢自止。盖痢之来也，始于肝；痢之成也，本于肾。平肝则肝气平，肝平而肾气亦平。肝肾之气平，而脾胃乌有不平者乎？今人但去治脾胃也，所以痢不能遽止耳。

此症用和腹汤亦可。

和腹汤

白芍一两　当归五钱　枳壳三钱　广木香二钱　甘草一钱

水煎服。

人有夏秋之间，先泻后痢，腹中疼痛，后重之极，不痢不可，欲痢不得，口渴饮水，小便艰涩，小肠作胀，人以为火邪之重也，谁知是湿热之盛乎？盖夏伤于热，必饮水过多，热虽解于一时，湿每留于肠胃，迨至秋天，寒风袭于皮毛，热必秘于脏腑，于是热欲外泄而不能，热不得不与湿相合。然而湿与热非好相识也，相合相争，而疼痛生矣，热欲下出，湿欲相留，彼此牵掣于大肠之间，而后重现矣。热欲出而不得出，则热必上焚，不得不求救于水。然而湿留于下焦，而火则忌水也，使水不能传入于膀胱，水火战斗，仍从大肠而出，此小腹之所以发胀耳。治法分解其湿热，俾浊者趋于大肠，清者入于小肠，不必用涩药以止痢也。方用分解湿热汤。

分解湿热汤

车前子一两　**厚朴**三钱　**黄连**一钱　**甘草**一钱　**枳壳**一钱　**槟榔**一钱　**滑石末**三钱

水煎服。一剂后重除，二剂疼胀止，三剂口渴解，痢亦全愈。

此方用车前以利水，用黄连以清热，用厚朴以分清浊，余则止秽去滞，调和于邪正之间，以解纷争也。君、相、佐、使既用之攸宜，安有不取效之捷哉！

此症用二黄汤亦神效。

● **二黄汤**

泽泻二钱　车前子五钱　大黄　槟榔　滑石各二钱　黄连一钱　甘草五分

水煎服。二剂愈。

人有湿热作痢，大渴引饮，饮后又不甚快，心中懊侬，小便不利，红白相间，似脓非脓，似血非血，此是火热未解之故也。夫湿热之极，始成痢疾，但其中有湿轻热重，热轻湿重之分耳。如此等之痢，明是湿热两重之症，单消水则热存而水难降，单清火则湿在而火难除，必须两泻之，热与湿俱不能独存也。然而泻热必致伤阳，泻湿必致伤阴。治法必于补阴之中，佐以泻热湿之剂，则阴既不亏，阳亦无害。夫泻之既能损伤阴阳，则补阴亦宜补阳矣，何仅补其阴，即能不伤其阳也？不知阴阳原两相根也。泻热之药，仍走于大肠之内，虽损其阳，仍损其阴也。今补其阴，则阴不伤矣，何害于阳乎？此补阴之所以不必再补阳耳。方用滋阴止痢丹。

滋阴止痢丹

白芍一两　**当归**一两　**大黄**三钱　**车前子**五钱　**槟榔**二钱　**萝卜子**三钱

水煎服。一剂脓血减，二剂懊侬除，三剂口渴解，而痢亦顿止矣。

此方奇在大黄与萝卜子并用，逐瘀秽实神，分清浊甚速，用之于白芍、当归之内，补以行攻，有攻之益，无攻之失也。

此症用通快饮亦佳。

● **通快饮**

黄连　茯苓各三钱　白芍一两　黄芩　车前子　枳壳各二钱　厚朴一钱

水煎服。

人有湿热之极，腹痛作痢，上吐不食，下痢不止，至勺水难饮，胸中闷乱，人以为噤口之痢[1]也，谁知是胃中湿热之毒乎？夫痢宜下行，下利宜也，何以上吐而不能入乎？此盖胃中之火，得湿而蕴结不宣，一旦作痢，本欲下行，乃投之以饮食，则火反上炽而不降，以致胃口闭塞，而成噤口也。然而胃火之盛者，由于心火之旺，心火最恶湿，一得湿则火郁而不通，则停住于胃口。胃中之火，愈增其熏蒸之气，二火相合，则热之势固结而不散，湿亦停住于肠胃之内，胸中交战，安得不闷乱乎？治法必须开郁火之门，而门不能易开，必须引火开门之为捷耳。方用引胃汤。

引胃汤

人参一钱　**黄连**三钱　**吴茱萸**三分　**菖蒲**三分

各为细末，滚水调入于茯苓末中，大约茯苓须用五钱，一匙一匙调如稀糊者咽之。初时咽下必吐，吐后仍咽，药一受则不吐矣。即将前药服完，上下俱开门矣。然后用靖乱汤。

靖乱汤

白芍一两　**车前子**五钱　**黄连**一钱　**甘草**一钱　**枳壳**一钱　**木通**一钱　**广木香**五分　**茯苓**三钱

水煎服。二剂痢止，不必三服也。

前用引胃汤者，以心火喜燥。黄连虽寒，然其性正燥也。以燥投燥原非所恶，况吴茱萸性热而燥，以火入火，同性岂有扞格之虞？况入之人参、菖蒲之中乎？盖胃中之火乃邪火，而心中之火实正火也。居于邪正之间、非得正人君子之药，则邪不能散于顷刻，非得导引之使，则心火不能返于故宫。况胃气之闭，正胃气之虚也。人参补胃气之圣药，胃虚逢补，不啻如饥者之得食，关一开而良将勇士夺门而入，邪自惊走矣。后用靖乱汤者，譬如以计夺门，若后无大兵相继，则敌且欺寡不敌众，未必不狭巷而战，死斗而不肯遁，今又以利水、逐秽、平肝之药济之，是前锋既勇于斩关，而后队又善于荡寇，安得不成功哉！

此症用启关散亦效。

● 启关散

黄连　人参　茯苓各二钱　木香三分　吴茱萸五分

水煎服。缓饮之，随饮即愈。

【词解】

①噤口之痢：指呕吐而不能进食的痢疾。

癥瘕门三则

人有肝气甚郁，结成气块，在左胁之下，左腹之上，动则痛，静则宁，岁月既久，日渐壮大，面色黄槁，吞酸吐痰，时无休歇，人以为痞块也，谁知木郁而成癥瘕[1]乎？夫肝木之性，最喜飞扬，不喜闭滞。肝气一郁，必下克脾胃。脾胃受克，则气不能畅行于脏腑，遇肝之部位，必致阻滞而不行，日积月累，无形化为有形，非血积而成瘕，必食积为癥也。治法舒其肝中之郁，助其脾胃之气，则有形仍化为无形矣。倘见有形，误认为食与血，妄用消食败血之剂，则脾胃之气大伤，而肝之郁仍不能解，势必其形愈大，往往有致死不悟者，不重可悲乎？方用平肝消瘕汤治之。

平肝消瘕汤

白芍一两　**当归**五钱　**白术**一两　**柴胡**一钱　**鳖甲**三钱　**神曲**一钱　**山楂**一钱　**枳壳**一钱　**半夏**一钱

水煎服。四剂块小，又有四剂而块又小，十剂块全消矣。

此方全去平肝以解郁。郁气一舒，不来克脾胃之土，则土气自安。加白术以健脾开胃，则脾胃气旺，不畏肝气之克，则气自通，肝何阻滞之有？况用鳖甲、山楂皆是攻坚去秽之神药，何至有郁闷不舒哉！

此症用化痞膏外治亦可。

● 化痞膏

大黄五钱　人参三钱　白术五钱　枳实三钱　丹皮二钱　鳖甲一两　神

曲一两　山楂五钱　麦芽五钱　厚朴三钱　当归一两　白芍一两　使君子肉三钱　两头尖二钱　蒲公英一两　金银花一两　生甘草二钱　槟榔二钱　防风一钱　川乌一个　香油三斤

锅熬以上药，煎数沸，用白布将药渣漉出，再煎，油滴水成珠，然后再入后药末：

薄荷叶二钱　乳香　没药各五钱　麝香一钱　赤石脂二两　冰片二钱　阿魏三钱　血竭三钱

各为末，入油内再煎，又入炒过、水飞过黄丹末一斤，收之成膏矣。贴痞块，止消一个即消。其膏药须摊得厚，不可大也。

人有脾气虚寒，又食寒物，结于小腹之闲，久不能消，遂成硬块，已而能动，人以为癥结而生瘕也，谁知是命门火衰不能化物乎？夫脾乃湿土，必藉命门之火熏蒸。倘命门火衰，则釜底无薪，何以蒸腐水谷哉！譬如阳和之地，有太阳之照，则万物发育。处于阴寒幽冷之区，则草木萎槁，安得有萌芽之达耶？又譬如淤泥湿田，非遇烈日炎氛，未易烁干，是土必得火而燥也。人身脾土何独不然？无火则所用之饮食停积于中，而癥瘕生焉。若用攻逐之法，则亏损脾阴，势所不免。何若仍补命门之火，扶助脾土，则旺土自能消化，不必攻逐而癥瘕自开，更觉渐移默夺之为胜哉！方用温土消瘕汤。

温土消瘕汤

白术一两　**茯苓**一两　**肉桂**二钱　**枳实**二钱　**人参**五钱　**巴戟天**五钱　**山楂**一钱

水煎服。二剂块少减，又二剂块又减，十剂消化于乌有矣。

此方用巴戟天、肉桂温补命门之火，火旺则阴霾自灭。人参、白术、茯苓健脾又能利湿，湿去而土燥温和，寒虫水怪何所潜形？况有枳实、山楂之类，原能攻逐乎？此方殆治其源，而又治其标者也。

此症亦可用化块丹治之。

化块丹

人参五钱　白术二两　肉桂　神曲各二钱　荸荠一两　鳖甲三钱

水煎服。

人有胃气虚弱，食不能消，偶食坚硬之物存于胃中，久则变为有形之物腹中乱动，动时疼不可忍，得食则解，后则渐大，虽有饮食亦痛，人以为痞块成鳖也，谁知似鳖非鳖乎？盖痛之时，以手按之，宛如鳖身之背，四足之齐动也。夫鳖，动物也，岂肯久安于一处？其非鳖也明甚，何形之宛似乎？盖胃属土，土中所生之物，大约四足者居多，土中所生之物，喜静而不喜动，故安土重迁，形如鳖而不移也。但既不喜动，何以乱动？盖性虽喜静，而觅食充饥，则动静之物相同，试看其得食则减，而不乱动，非索食之验乎？日用饮食以供其口腹，则身形日大，身形既大，所用之饮食，何足以供之？自然啮皮伤肉，安得不痛哉！治法自当以杀虫为主。然杀虫犹攻邪也，攻邪必伤正气。补正以杀虫，又何疑乎？方用攻补两益汤。

攻补两益汤

榧子十个　**白薇**三钱　**雷丸**三钱　**神曲**三钱　**槟榔**二钱　**使君子**十个　**白术**一两　**人参**五钱

水煎服。一剂腹必大痛，断不可饮之茶水，坚忍半日，如渴再饮二煎药汁，少顷必将虫秽之物尽下而愈，不必二剂。

此方神奇，方中尽是杀虫之味，用之于人参、黄芪白术之中，且以二味为君主之药。盖冲锋破阵之帅，必得仁圣之君，智谋之相，筹划于尊俎之间，始能奏凯成功耳。倘舍人参、黄芪、白术不用，徒用杀虫之味，亦未必无功，然斩杀过伤，自损亦甚，非十全之师也。

此症用化鳖汤亦效。

● 化鳖汤

人参三钱　白术五钱　白薇　百部各三钱　麝香　枳壳各一钱　槟榔二钱

鳗鱼骨炒黑为末，煎汁服。

【词解】

①癥瘕：病名。出自《金匮要略·疟病》。泛指腹腔内包块。坚硬不移动，痛有定处为“癥”；聚散无常，痛无定处为“瘕”。多因脏腑失调、气血阻滞、瘀血内结引起，气聚为“瘕”，血瘀为“癥”。

卷之八

疟疾门四则

人有发疟，先腰痛、头疼、目重，寒从背起，先寒后热，热如火炽，热止，汗出不能即干，遍身骨节无不酸痛，小便短赤，世俗皆称脾寒，此乃太阳膀胱经之疟也。夫风邪从太阳经而入，即疟邪也。惟是冬月风邪入太阳而成伤寒。若夏秋风邪入太阳而成疟耳。盖冬月之风乃至寒之风，夏秋之风乃至热之风也，风不同而病亦异。总之，无食、无痰不能成疟。夏秋之间，明是热风作祟，裹住痰食不化，行于阴而作寒，行于阳而作热也。夫痰食之类，遇寒则停住，遇热宜流通，何反裹痰食而不化？此乃寒热酷烈，因脾胃之衰盛，以分胜负。邪旺之极，正不能敌邪，遂至狼狈，无津液以养身体、骨节，所以酸痛也。正既不能敌邪，邪势更张，反堵截其关津路口，小便不能遽出，而邪火入之，此所以短赤也。治法健脾胃之土，散太阳之邪，消痰化食，邪无所恃而自散矣。方用开邪散。

开邪散

白术五钱　**茯苓**五钱　**前胡**一钱　**柴胡**一钱　**甘草**五分　**猪苓**二钱　**人参**一钱　**青皮**一钱　**枳壳**一钱　**白豆蔻**三分　**山楂**一钱　**半夏**一钱

水煎服。一剂轻，再剂又轻，三剂全愈。

此方健脾胃之气，则土旺敢与邪战。健脾胃之中，用利水化湿之药，引邪直走于膀胱太阳之经，邪从太阳而入，仍从太阳而出，在本经尤易分消耳。方中不专散太阳之邪，而兼表少阳之郁。盖少阳乃太阳之去路，早断其窜走之途，则邪不得不仍趋太阳原路而去。况消痰化食之品，无不用之得宜，则堂堂之阵，自然望旗帜而惊遁矣。

此症用加味四君汤亦甚效。

● 加味四君汤

人参　甘草　桂枝各一钱　白术　茯苓各五钱　半夏二钱

水煎服。

人有发疟之时，身先发热，头疼鼻干，渴欲饮水，目眴眴[①]不得眠，甚则烦躁，畏火光，厌听人声喧哗，人谓热病，谁知是阳明胃经之疟乎？夫阳明胃土也，邪入阳明，其势自大。盖阳明多气多血之经，其容水谷亦至盛，宜足以容邪，何邪入反能作祟，盖水谷之气盛，正足资盗贼之粮也。譬如贼居深山，势不甚张，及至入于城市，则妄行流毒，恣其掳掠无有止足也。阳明胃经之邪，亦复如是。若胃中水谷未足充其饥渴，必索水以救其内炎。渴甚多饮，则水停于心胃之中，心气为水所遏，不得下交于肾，则心肾两开，何能寐乎？心不能下交于肾，则肾畏火炎，何敢上交于心，以滋心中之液？自然心无所养而烦躁生，火邪更炽，伤火畏火，喜静而不喜动，人声喧哗，安得不恶？总皆阳明热邪作祟也。治法可不急泻其阳明之热邪乎？然而火邪居于胃中，烁干津液，胃气必虚，但泻其邪，不补其正，则正气消亡，邪益跳梁，是终无瘥可之日也。故必须补中以泻其火热之邪，则正不伤，而邪亦易解也。方用平阳汤。

平阳汤

干葛二钱　**人参**三钱　**白术**五钱　**贝母**三钱　**橘红**一钱　**石膏**三钱　**麦冬**五钱　**柴胡**一钱　**茯苓**五钱

水煎服。一剂轻，再剂又轻，四剂全愈。

此方以人参、白术助脾胃之气，干葛、石膏泻阳明之火邪，贝母、橘红消阳明之痰食，麦冬滋肺经之炎，柴胡舒胆经之郁，茯苓泻太阳之滞，既攻补兼施，复彼此相制，邪安得不退避哉！

此症用伐邪汤亦效。

● 伐邪汤

石膏　人参各三钱　半夏　柴胡各二钱　麦冬五钱　茯苓一两　甘草　厚朴　枳壳各一钱

水煎服。

人有疟病初发之时，往来寒热，口苦耳聋，胸胁胀闷作痛，或呕或不呕，人以为火热之疟也，谁知是少阳胆经之疟乎？夫风邪入于人身，不敢遽入于脏，每伏于半表半里之间，乘人虚弱而后深入，进退于表里，而寒热生焉。故进与阴相争则寒，出与阳相争则热。半表半里者，少阳之地也。疟发之时，必有寒热之兆，寒热之往来，适在少阳所主之位。口苦者，胆汁外泄也。耳聋者，胆气不舒也。胸胁胀闷作痛者，胆血有滞也。或呕或不呕者，胆邪挟痰食而上冲也。治疟之法甚多，乌可舍少阳而别治？然治少阳之疟，有偏阴偏阳之分，偏阴则多寒，偏阳则多热。有纯热无寒，有纯寒无热之时，补偏救敝，总不可离少阳而求协其和平也。方用和疟汤。

和疟汤

柴胡三钱　**当归**一两　**白术**五钱　**茯苓**五钱　**半夏**一钱　**甘草**五分　**生姜**五钱　**白芍**五钱　**山楂**一钱　**青皮**一钱

水煎服。一剂轻，二剂又轻，三剂全愈。

此方无一味不入少阳之经络，又无一味不入脾胃之脏腑，祛邪复能辅正，解表随可固里，真和解之仙丹，非特祛疟之神剂也。

此疟用首攻汤亦效。

首攻汤

白芍五钱　当归二钱　茯苓五钱　半夏二钱　香附三钱　羌活五分　甘草　神曲各一钱

水煎服。

人有发疟之时，先寒作颤，寒后变热，面色苍白，善起太息之声，甚者状如欲死，或头疼而渴，人以为寒热相间之疟，谁知是厥阴肝经之疟乎？夫肝经之疟，由少阳胆经而入。若肝木自旺，则少阳之邪何敢深入？今因肝木之虚，邪遂乘机窍入矣。肝气本急，邪入肝中，宜有两胁胀满之兆。兹安然不见有此等之病，是肝之大虚也。盖肝旺必怒，不怒而起太息之声者，是肝弱之极，不敢怒而又不能制其邪，故反生太息也。甚如欲死者，因气逆不能发声也。气逆则火升于上，而不易下降，咽喉自存火气而作渴矣。治法自宜急补肝以祛邪，不可纵邪以伐肝也。方用补肝祛疟汤。

补肝祛疟汤

白芍一两　**当归**一两　**何首乌**生用，一两　**鳖甲**三钱　**茯苓**五钱　**青皮**一钱　**柴胡**一钱　**半夏**二钱　**甘草**一钱

水煎服。一剂轻，二剂全愈。

此方全不祛邪，纯补肝气，肝气旺而邪气难留。得柴胡引出于少阳之分，则邪有出路，自然易解矣。

此症用护肝汤亦效。

● 护肝汤

熟地　鳖甲各五钱　山茱萸二钱　何首乌三钱　白芥子三钱　当归一两　柴胡一钱五分

水煎服。

【词解】

①眴眴（xuàn xuàn）：晕眩看不清楚。

虚损门五则

人有多言伤气，咳嗽吐痰，久则气怯，肺中生热，短气嗜卧，不进饮食，骨脊拘急，疼痛发酸，梦遗精滑，潮热出汗，脚膝无力，人以为痨怯之症也，谁知其先伤于气乎？夫伤气者，伤肺也。肺伤则金弱不能生水，肾经无滋化之源，何能分余润以养脏腑乎？肺金生热，则清肃之令不行，膀胱之气不化，脾胃俱失其运化之权，土亏而金益弱，金弱而水益虚，水难养肝而木燥，水难灌心而火炎。木强则侮金，火胜则克肺，欲气之旺也得乎？气衰则不能摄精，精涸则不能收汗，汗出则不能生力，此骨脊之所以酸疼，饮食懈怠而嗜卧也。治法必须先补其肺，更宜兼补脾胃。盖肺气不能自生，补其脾胃，则土能生金。脾胃为肺金之母也，方用益肺丹。

益肺丹

人参三钱　**白术**三钱　**当归**三钱　**麦冬**五钱　**北五味**三分　**柴胡**五分　**荆芥**五分　**山药**三钱　**芡实**三钱

水煎服。四剂而脾胃之气开，又四剂而咳嗽之病止，又服四剂酸疼之疾解，又四剂潮热汗出之症痊，再服十剂，气旺而各恙俱愈。

或疑损其肺者益其气，未闻损其气者益其肺也？不知益肺实益气也。肺衰则气衰，肺旺则气旺，气衰乌可不补肺哉？若补肺，何能舍脾胃而他补乎？

此症亦可用壮气汤治之。

壮气汤

人参三钱　麦冬一两　甘草三分　百合一两　贝母三分

水煎服。

人有失血之后，不知节劳慎色，以致内热烦渴，目中生花见火，耳内蛙聒蝉鸣，口舌糜烂，食不知味，鼻中干燥，呼吸不利，怠惰嗜卧，又不安贴，人以为痨瘵[①]之渐也，谁知是伤血而成之乎？夫肝藏血，失血者乃肝不藏血也。然其由，非大怒以动其血，即大劳以损其血也。虽动与损不同，而补血、养血必宜合一。无如酒、色、财、气，无非动血之媒，耳、目、口、鼻，无非损血之窍。养血者既无其方，补血者又缺其药，此失血者，往往难痊，因循误治，不至于死亡不已也。倘一见失血，即用平肝、止血之药治之，何至于濒伤不救？但失血成损，苟徒补其血，则血不可以骤生，而耗血之脏腑损于内，烁血之情欲损于外，亦必死之道也。盖补血必须补气，而养血必宜益精，使阴阳两资于上下，而中焦肝脏之血已损者能增，未损者能固也。方用缓中汤。

缓中汤

白芍一两　**当归**一两　**人参**一两　**甘草**一钱　**熟地**一两　**山茱萸**五钱　**麦冬**五钱　**三七根末**三钱　**荆芥**炒黑，一钱　**炒黑姜炭**五分

水煎服。一剂睡卧安，二剂烦渴止，十剂病减半，二十剂又减半，三十剂全愈。

此方气、血、精同补之药也。然补气药少于补精血之药者，以失血之病，毕竟阴亏，吾重补其阴，而少补其阳，则阳能生阴，阳不至于大亢，阴能制阳，阴不至于太微，自然气行于血之中以生血，即血固于气之内以藏血也，宁尚有走失之患哉！况方中原有荆芥之引经，姜炭、三七根之止血，又用之无不咸宜者乎？

此症用八物汤亦佳。

● **八物汤**

白芍　山药各五钱　当归　熟地　麦冬各一两　甘草五分　丹皮　沙参各三钱

水煎服。

人有入房纵欲，不知葆涩，以致形体瘦削，面色痿黄，两足乏力，膝细腿摇，皮聚毛落，不能任劳，难起床席，盗汗淋漓，此损精而成痨症也。夫阴精足者其人寿，未有精虚而能长年者也。然而精足者，举世绝无其人，所以肾有补而无泻，其或病或不病，亦分之于能节与不能节耳。世人贪片刻之欢，至于死亡无论也。泄精未至于死亡，乌忍其病而不救，要不能舍填精而别求异术也。然而填精实难，泄精既多者，不特伤肾，必且伤脾，脾伤胃亦伤矣。胃为肾之关门，胃伤则关门必闭，虽有补精之药，安能直入于肾宫？是补肾必须补胃，胃与脾为表里，补胃而补脾在其中，故填精之药，断宜合三经同治耳。方用开胃填精汤。

开胃填精汤

人参三钱　**白术**五钱　**熟地**一两　**麦冬**三钱　**山茱萸**三钱　**北五味**一钱　**巴戟天**一两　**茯苓**三钱　**肉豆蔻**一枚

水煎服。连服十剂，精神生，饮食知味，胃气大开，再用十剂，可以起衰。再用十剂，前症顿愈。

此方虽非起死之方，实系填精妙药。填精而精足，精足人可不死，然则此方正起死之方也，人亦加意而用之乎？

此症用扶弱汤亦妙。

● **扶弱汤**

熟地一两　石斛　麦冬各五钱　北五味子一钱　巴戟天　菟丝子各三

钱　山茱萸五钱

水煎服。

人有行役劳苦，动作不休，以致筋缩不伸，卧床呻吟，不能举步，遍身疼痛，手臂酸麻，人以为痿症之渐也，谁知是损筋之故乎？夫筋属肝，肝旺则筋旺，肝衰则筋衰，损筋是损肝也，补肝其可缓乎？然肝之所以衰旺者，乃肾之故也。肾水生肝木，肾水足而肝气旺，肾水虚而肝气衰，故筋衰者必补其肝，而肝衰者必补其肾。虽然补其肾，肝受益矣，但肝又去生心，吾恐补肾以生肝，尚不暇养筋也。更须补其心气之不足，则肝不必去生心，肝木得肾之滋，枝叶条达，筋有不润者乎？方用养筋汤。

养筋汤

白芍一两　**熟地**一两　**麦冬**一两　**炒枣仁**三钱　**巴戟天**三钱

水煎服。二剂筋少舒，四剂筋大舒，十剂疼痛酸麻之症尽痊矣。

此方心、肝、肾三经同治之药也。凡三经之病均可用之，非独治伤筋不足之症，在人通用之耳。

此症用舒筋汤亦效。

舒筋汤

白芍　熟地各一两　甘菊　丹皮　牛膝　秦艽各二钱　白术五钱　枸杞二钱　葳蕤五钱

水煎服。

人有久立腿酸，更立而行房，则两足必然无力，久则面黄体瘦，口臭肢热，盗汗骨蒸，人以为瘵病也，谁知起于伤骨乎？夫骨中藉髓以能坚，骨无髓则骨空矣，又何所恃而能立乎？然而伤骨亦能耗髓，况立而行房则骨与髓两伤矣，何能不病哉！且伤骨中之髓者，即伤肾中之精也，髓涸者，肾水先涸也。肾涸不能化髓，骨中所以空虚也。故欲补骨中之髓，必先补肾中之精。方用充髓丹。

充髓丹

熟地二两 **山茱萸**一两 **金钗石斛**五钱 **地骨皮**三钱 **沙参**五钱 **牛膝**三钱 **五味子**一钱 **茯苓**三钱

水煎服。

此方填补真阴，使肾水充足，精满髓充而骨健也。倘用冷药以损胃，或用热药以助阳，则熬干津液，燥以益燥，必成为痨瘵而不可救矣。

此症用龟鹿饮亦效。

● 龟鹿饮

熟地二两 山茱萸一两 金钗石斛 牛膝 虎骨 龟膏 杜仲各三钱 山药 鹿角胶 菟丝子 白术各五钱

水煎服。

【词解】

①痨瘵（zhài）：病名。又名鬼疰、尸疰、传尸、肺痨等，即肺结核。证见咳嗽、吐痰、咯血、盗汗、潮热、颧红、消瘦等。起病缓慢，具有传染性。

痨瘵门一则

人有纵欲伤精，两胫酸痛，腰背拘急，行立足弱，夜卧遗泄，阴汗痿靡，精神倦怠，饮食减少，而耳飕飕如听风声，人以为传尸之痨瘵也，谁知是自伤于肾，为初起之痨瘵乎？夫人之贪色，或立而行房，或劳而纵送，或一泄未已而再泄，或已劳未息而再劳，或兴未来而黾勉[①]强合，或力已竭而带乏图欢，或天分厚薄，服春药而快志，或材具本小，学展龟[②]以娱心，或行疫辛苦，犹然交会，或思虑困穷，藉以忘忧，一宵之欢遂成终身之疾。原不在妇女之众，与泄精之多也，不知节便即成痨矣。必致失血，兼之吐痰咳嗽，夜热盗汗，畏寒畏热，似疟非疟，胸中似饥非饥，似痛非痛，饮馔之类，既不能多，复不能化，失情失绪，骨蒸火动。又思色以泄其火，见色而动其意，鬼交梦遗而不可止，于是发寒发热，骨髓之中遂生痨虫，因循至死，深可伤也。治法补真精之乏，开胃气之衰，加之杀虫之药，安在将死者之不可救乎？方用救瘵汤。

救瘵汤

熟地五钱　**白芍**二钱　**山药**二钱　**沙参**三钱　**地骨皮**五钱　**麦冬**二钱　**北五味**十粒　**人参**五分　**白薇**五分　**白芥子**一钱　**鳖甲**一钱　**茯苓**一钱

水煎服。十剂虫死，二十剂胃气大开，连服二月，精神渐旺。服一年而愈，然必须断色欲也。

此方补阴居多，少加人参以助胃气，则补阴而无腻滞之忧。即所用杀虫之药，非狼虎毒味可比，消弭于无形，所以有益无损也。此方看其平常，配合精良，以治初起之痨，实有神功耳。

此症亦可用救败汤治之。

● 救败汤

地骨皮　丹皮各五钱　人参三分　白芍三钱　山药一两　甘草二分

水煎服。

前病用前方妙矣，然伤肾以成前病者，世人颇多，恐一方不足以概治也。我更受异人之传，尚有一方以治前病甚效，因并志之。异人谓伤肾以致生痨虫者，必须先杀其虫，后用补肾之药，则肾经受益，否则徒补其精也。盖虫不去，则所生之精，仅足以供虫之用，虫得精之旺，虫之势愈大，与其于补中杀虫，不若先杀其虫，后补其阴之为胜。惟是杀虫之药，未有不更伤其阴者。吾方则不然，虽死其虫，而于阴仍未有损，且能开胃。方名祛祟丹。

祛祟丹

鳗鱼一条，重六两　**怀山药**三两　**芡实**一两

水煮极烂，少加青盐同食，食完不必吃饭，一日必须食完，连汤汁饮之。一次之后，隔七日再照前食之。三次则骨中之虫无不死者，然后另用起瘵汤。

起瘵汤

人参一钱　**茯苓**三钱　**麦冬**三钱　**北五味子**十粒　**生枣仁**二钱　**熟地**五钱　**山茱萸**二钱　**巴戟天**二钱　**白芍**一钱　**白芥子**五分　**沙参**一钱

水煎服。服一月精渐旺矣。再服一月全愈。

此方平中有奇，前方奇中实平，皆异人所传，余不敢隐，愿与世共之，以救初起肾痨之病云。

【词解】

①黾（mǐn）勉：坚持，努力。

②展龟：是一种锻炼性功能的方法，适用于生殖器短小的男性。

梦遗门三则

人有用心过度，心动不宁，以致梦遗者，其症口渴舌干，面红颧赤，眼闭即遗，一夜有遗数次者，疲倦困顿，人以为肾虚之过也，谁知是心虚之故乎？夫心喜宁静，不喜过劳，过劳则心动，心动则火起而上炎，火上炎则水火相隔，心之气不能下交于肾，肾之关门大开矣。盖肾之气必得心气相通，而始能藏精而不泄。今心不能摄肾，则精焉得而不走乎？虽然，心未常不恶肾之不藏也，无如心欲摄肾，而力不能也。然则治法何必治肾，补心中之虚，而梦遗自止矣。方用静心汤。

静心汤

人参三钱　**白术**五钱　**茯神**五钱　**炒枣仁**　**山药**各一两　**芡实**一两　**甘草**五分　**当归**三钱　**北五味**十粒　**麦冬**五钱

水煎服。二剂遗止，十剂永不再遗也。

此方大补心气之虚，全不去泻心之火。盖火之动，由于心之过劳，是火乃虚火，非心之实火也。实火可泻，虚火宜补。世人以实火泻之，此梦遗之所以不能止也。

此症用断遗神丹亦效。

● 断遗神丹

人参一两　山药五钱　芡实五钱　麦冬五钱　北五味一钱

水煎服。

人有朝朝纵欲，渔色不厌，遂至梦遗不能止。其症腰足痿弱，骨内酸疼，夜热自汗，终宵不干，人以为肾火之作祟也，谁知是肾水涸竭乎？夫肾中水火两得其平，久战尚不肯泄，梦中之遗，实水火之不得平耳。火衰而水旺者亦能遗，火盛而水衰者亦能遗也。二者相较，火衰而遗者轻，火盛而遗者重。轻者略补火而即痊，重者非大补水而不能愈。盖火易接续，而水难滋益也。治法不必泻火，补肾水以制火可耳。方用旺水汤。

旺水汤

熟地一两　**沙参**五钱　**北五味**一钱　**山药**一两　**芡实**一两　**茯苓**五钱　**地骨皮**三钱

水煎服。连服四剂不遗矣。

此方纯是补精，绝不入涩精之药，以梦遗愈涩而愈遗也。补其精则水足以制火之动，火不动精能自止，何必涩之？今不特不涩，且用通利之药者，以梦遗之人精窍大开，由于尿窍之闭也，火闭其尿窍，则水走其精窍矣，通其尿窍，正所以闭其精窍也。倘用涩药，精窍未必闭，而尿窍反闭矣，何日是止精之时哉！

此症用熟地添精丹亦佳。

● 熟地添精丹

熟地二两　麦冬　山药　芡实各一两　北五味一钱

水煎服。

人有怒气伤肝，忽然梦遗，久而不止，凡增烦恼，泄精更多。其症两胁多闷，火易上升于头目，饮食倦怠，发躁发胀，人以为肝气之动也，谁知是肝血之燥乎？夫肝中有火，得血则藏，何无血则不能藏也。盖肝中之火，木中之火也，木缺水则木干，肝少血则肝燥，肝燥之极，肝中之火不能自养，乃越出于外，往来心肾之间，游魂无定而作梦。其梦每多淫梦者，因肝气之虚也。治法补肝血而少泻其火，则火不旺而魂自归，何梦而再至于遗也？方用润木安魂汤。

润木安魂汤

当归一两　**白芍**一两　**甘菊花**三钱　**北五味**五分　**茯苓**五钱　**白术**五钱　**炒栀子**一钱　**金樱子**三钱　**甘草**五分

水煎服。二剂肝火平，又二剂肝血旺，又二剂梦遗止矣。再用十剂，永不再发。

此方寓泻于补之中，寓止于通之内，反能归魂而入于肝，涩精而收于肾也。倘不知补而徒泻之，不知通而单止之，则肝无血养，魂安能归哉？魂既不归，摇摇靡定，梦难断绝，遗亦宁有止日耶？

此症用芍药润燥丹亦可。

● 芍药润燥丹

白芍　山药各一两　炒栀子三钱　芡实一两

水煎服。

阴阳脱门二则

男子久战不已，忽然乐极情浓，大泄不止，精尽继之以血，气喘而手足身体皆冷，人皆以男脱精为阳脱，女脱精为阴脱，其实男女俱有阴阳之脱，不必分男女以治之也。大约脱症俱宜治阳。盖精脱之后，精已尽亡，是无阴也。而阳气亦在将脱未脱之际，若不急救其阳气，则阳气一散，归阴甚速。况阴性迟而阳性速，徒补其阴则迂缓之极，何济于事乎？倘执补阴之说，阴已尽泄，内绝真阴之根，又从何处补起？是补阳可以续阴，而补阴难以引阳也。然阴尽继之以血，似乎血亦宜止。而止血之药，要不外涩药以闭之，但内已无阴，何从闭塞？不若用补气之剂，以助其阳气，阳旺而阴自能生，阴阳交济，气血交通，自然精生血闭，不涩之涩也。方用续阴救绝汤。

续阴救绝汤

人参二两　**白术**三两　**附子**一钱　**巴戟天**一两

水煎服。一剂血止，二剂阴生，连服四剂，可以不死。

此方补阳气之圣药也。用人参回绝，续于无何有之乡，用白术以通利其腰脐之气，用附子以追其散失之元阳，用巴戟天补其心肾之阴，仍是补阳之药，则阳回而阴亦回也。倘不用人参，止用附、术、巴戟，亦可夺命于须臾，然无参为君主之味，则附子之热无以驾驭，恐有阳旺阴消之弊，倘能以补阴之药济其后，亦不至有偏胜耳。

此症用参附五味汤亦大效。

参附五味汤

人参三两　附子二钱　北五味子三钱

水煎服。

有妇人爱风月[①]者，尽情浪战，以致虚火沸腾，阴精下脱，死去更苏，头目昏晕，止存游气，人以为阴脱也，谁知是阳脱乎？妇人主静不主动，最难泄精，以妇人满身纯阴，肾中独存阳气也。男子成仙者，采妇人之阳气，以为丹母，然而采者多，而能得之者绝少。凡妇人泄精必自动之极，而漏泄之时，其乐有不可言者，正泄其阳气也。阳气之泄，将一身骨髓之真阳，尽从胞胎之管而喷出，然亦止泄其气，而非泄其精也。惟火动之极，则肝气大开，血不藏矣，血不藏则精亦不能固，而肾中之真阴，亦随之俱泄。当此之时，妇人乃动极而不能自止，情愿身死以殉，故愈动而愈泄，而及至精尽一笑而亡。惟借藉男子紧抱其身，以嘴哺气，阳不离阴之户，然后死去还魂，是阳脱而阴尚未绝耳，可不急救其阴乎？然而救阴不能回阳，必须仍救阳也。方用回阳救阴丹。

回阳救阴丹

人参三两　**黄芪**三两　**当归**一两　**茯神**五钱　**生枣仁**三钱　**北五味子**一钱

水煎服，一剂阳回，二剂阴生。然后方中再加熟地一两，山茱萸五钱，一剂煎饮，连服一月，可以还元如故。

此方先用参以挽回于一时，后用熟地、山药以善后于平日。盖人参实能救脱以回阳，而不能救涸以填阴。先补阳而后补阴，则已脱之精可生，未脱之气易长，庶不至阳旺而阴消也。

此症用参术汤亦可救。

参术汤

人参三两　白术三两

水煎服。

【词解】

①风月：男女间的情事。

淋证门三则

人有小便流白浊者，如米泔之汁，如屋漏之水，或痛如刀割，或涩似针刺，溺溲短少，大便后急，此膀胱之火壅塞也。此症大约得之入房不使畅泄而忍精者居多。夫人精泄之时必由腰肾而上趋夹脊，透泥丸而下喉咙，百节骨髓，无不同趋下走于阴器而出。倘少遏抑之，则精即止遏于中途而不得散，欲反原旧之百骸而不可得，于是不得已而走膀胱之路，欲随溺而泄也。夫膀胱化水而不化精，且与肾为表里，尤不肯将肾中之精外泄，故闭塞其口而精不得出。膀胱因精在门外，不敢化水而水不行，水不行而火乃炽，于是熬干水液，精色变而为浊。遂得下润于膀胱，而膀胱仍不受也，乃自流于阴器而出矣。治法泻膀胱之火，佐之以利水之味，则火随水流，精亦随火而散矣。方用散精汤。

散精汤

刘寄奴一两　**车前子**五钱　**黄柏**五分　**白术**一两

水煎服。一剂即愈。

此方用白术以利腰脐之气，用车前以利水，用黄柏以泄膀胱之火，用寄奴以分清浊，而此味性速，无留滞之虞，取其迅逐行水止血，不至少停片刻也。

此症用桂车汤亦效。

● 桂车汤

车前子一两　肉桂三分　知母一钱　王不留行二钱

水煎服。一剂即通。

人有小便流赤浊者，似血非血，似溺非溺，溺管疼痛，人以为血淋也，谁知是气虚血壅乎？夫气旺则血行，气衰则血闭。然气虚之人，多不能忍精而战，不能忍而必欲忍，则精塞水窍，气衰不能推送以出，由是积而内败，化为脓血矣。精化为血，而血无所归，仍流于膀胱，膀胱不能化血，随其自流。精化之血，相火犹存，火性作祟，所以疼痛也。虽然，精即化血，精何能多，血亦宜少，何终日流而不能止？不知血与血同类也。精既化血，则血以引血，何有底止乎？治法急宜止血为主，然不可徒止血也。止血必须补气，盖气能化血也。方用断血汤。

断血汤

黄芪一两　**当归**五钱　**三七根末**三钱　**茯苓**三钱　**丹皮**三钱

水煎服。一剂血淋止，二剂全愈。

此方用黄芪以补气，用当归以补血。气既旺，无难推送夫败浊矣。况所化精血，久已外出，所流者乃旧血而非败血也。今用补气、补血之药，以生新血，新血一生，旧血自止，况有三七根之善于止血乎？方中用丹皮以清血中之火，茯苓以分其水中之血，自然清浊不至混杂，壅阻得以疏通也。世人不知治血淋之法，以湿热治之，往往至于困顿耳。

此症用玄车丹亦甚效。

● 玄车丹

玄参　车前子各一两

水煎服。二剂即愈。

人有小便之中溺沙石者，其色不同，而坚实如石，投之热汤之中，顷刻不能即化。其欲溺之时，必疼痛欲死，用尽气力始得溺出而后快，其症大约得之入房，而又行路涉水，或加沐浴而成之者，人以为砂石淋也，谁知是肾火煎熬之故哉！夫肾火之盛，由于肾水之衰也。入房泄精，水亏之后，其火未能遽息，复加行役以劳其筋骨，则火且大动而不可止。沐浴涉水，似乎外水可以制火，讵识肾火乃虚火也，外水乘肾气之虚直入以遏其火，火乃不敢外散，反闭守于肾宫。肾水乃至阴之水，犹天地之海水也。海水得火而成盐之块，肾水得火而成石之淋，又何足怪乎？惟是外水淡水也，肾水咸水也，肾火喜咸而畏淡，一遇淡水之侵，肾火闭结而不得伸，乃行其气于膀胱，煎干咸水而成石也。治法通其肾中之气，利其膀胱，则肾火解而砂石自化矣。方用化石汤。

化石汤

熟地二两　**茯苓**一两　**薏仁**五钱　**山茱萸**一两　**泽泻**五钱　**麦冬**五钱　**玄参**一两

水煎服。一剂、二剂轻，十剂全愈。

此方不去治淋，反去补肾，以茯苓、薏仁淡渗之药解其咸味，以麦冬、玄参微寒之品散其火气；以地黄、山萸甘酸之珍滋其阴水，又取其甘能化石，而酸能消石也。又虑其性滞而不行，留而不走，益之泽泻之咸，咸以入咸，且善走攻坚，领群药趋于肾中，又能出于肾外，迅逐于膀胱之里，而破其块也。倘不补肾而惟治膀胱，且气不能出，乌能化水哉！

此症用化沙汤亦效。

● 化沙汤

熟地二两　山茱萸一两　甘草二钱　泽泻　车前子各三钱

水煎服。

卷之九

大便闭结门四则

人有大便闭结者，其症口干舌燥，咽喉肿痛，头目昏晕，面红烦躁，人以为火盛闭结也，谁知是肾水之涸乎？夫肾水为肺金之子，大肠与肺为表里，肺能生子，岂大肠独不能生水乎？不知金各不同，金得清气则能生水，金得浊气不特不能生水，反欲得水以相养，故大肠得气之浊，无水则不能润也。虽然，大肠之开阖，虽肾水润之，亦肾火主之也。而肾火必得肾水以相济，无肾火，而大肠洞开矣。无肾水以济肾火，则大肠又固结而不得出，故肾虚而大肠不通，不可徒泻大肠也，泻大肠愈损其真阴矣。此等之症，老人最多，正以老人阴衰干燥，火有余而水不足耳。治法但补其肾中之水，则水足以济火，大肠自润矣。方用濡肠饮。

濡肠饮

熟地二两　**当归**一两　**肉苁蓉**一两，水洗，淡水浸，一日换水五次

水煎，空腹服。一连数剂，无不通者。

此方用熟地补肾，用当归生血润肠，用苁蓉性动以通便，补阴而非亡阴，于老人尤宜，而少年肾虚之辈，亦何独不利哉！

此症用濡肠汤亦效。

濡肠汤

熟地　当归各一两　升麻五分　牛膝三钱

水煎服。

人有大便闭结，小腹作痛，胸中嗳气，畏寒畏冷，喜饮热汤，人以为火衰闭结也，谁知是肾火之微乎？夫大肠属金，金宜畏火之刑，何无火而金反闭耶？不知顽金非火不煅，所以大肠必得火始能开阖。大肠者，传导[①]之官也，有火则转输无碍，无火则幽阴之气闭塞，其输挽之途，如大溪巨壑，霜雪堆积，结成冰冻，坚厚而不可开，倘得太阳照临，则立时消化，非大肠有火则通，无火则闭之明验乎？然而大肠本经，不可有火也。火在大肠，则大肠有太热之虞；火在肾中，则大肠无大寒之惧。倘肾中无火，则大肠何以传化水谷哉！治法必须补肾中之火，不必通大肠之结也。方用温肠开闭汤。

温肠开闭汤

巴戟天一两　**白术**一两　**熟地**一两　**山茱萸**五钱　**附子**二钱

水煎服。

此方用巴戟天、熟地、山茱萸以补肾，至阴之中，仍有至阳之气；又用白术以利腰脐；因附子直通其肾，迅达于膀胱，则火气熏蒸，阳回黍谷，雪消冰泮，何至固结闭塞哉！

此症用暖阳汤亦效。

● 暖阳汤

白术　肉苁蓉各一两　附子一钱

水煎服。

人有大便闭结，烦躁不宁，口渴舌裂，两目赤突，汗出不止，人以为火盛闭结也，谁知是胃火之沸腾乎？夫阳明胃火一发，必有烁干肾水之祸。大便不通，正胃火烁干肾水也。似宜急救息其火，但火性炎上，若以细微之水泼之，则火势愈烈而不可止，必得滂沱大雨，倾盆倒瓮，淋漓浇濯，则燎原之火庶几尽息。方用竹叶石膏汤。

竹叶石膏汤

石膏一两　**知母**三钱　**麦冬**一两　**甘草**一钱　**茯苓**二钱　**人参**五钱　**竹叶**一百片　**黏米**一撮

水煎服。一剂火泻，二济便通，改用清肃汤：

清肃汤

玄参一两　**麦冬**五钱　**白芥子**三钱　**竹叶**三十片　**甘菊花**二钱　**生地**三钱　**陈皮**五分　**丹皮**二钱

水煎服。十剂大便永无闭结之苦。

前用白虎汤，以火势太盛，不得已暂救肾中之水也。但石膏辛散，而性又猛烈，频用多用，反致损耗真阴，真阴一耗，则前火虽消，后火又将复起。况火之有余，水之不足也。与其泻火以损阴，何若补水以制阳之为得？所以改用清肃汤，补水以息阳火之余焰耳。

此症用润胃丹亦效。

● 润胃丹

石膏五钱　知母一钱　玄参一两　生地五钱　牛膝三钱　甘草五分

水煎服。

人有大便闭结，胸中饱闷，两胁疼痛，呕酸作吐，不思饮食，人以为火之作祟也，亦知为肝火之故乎？夫肝属木，木易生火，火旺似宜生脾胃之土，土又生金，何至大肠无津，成闭结之症？不知肝中之火，乃木中之火，半是雷火也。雷火最能烁水，试看连阴久雨，必得雷电交作，始散阴霾，正烁水之明征也。故肝火不动则已，动则引心包之火而沸腾，引阳明之火而震动，火多而水有不涸者乎？水涸而大肠安得不闭结哉！故欲开大肠之闭，必先泻肝木之火，则肝气自平，不来克土，胃脾之津液，自能转输于大肠，而无阻滞之苦矣。方用散火汤。

散火汤

白芍一两　**当归**一两　**炒栀子**三钱　**柴胡**三分　**大黄**一钱　**地榆**二钱

水煎服。一剂大便通，二剂肝火尽散，不再闭结也。

此方专入肝以泻火，又能舒肝之郁，盖肝不郁则肝火必不旺。肝火一散，各经之火无不尽散，岂独留大肠一经之火哉！况方中原有地榆，又专解大肠之火者也。

此症用丹黄汤亦神。

● 丹黄汤

炒栀子　丹皮各三钱　白芍五钱　甘草　黄芩各一钱

水煎服。

【词解】

①传导：传，驿站之意；导，通达之意。

小便不通门三则

人有小便不通，点滴不能出，急闷欲死，心烦意躁，口渴索饮，饮而愈急，人以为小肠之热极也，谁知是心火之亢极乎？夫心与小肠为表里，小肠热极而癃闭[①]，乃热在心而癃闭也。盖小肠之能开阖者，全责于心肾之气相通也。今心火亢热，则清气不交于小肠，惟烈火之相迫，小肠有阳无阴，何能传化乎？小肠既不能传化，膀胱何肯代小肠以传化耶？况心肾之气，既不入于小肠，亦何能入于膀胱，以传化夫水哉！治法泻心中之火，兼利其膀胱，则心肾气通，小便亦通矣。方用凉心利水汤。

凉心利水汤

麦冬一两　**茯神**五钱　**莲子心**一钱　**车前子**三钱

水煎服。二剂水出如注，四剂全愈。

此方补心之药，即凉心之药也。在心既无太亢之虞，在小肠又宁有大干之患？况又有滑利淡渗之味以通其水，则心气自交于肾，肾气自交于膀胱，气化易于出水，岂尚有不通之苦哉！

人有小肠不通，眼睛突出，面红耳热，口渴引饮，烦躁不宁，人以为上焦之火盛也，谁知是膀胱之火旺乎？夫膀胱与肾为表里，膀胱必肾气相通，而后能化水，是膀胱之火，即肾中命门之火也。膀胱无火不能化水，何火盛反闭结乎？不知膀胱得正火，则水易分消，得邪火而水难通利。盖膀胱乃太阳之经也，太阳最易入邪，一入邪而寒变为热。热结于膀胱，乃邪将散之时也。邪既将散，宜火随溺而泄矣，何反成闭结之症？盖因邪将出境，惟恐截杀去路，故作威示强，屯住于膀胱耳。治法不必泄肾火，但利膀胱，则邪去如扫。方用导水散。

导水散

王不留行五钱　**泽泻**三钱　**白术**三钱

水煎服。一剂通达如故，不必二剂。

此方逐水至神，因王不留行性速善走，故用之以祛除耳。闭原在膀胱，利膀胱而闭自开，何用张惶轻投迅利之剂耶？

人有小便闭结，点滴不通，小腹作胀，然而不痛，上焦无烦躁之形，胸中无闷乱之状，口不渴，舌不干，人以为膀胱之水闭也，谁知是命门之火塞乎？夫膀胱者决渎之官[②]，肾中气化而能出，此气即命门之火也。命门火旺，而膀胱之水通；命门火衰，而膀胱之水闭矣。或曰：小水之勤者，由于命门之火衰也。火衰正宜小便大利，何反至于闭塞也？不知命门之火，必得肾水以相养，肾水衰而火乃旺，火旺者，水无力以制之也。无水之火，火虽旺而实衰；无火之水，水欲通而反塞。命门火衰而小水勤，衰之极者，勤之极；勤之极者，闭之极也。人见其闭，错疑是膀胱之火，反用寒剂，愈损其命门之火，膀胱之气益微，何能化水？改投利水之药，转利转虚矣。治法必须助命门之火。然徒助命门之火，恐有阳旺阴消之虑，必须于水中补火，则火生于水之中，水即通于火之内耳。方用八味地黄汤。

八味地黄汤

熟地一两　**山茱萸**五钱　**丹皮**三钱　**山药**五钱　**泽泻**三钱　**伏苓**五钱　**肉桂**三钱　**附子**一钱

水煎服。一服即如注。

八味汤乃水中补火之圣药也。水中补火，而火无大炎之惧；火中通水，而水无竭泽之虞。即久闭而至于胞转，以此方投之，无不奏功于眉睫，况区区闭结哉！

此症用行水汤亦甚效。

● **行水汤**

熟地二两　巴戟天　茯神　芡实各一两　肉桂二钱

水煎服。

【词解】

①癃闭：病名。证见排尿困难，甚至小便点滴不通。

②决渎之官：具有疏通水道的功能。

内伤门五则

人有好食肥甘烹炙之物，遂至积于胸胃，久而不化，少遇风邪，便觉气塞不通，人以为伤风之外感也，谁知是内伤于食，因而外感乎？凡人胃气若强，则土能生金，肺气必旺，外邪不能从皮毛而深入也。惟胃气之虚，则肺金亦虚，邪始能乘虚而入。然胃不能自强，必假饮食之助，故胃气开则食易消，胃气闭则食难化，食易消则胃强，食难化则胃弱。世人多食，本欲助胃也，谁知多食反以损胃乎？胃损则胃弱，胃弱则肺何能强以外卫夫皮毛乎？是邪因内伤而入，非邪无引而直入也，治法乌可纯治外感哉！方用护内汤。

护内汤

白术三钱 **茯苓**三钱 **麦芽**一钱 **山楂**五粒 **甘草**一钱 **柴胡**一钱 **半夏**一钱 **枳壳**五分 **神曲**八分 **肉桂**二分

水煎服。一剂气塞通，二剂全愈。

此方乃消食神剂，又能祛逐外邪，且不伤胃气，真治内伤感邪初起之良法也，所以二剂奏功耳。

此症用参茯甘桔汤亦效。

参茯甘桔汤

山楂十粒 麦芽 人参 桔梗各一钱 枳壳 甘草各五分 茯苓三钱

水煎服。

人有饥饱劳役，伤损津液，以致口渴舌干，又感风邪，头痛发热，人以为外感也，谁知是内伤于阴乎？夫人身非血不养，血足而津液自润，伤血而津液自少，血少则皮肤无养，毛窍空虚，风尤易入。然风虽入于皮肤，而不能骤进于经络，以阴虚而阳未衰也。阳与邪战而发热，故头痛耳。治法不必补阳，补其阴血之虚少，佐之祛风之味，则阴阳和合，邪安能久留哉！方用养阴辟邪丹。

养阴辟邪丹

当归五钱 **白芍**五钱 **柴胡**一钱 **甘草**一钱 **蔓荆子**五分 **川芎**三钱 **天花粉**一钱 **茯苓**三钱

水煎服。一剂邪解，二剂全愈。

此方补血以养阴，则津液自生，原因津液之亏而邪入，津液足而邪有不出者乎？况川芎、蔓荆子能祛头上之邪，柴胡，炙甘草更善解纷之妙，天花粉与茯苓善消痰利湿，引邪尽从膀胱而去。治阴虚内伤感邪，莫良于此。倘用攻于补阳之中，则阳旺阴消，邪转炽矣，乌能速愈哉！

此症养津汤亦可用。

养津汤

柴胡 半夏 甘草 蔓荆子各一钱 丹皮 麦冬各三钱 玄参四钱 神曲五分

水煎服。

人有饥饱劳役，又感冰雪之气，或犯霜露之感，遂至腹痛畏寒，身热不解，人以为外感之症也，谁知是阳气之内伤乎？凡人阳气壮盛者，虽受冰雪霜露而亦不惧，惟饥饱损其脾胃，劳役困其体肤，则脏腑经络自先虚冷，此邪之所以易入也，虽有外邪，俱作正虚治之。况腹痛畏寒，尤是虚冷之验，外身虽热，内寒又何疑乎？方用加味六君子汤治之。

加味六君子汤

人参一钱　**白术**五钱　**茯苓**三钱　**陈皮**五分　**甘草**一钱　**半夏**五分　**肉桂**一钱　**柴胡**一钱

水煎服。一剂痛止，而荡其内寒也。

倘疑身热而外邪之盛，纯用祛风利湿之剂则损伤阳气，不啻下石，势必变症蜂起，成不可治之症矣。

此症用双桂汤亦效。

双桂汤

白术五钱　茯苓三钱　肉桂　甘草各一钱　桂枝　羌活各五分

水煎服。

人有怀抱素郁，闷闷昏昏，忽然感冒风寒，身热咳嗽，吐痰不已，虽似外感，谁知是肝气不舒，因召外感邪。夫肝气最喜条达，一遇忧郁之事，则涩滞而不可解，正喜外风之吹动，则内郁可舒。无如内郁之甚，则木中生火，风火相合，而热乃炽也，故感冒风寒，所以作热。风火作威，肝不畏金之克，反去侮肺，肺气不甘，两相战斗，肺又惧火刑，呼救于肾子，而咳嗽生矣。虽有津液，又为肝中风火所耗，而津液变为痰涎。治法自宜急散肺中之风，然风虽散，而火尤存，则火以引风，非救本之道也。尤宜舒肝之郁，则火息而风尤易散也。方用逍遥散加味治之。

加味逍遥散

柴胡一钱　**白芍**三钱　**当归**三钱　**甘草**一钱　**白术**一钱　**陈皮**五分　**茯苓**二钱　**炒栀子**一钱　**半夏**一钱

水煎服。一剂身热解，二剂咳嗽除，三剂全愈。

此方解郁之圣药，亦祛风之神剂也，直入肝中，舒泄其湮郁之气，郁解而风自难留。加入半夏以消痰，栀子以退火，更能相助为理，所以奏功益捷也。

此症用舒解散亦效。

● **舒解散**

白芍　当归各二钱　天花粉　香附各一钱五分　青皮　神曲各五分　甘草一钱

水煎服。

人有忍饥受饿，腹中空虚，时遇天气不正，时寒时热，遂至胸膈闷塞，宛如结胸，人以为外邪相侵，谁知是内伤其胃气乎？夫胃为水谷之海，虽多气多血，然亦因能受水谷而气血始旺。故水谷多受而胃强，水谷少受而胃弱。今既饥饿强忍，则胃无水谷，胃火沸腾，遏抑之而不舒，则胃气消亡，天时不正之寒热，自易相感，乘虚入于胃中而不散，因现闷塞之状。治法必须助胃弱而使之强，则邪不战而自退也。方用加味四君子汤。

加味四君子汤

人参三钱　**白术**五钱　**茯苓**三钱　**甘草**一分　**柴胡**一钱　**枳壳**五分

水煎服。一剂轻，二剂全愈。

论理既感寒热，自宜用热药以祛寒，用寒药以散热。然而用寒用热之药，必皆先入于胃，胃既空虚，寒热相战，必以胃为战场矣，胃弱何能堪乎？故寒热两有所不用，惟以健胃为主，佐之和解之味于补中散之也。

此症用和腹汤亦效。

● **和腹汤**

人参　柴胡　甘草　神曲　厚朴各一钱　白术二钱　陈皮五分

水煎服。

疝气门附奔豚四则

人有感浸寒湿，睾丸作痛者，冷即发痛不可忍，此湿气之入于肾经也。夫湿侵于肾，宜病在腰，何以腰不痛而痛在睾丸乎？不知睾属肾，肾气不至睾丸，则外势不能振兴。盖因肾得湿则寒，寒在肾即寒在睾丸，而气结于腰肾之中，宜睾丸之不应矣。其睾丸作痛者，因疝气之成，虽成于肾气之寒，亦成于睾丸之湿也。当日泄精之后，人坐于寒湿之区，内外两感，睾丸独受之矣。治法温其肾中之寒，消其睾丸之湿，病去如扫矣。方用救丸汤。

救丸汤

肉桂二钱　**白术**二两　**茯苓**一两　**薏仁**一两　**橘核**一钱

水煎服。

一剂、二剂轻，三剂痛除，十剂全愈，不再发也。

此症乃少阴肾经之病。肾中寒极，而肾气不通；肾中湿重，而肾气更滞。去其寒湿，而肾气自行于睾丸之内。况肉桂、橘核尤善入睾丸，自然手到功成也。

此症亦可用桂荔汤。

桂荔汤

白术二两　肉桂二钱　山药一两　小茴香二钱　荔枝核三个，敲碎

水煎服。

人有感浸湿热，亦睾丸作痛，遇热即发，然痛不至甚，此热气之入于肾经也。夫肾最恶热，肾中虚火自旺，尚有强阳不倒之虞。况邪火相侵，热以济热，睾丸作痛，乌能免哉！但火性甚急，火痛宜不可久，何终年累月不愈？即或临时无恙，遇热复发者何为也？盖因热而又得湿耳。热性急而湿性迟，湿热交攻，热欲散而湿留，湿欲润而热燥，睾丸之内，竟成阴阳乖异，求其不痛得乎？治法去其湿热之气，疝病自除矣。方用利丸汤。

利丸汤

茯苓一两　**薏仁**一两　**沙参**二两

水煎服。一剂轻，二剂又轻，十剂断根，不再发也。

此方以茯苓、薏仁分消其湿气，以沙参化其肾中之热，且沙参善能治疝，故两用之而成功耳。

此症用沙参汤亦甚效。

● 沙参汤

茯苓　白术　沙参各一两　甘草一钱　丹皮五钱　肉桂二分

水煎服。

人有睾丸作痛，气上冲于肝，两胁胀满，按之益疼，人以为阴寒在腹，谁知是厥阴之气受寒也。盖睾丸不独通肾，而且通肝。阴器者，宗筋之聚也。筋属肝，睾丸可升可降，其膜实联络于阴器之间，故肝病而筋亦病，筋病而睾丸亦病矣。睾丸之痛，上冲于肝者，正显同气者其病亦同，乃肝气之冲于睾丸耳。方用睾丸汤。

睾丸汤

白芍二两　**小茴香**三钱　**橘核**一钱　**柴胡**一钱　**沙参**五钱

水煎服。一剂痛少止，二剂痛大止，三剂两胁之胀满尽除，四剂全愈。

此方平肝气而不冲于睾丸，得小茴香、橘核、沙参之类散睾丸之邪，两丸安奠，何至上下相连而痛哉！

此症用解疝汤亦神。

● 解疝汤

肉桂二钱　白芍　白术各二两　柴胡一钱　沙参五钱

水煎服。

人有膀胱闭癃，小水不利，睾丸牵痛，连于小肠相掣而疼者，皆云小肠之气，谁知是膀胱之热结耶？夫膀胱化水者也，膀胱寒则水不化，热亦不化，水不化而热结膀胱，水必分于经络。

水入睾丸，丸乃日大，往往有囊大如斗而不能消者，是必分消其水矣。然但消其水，不解其热，则膀胱之火，直趋睾丸，其疼更甚。方用散丸汤。

散丸汤

茯苓一两　**野杜若根枝**一两　**沙参**一两

水煎服。一剂痛除，二剂丸渐小，连服二剂，水泄如注，囊小如故矣。

此方之奇，奇在杜若，非家园之杜若也，乃野田间所生蓝菊花是也。此物性寒而又善发汗，且能直入睾丸以散邪，故用以助茯苓、沙参既利其湿，又泻其热，所以建功特神。惟是此药发汗，服此方后，即用当归补血汤数剂，以补气血，则自无太虚之患也。

此症用散癃汤亦佳。

● 散癃汤

茯苓一两　车前子三钱　肉桂二分　萆薢二钱　甘草一钱　黄柏　知母各一钱

水煎服。

阴痿门一则

人有交感之时，忽然阴痿不举，百计引之，终不能鼓勇而战，人以为命门火衰，谁知是心气之不足乎？凡入房久战不衰，乃相火充其力也。阴痿不举，自是命门火衰，何谓是心气不足？不知君火一动，相火翕然随之，君火旺而相火又复不衰，故能久战不泄。否则君火先衰，不能自主，相火即怂恿于其旁，而心中无刚强之意，包络亦何能自振乎？故治阴痿之病，必须上补心而下补肾，心肾两旺，后补命门之相火，始能起痿。方用起阴汤。

起阴汤

人参五钱　**白术**一两　**巴戟天**一两　**黄芪**五钱　**北五味子**一钱　**熟地**一两　**肉桂**一钱　**远志**一钱　**柏子仁**一钱　**山茱萸**三钱

水煎服。连服四剂而阳举矣，再服四剂而阳旺矣，再服四剂，必能久战不败。苟能长服至三月，如另换一人，不啻重坚一番骨，再造一人身也。

此方大补心肾之气，不十分去温命门之火，而火气自旺。世人不识补心以生火，则心气既衰，火旺则焚心矣；不识补肾以生火，则肾水既亏，而火旺则损肾矣。心焚而肾损，虽火旺何益乎？及足以烧干阴血，势必阳旺阴消，而不可救耳。

此症用济阳丸亦妙。

济阳丸

人参六两　黄芪半斤　鹿茸一个，酒浸切片，又切作小块，粉炒　龟膏半斤　人胞一个，火焙　麦冬四两　北五味一两　炒枣仁三两　远志二两　巴戟天半斤　肉桂三两　白术八两　菟丝子一斤　半夏一两　砂仁五钱　黄连八钱　神曲一两

各为末，蜜为丸，每日白滚水送下五钱，服一月阳举矣，且能善战。

痰证门十则

人有肠胃之间，沥沥有声，饮水更甚，吐痰如涌，人以为痰饮之病，谁知是胃气之虚乎？夫胃为水谷之海，饮食无不入于胃中，游溢精气，上输脾胃，下输膀胱，水精四布，五经并行，此胃气之旺而然也。倘胃气一虚，仅能消谷，不能消水，由是水入胃中，不存于胃而下流于肠，故沥沥有声也。其症初犹不觉，久之水之精华，变为混浊，遂成痰饮[①]，团聚于呼吸难到之处而上涌矣。然则痰之来也，由于胃气之虚，痰之成也，由于水气之盛。治痰必先消水，消水必先健胃，但徒补胃土，而胃气不能自旺。盖胃气之衰，由心包之气弱也，补胃土必须补心包之火耳。方用散痰汤。

散痰汤

白术三钱　**茯苓**五钱　**肉桂**五分　**陈皮**五分　**半夏**一钱　**薏仁**五钱　**山药**五钱　**人参**一钱

水煎服。

此方即二陈汤之变也。二陈汤止助胃以消痰，未若此方助心包以健胃。用肉桂者，不特助心包之火，且能引茯苓、白术入于膀胱，以分消其水湿之气，薏仁、山药又能燥脾，以泄其下流之水，水泻而痰涎无党，不化痰而化精矣，岂尚有痰饮之不愈哉！

此症用运痰汤亦效。

运痰汤

人参　半夏各三钱　茯苓一两　陈皮三分　益智仁五粒　肉桂一钱

水煎服。

人有水流胁下，咳唾引痛，吐痰甚多，不敢用力，人以为悬饮之病，谁知是胃气之怯乎？夫饮水宜入于肠，今入于胁，乃胃气之逆也。第胃不怯，则胃之气不逆，胃气旺而水怯，胃气怯而水旺。欲使水逆而归于顺，必使胃旺而后可导其水势之下行，提其胃气之上升，自然怯者不怯，逆者不逆也。方用弱痰汤。

弱痰汤

人参一钱　**茯苓**五钱　**荆芥**一钱　**薏仁**一两　**陈皮**五钱　**天花粉**三钱　**枳壳**三分　**白芥子**二钱

水煎服。

上能消膜膈之痰，下能逐肠胃之水，助气则气旺而水降矣。倘徒用消痰之药，不补其胃气之虚，则气降而水升，泛滥之祸不止矣。

此症用加味四君汤亦效。

加味四君汤

人参　白芍各三钱　白术　茯苓各五钱　陈皮五分　益智仁一钱　甘草三分

水煎服。

人有痰涎流溢于四肢，汗不出而身重，吐痰靡已，人以为溢饮之病，谁知是胃气之壅乎？夫天一生水，流灌无处不到，一有瘀蓄，则秽浊丛积，水道泛滥而横流旁溢矣。凡水必入胃，胃通而水何能积？惟胃土有壅滞，水不走膀胱而顺流，乃由胃而外渗于四肢，四肢无泄水之路，必化汗而出。然水能化汗，由于胃气之行也。今胃既壅阻，胃气不行，何能化汗，水又何从而出？身重者，正水湿之征也。四肢水湿不能出，自然上涌而吐痰矣。治法必顺其性，因势利导之，庶几泛滥之害可除。开胃土之壅，而膀胱小肠之水道自通。然土壅由于肝木之克，宣肝气之郁，补胃气之虚，胃壅可开矣。方用启闭汤。

启闭汤

白术三钱　**茯苓**五钱　**白芍**三钱　**柴胡**五分　**猪苓**一钱　**厚朴**一钱　**泽泻**一钱　**半夏**一钱

水煎服。连服四剂而痰消，再服四剂而身轻矣。

此方即四苓散之变也。加入柴、芍以舒肝，加入厚朴以行气，加入半夏以消痰，自然气行而水亦行，气化而痰亦化矣。

此症用白花饮亦佳。

白花饮

白术五钱　薏仁　茯苓各一两　甘草五分　天花粉三钱　柴胡一钱　枳壳五分

水煎服。

人有咳逆倚息短气，其形如肿，吐痰不已，胸膈饱闷，人以为支饮之症，谁知是胃气之逆乎？夫胃为水谷之海，宜顺不宜逆，顺则水化为精，逆则水化为痰。然逆有深浅之不同，逆浅而痰入于胸，逆深而痰入于膈。然而胃气之逆，致痰饮上行，竟入于胸膈之间，则其逆亦甚。而逆何以至此也？胃为肾之关，肾虚而气冲于胃，则胃失其启阖之权，关门不闭，反随肾气而上冲，肾挟胃中之痰而入于肺，肺得水气而侵，故现水肿之状，咳逆倚息之病生。其症似乎气之有余，而实气之不足，故短气而不可以接续也。治法转胃气之逆，而痰可降，补肾气之虚，而胃可顺矣。方用转胃汤。

转胃汤

山药一两　**薏仁**一两　**人参**一两　**白术**五钱　**牛膝**三钱　**附子**一分　**陈皮**三分　**苏子**二钱　**麦冬**一两　**白芥子**三钱

水煎服。一剂胃气平，二剂胃气转，三剂咳逆短气之症除，四剂全愈。

此方转胃为名，而实所以转肾气之逆也。肾逆而后胃逆，然则肾转正所以转胃也。此等之病，非此大剂，则胃之气必不能通于肾之中，而肾之气必不能归于肾之内，倘日日治痰，则耗损胃气，而肾气益逆，何日是降痰之时哉？势不至于死不已也。

此症用加味参术苓桂汤亦佳。

加味参术苓桂汤

人参　茯苓　麦冬　山药各五钱　白术一两　破故纸一钱　苏子　肉桂各一钱

水煎服。

人有终日吐痰，少用茶水则心下坚筑，短气恶水，人以为水在于心，谁知火郁于心乎？夫心属火，最恶者水也，若心气不虚，水之入胃，正足以养心，而水亦不敢直入以犯之。惟心气之虚，火先畏水，而水即乘其畏以相攻，火欲出而不得出，自郁于内而气不得宣，故筑动而短气，非气之真短也。火既与水相战，则水正火之仇也，伤水恶水又何疑乎？治法不可徒利乎水也，利水必先消痰，而消痰必至损胃，胃气损而心气愈虚，水与痰终难去也。必须补心以生胃，散郁以利水，则火气旺而水不能侵，自不至停于心下而变为湿痰也。方用胜水汤。

胜水汤

茯苓一两　**车前子**三钱　**人参**三钱　**远志**一钱　**甘草**三分　**菖蒲**一钱　**柴胡**一钱　**白术**一两　**陈皮**五分　**半夏**一钱

水煎服。一剂轻，二剂又轻，四剂全愈。

此方六君子之变也。补心散郁并而行之，心气健而火气自通，火气通而胃之气自旺，土旺自能制水，何畏于水之攻心哉！

此症用加减运痰汤亦效。

● **加减运痰汤**

人参三钱　茯神一两　益智仁一钱　菖蒲一钱　泽泻五钱　肉桂五分

水煎服。

人有口吐涎沫，渴欲饮水，然饮水又不能多，仍化为痰而吐出，人以为水之在肺也，谁知是肺气之热乎？夫肺主气，行营卫，布津液，周流于一身，不可停住者也。惟水邪入之，塞其气道，气凝不通，液聚不达，遂变为涎沫。而清肃之令失，肺乃生火以自焚，故引外水以救内火，然内火终非外水可息，外水亦非内火易消，故不化精津，仍变为痰涎而上吐也。治法清肺金之热，不取给于外水，则水不入肺，而涎沫可解。然肺金失清肃之令，不止水邪之故。盖水邪之入肺，因心火之克肺也。肺因火邪相侵，原思水以相济，水乃乘其渴而入之，故欲解肺金之热，必须清心火之炎。方用解炎汤。

解炎汤

黄连五分　**天花粉**二钱　**黄芩**一钱　**麦冬**一两　**茯苓**五钱　**桔梗**一钱　**甘草**三分　**陈皮**三分　**神曲**五分

水煎服。一剂渴解，二剂痰消，不必三剂。

此方清心肺之热，而痰气过升，亦非所宜。加入茯苓下行于膀胱，则火随水走，其势自顺，既能消痰，又能降火，何至肺气之壅塞乎？且此方虽消痰降火，不耗损肺金之气，此痰之所以易消，火之所以易降也。

此症用息沸饮亦佳。

● **息沸饮**

麦冬二钱　款冬花一钱　茯神二钱　甘草一钱　桔梗三钱　黄芩二钱　天花粉二钱　竹叶三十片

水煎服。

人有少气身重，日吐清水、清痰，人以为水在脾也，谁知是脾气之寒乎？夫脾为湿土，所恶者水，喜者火也。火衰则水旺，水旺则火衰，必然之理也。盖无火则土为寒土，水不能燥，而且有凝冻之忧。即有微火，仅可化水，而不能化津，但能变痰，而不能变液。且火既衰微，止可化上焦之水，不能解下焦之冻。此清痰、清水所以上吐而不下行也。湿流于四体，身安得不重乎？治法必须利水清痰，以燥脾土之气。然而脾中无火，虽脾土之衰，由于肾火之弱也。不补肾中之火，则釜下无薪，土如冰炭，安能大地阳回，变湿污之地为膏壤之区乎？故必须补肾火之旺，而土自燥，土燥而湿自除耳。方用燥土汤。

燥土汤

白术一两　**茯苓**一两　**肉桂**二钱　**人参**三钱　**破故纸**一钱　**山药**五钱　**芡实**五钱　**砂仁**三粒　**益智仁**一钱　**半夏**二钱

水煎服。

此方燥脾者居其七，燥肾者居其三，似乎仍重在补脾，而轻在补肾。不知脾喜燥，而肾恶燥，使燥肾之药太多，则肾先受损，何以益脾乎？此用药之妙于权衡也。

此症亦可用加减运痰汤。

● 加减运痰汤

人参　茯神各三钱　白术五钱　肉桂一钱　白豆蔻一枚　陈皮五分　神曲一钱　半夏一钱

水煎服。

人有痰气流行，胁下肢满，发嚏而痛，轻声吐痰，不敢重咯，此非水气在肝，乃郁气在肝也。夫肝藏血而不藏水，宜水之所不到。然而肝气郁则血不藏矣，血不藏而水乘隙而入肝，而肝终不藏水，水乃留伏于肝之外而不散。肝气本郁以招水，又因水而愈郁，肝气之逆可知矣。胁下正肝之部位，肝气已郁，即无水邪相犯，尚有胀急之症，水停胁下，安得不支满[②]乎？发嚏而痛者，以火郁未宣，得嚏则火欲出而不得出，因吊动作痛也。治法必须达肝气之郁，少佐以消痰分水之药，则随手奏功矣。方用开痰饮。

开痰饮

柴胡一钱 **半夏**一钱 **甘草**一钱 **炒栀子**一钱 **陈皮**一钱 **薄荷**一钱 **枳壳**三分 **苍术**二钱 **茯苓**五钱

水煎服。二剂肝气之郁舒，四剂胁满之痛去，不必五剂。

此方专解肝郁，郁舒火散，自不下克脾胃之土，上引痰涎之闭矣。宁尚有水停胁下，以增痛满者哉！

此症可用疏痰汤。

疏痰汤

白芍 茯神各五钱 甘草 神曲 半夏各一钱

水煎服。

人有水泛为痰，涎如清水，入水即化，人亦不知为肾中之痰，岂知肾寒而精变为痰乎？夫各经之痰，皆外水入而化痰，惟肾中之痰乃内水所成，故心肝脾肺之痰，可以用攻，而独治肾中之痰，必须用纯补之药，不可少间攻痰之味。盖肾中之痰，乃纯阴之水也，阴火非阳火不能摄。阳火者，水中之火也。阴水泛而火微，阳水旺而火伏，大补其水中之火，不必降痰而痰自降矣。方用八味地黄汤。

八味地黄汤

熟地一两 **山药**五钱 **山茱萸**五钱 **泽泻**三钱 **丹皮**三钱 **茯苓**一两 **肉桂**二钱 **附子**一钱

水煎服。一剂水泛为痰者立时即消。

天下治痰之捷效，未有胜于此方者也。然亦止可治肾寒而痰泛者，不可执此方以概治痰也。盖痰非肾泛，则痰为外邪，何可以治内痰者移而治外痰乎？惟真正是肾水上泛者，用此方实效应如响，然亦必须多用茯苓与熟地之分两相同，则肾水归源，而上、中、下三焦之湿气尽行消化，始无伏留之弊。万勿执定仲景夫子原方，谓茯苓不可多用，故又表而出之。

此症用复阴丹亦妙。

复阴丹

熟地一两 山茱萸五钱 芡实 山药各一两 肉桂一钱

水煎服。

人有吐痰纯是白沫，咳嗽不已，日轻夜重，人以为肺火之痰也，谁知肾热而火沸为痰乎？此等之痰，乃阴虚火动，大约成痨瘵者居多，即古之所谓吐白血也。其痰一似蟹涎，吐之不已，必色变如绿涕之色，即痨瘵之已成，而不可救疗者也。然而痨瘵而吐白沫，是肾绝之痰也。亦有未成痨瘵，与阴虚之火初动，而即成此痰，与痨瘵已成者尚有分别，何可置之不救！世人一味治痰，绝不识治肾中之阴，不变成痨瘵而不止。夫火沸为痰者，成于肾火之太旺，由于水衰之极也。肾可补不可泻，补肾水之衰，即所以泻肾火之旺，故用补阴之药以制阳，不可用泻阳之品以救阴也。倘见其肾火之旺，而轻用黄柏、知母，毋论火不可以骤息，痰不可以遽消，且击动其火，以变为痨瘵者比比也。治法但补水以逐痰，则痰消于乌有矣。方用定沸汤。

定沸汤

熟地二两　**山茱萸**一两　**麦冬**一两　**北五味**二钱　**茯苓**一两　**山药**一两　**玄参**一两　**白芥子**三钱

水煎服。连服二剂，火沸之痰不知其何以去也。此方宜连服十剂，不可见二剂之效便撤饮不服。

盖火沸之痰，实本于阴虚，而阴虚之火，非多服补阴之药，则阴不能大长，火不能急散也。病者以此方为续命之汤，医者以此方为夺命之剂，幸勿轻弃之也。

此症用归沫汤亦大妙。

● 归沫汤

熟地二两　山萸肉　玄参各一两　天冬　女贞子　生地　百合各三钱　款冬花一钱

水煎服。

【词解】

①痰饮：有广义和狭义之别，广义的痰饮分为痰饮、悬饮、溢饮、支饮四种类型。停留于胃肠者，称之痰饮；停留在两胁者，称之悬饮；溢于肌肤四肢者，称之溢饮；停留在胸膈者，称之支饮。四饮中的痰饮，为狭义痰饮，仅指饮停肠胃的病变。

②支满：胀满而有支撑感。

卷之十

鹤膝门二则

人有足胫渐细，足膝渐大，骨中酸疼，身渐瘦弱，人以为鹤膝之风，谁知水湿之入骨乎？夫骨最坚硬，湿邪似难深入，何竟入于膝乎？此因立而行房所成也。凡人行房，必劳其筋骨，至于精泄之后，则髓必空虚，髓空则骨空，邪即乘其虚空而直入矣。若膝则筋骨联接之处，骨静而膝动，动能变而静不能变也。不变者形消，能变者形大。但其病虽成于肾精之虚，而治病断不可单治其肾，因所犯者湿耳。湿乃阴邪，阴邪必须以阳气祛之。肾之精，阴水也。补精则精旺，阴与阴合，阴无争战之机，不战而邪何能去？故不当补精而当补气。方用蒸膝汤。

蒸膝汤

生黄芪八两　**金钗石斛**二两　**薏仁**二两　**肉桂**三钱

水煎二碗，先服一碗，即拥被而卧，觉身中有汗意，再服第二碗，必两足如火之热，切戒不可坐起，任其出汗，至汗出到涌泉之下，始可缓缓去被，否则万万不可去也。一剂病去大半，再剂病全愈。

此方补气未免太峻，然气不旺不能周遍于一身，虽用利湿健膝之药，终不能透入于邪所犯之处，而祛出之也。第大补其气，而不加肉桂之辛热，则寒湿裹住于膝中，亦不能斩关直入于骨髓而大发其汗也。至于绝不治风者，以此病原无风也。若作风治，愈耗其气，安得取效哉！

此症用加味芪桂汤亦妙。

加味芪桂汤

黄芪三两　肉桂三钱　破故纸二钱　牛膝三钱

水煎服。服必有大汗如雨，二服愈。

鹤膝之症有二，一本于水湿之入骨，一本于风湿之入骨也。前条乃言水湿入骨，未言风湿入骨之症。大约水湿之病，骨重难移；风湿之症，骨轻可走，至于酸痛则一也。虽然，酸痛亦有微别，水湿之痛在一处而不迁，风湿之痛移来移去而无定。治法不可徒治风湿也，用散膝汤治之。

散膝汤

黄芪五两　**防风**三钱　**肉桂**五钱　**茯苓**一两

水煎服。服后亦拥被而卧，听其出汗，不必惊惶，汗出愈多，去病愈速。

夫黄芪原畏防风，得防风而功更大。吾多用黄芪，正恐人之难受，加入防风，能于补中以行其气。得肉桂之辛散，引入阳气，直达于至阴之中。又得茯苓共入膀胱，利水湿之邪，内外兼攻，内既利水而外又出汗，何风湿之不解哉！惟是大汗淋漓，人恐有亡阳之惧，谁知用散药以出汗，若为可虑，今用黄芪补气以出汗，乃发邪汗而非损正汗也。邪汗能亡阳，正汗反能益阳耳，所以二剂而收全功也。

此症用薏术防桑汤亦效。

薏术防桑汤

防风三钱　桑叶二两　陈皮一钱　破故纸二钱　薏仁一两　白术一两

水煎服。亦必出大汗而愈，只消一剂也。

疠风门二则

人有头面身体先见红斑，后渐渐皮破流水成疮，以致须眉尽落，遍身腐烂，臭秽不堪，人以为大麻风也，谁知是火毒结成之病乎？大麻风之病，南粤甚多，以其地长蛇虫，热毒之气裹住于皮肤之间，湿蒸之气又藏遏于肌骨之内，故内外交迫，蕴结不能遽宣，反致由斑而破，由破而腐也。此系最恶之病，不特南粤多生此病也。盖毒气何地蔑有，湿热乃天地所成，正不可分南北也。治法必以解毒为先。然而近人元气虚者甚众，徒泻其毒，未必不先损其正，惟是补正又恐引邪入内，要当于补中散邪为妙。方用散疠汤。

散疠汤

苍术三钱　**熟地**一两　**玄参**一两　**苍耳子**三钱　**车前子**二钱　**金银花**二两　**薏仁**五钱

水煎服。连服十剂可半愈也。再服十剂，必全愈。

此方补肾健脾，又有散风、去湿、化毒之品，则攻补兼施，正旺而邪退也。倘纯用寒凉，或全用风药，鲜有奏功者矣。

此症用黄金汤亦效。

黄金汤

大黄五钱　金银花半斤

水煎汁三碗，分作三次服，一日服完，必然大泻恶粪，后单用金银花三两，连服十日全愈。

人有生大麻风者，不必尽在两粤之中，往往居于两粤之外而亦生者，人以火毒之入身也，谁知感酒湿之毒而成之者乎？夫酒气熏蒸，最能害人，或卧于酒槽之上，或坐于酒缸之边，皆能成病，大约多得之行房之后。盖行房泄精，则毛窍尽开，酒气易中，其病与大麻风无异。但两粤之病，必相传染于家人、父子之间，独感酒毒而成者，止在本人，而他人无恙也。治法虽泻火毒，仍须兼化酒毒为妙。方用解疠神丹。

解疠神丹

茯苓三钱　**白术**五钱　**薏仁**五钱　**黄连**一钱　**玄参**一两　**金银花**三两　**柞木枝**三钱

水煎服。连用十剂，未烂者可愈；已烂者，再服二十剂可愈也。

此方健脾去湿，化毒解酒，正气无伤，邪气易退，倘认疠风纯是火毒，单用祛毒、泻火之味，置酒湿于不问，非善治之法也。然酒湿之毒，何以别之？闻酒香而生憎，饮美酝而添疼，此乃感酒毒而成者也。倘若闻酒香而流涎，饮美酝而作痒者，非感酒毒，乃感火毒也。

此疠成于酒毒，亦可用黄金汤加柞木枝五钱，照前服之，得泻而愈。

遗尿门三则

人有夜卧遗尿者，其人畏寒喜热，面黄体怯，大便溏泄，小水必勤，人以为小肠之虚，谁知肾气之虚乎？夫肾与膀胱为表里，膀胱之开阖，乃肾主之也。盖膀胱奉令于肾，肾寒则膀胱自不尊肾之令，故肾不闭而膀胱亦不闭也。治法约肾之水而水寒，不若温肾之水而水缩也。方用温泉饮。

温泉饮

白术一两　**巴戟天**一两　**益智仁**三钱　**肉桂**一钱

水煎服。一剂即止遗，连服四剂，不再遗矣。

此方脾肾两补之法。肉桂温命门之寒，益智断膀胱之漏，且白术通腰脐之气，自然病与药宜。盖遗尿之病，虽成于肾寒，亦由腰脐之气不通，则水不走于小肠，而竟走于膀胱也。通其腰脐之气，则水迂回其途，自走小肠。小肠与心为表里，而心气能摄之而不遽遗也。且白术又上能补心之气，心气虚则水泻，心气旺而水又难泻矣。心肾交而泉温，亦心肾交而泉缩矣。

此症可用萸术益桂汤治之。

● 萸术益桂汤

山茱萸五钱　白术一两　肉桂一钱　益智仁一钱

水煎服。

人有年老遗尿者，不必夜卧而遗也，虽日间不睡而自遗，较前症更重，此命门寒极不能制水也。夫老人孤阳，何至寒极而自遗乎？盖人有偏阴偏阳之分，阳旺则有阴虚火动之忧，阳衰则有阴冷水沉之患。少年时，过泄其精，水去而火又何存？水火必两相制者也，火无水制则火上炎，水无火制则水下泄。老人寒极而遗，正坐水中之无火耳。惟是补老人之火，必须于水中补之，以老人火衰，而水亦不能甚旺也。方用八味地黄汤。

八味地黄汤

熟地一两　**山茱萸**一两　**山药**五钱　**茯苓**二钱　**泽泻**一钱　**丹皮**一钱　**附子**一钱　**肉桂**一钱

水煎服。连服二剂，溺即止矣，服十日全愈。

约照此方分两，修合丸散，每日服一两，永不再遗。

八味地黄汤正水中补火之圣药。水中火旺，则肾中阳气自能通于小肠之内，下达于膀胱。膀胱得肾之气，能开能合，一奉令于肾，何敢私自开关，听水之自出乎？气化能出，即气化能闭也。惟是八味汤中，茯苓、泽泻过于利水，老人少似非宜，丹皮清骨中之热，遗尿之病助热而不可助寒，故皆略减其分量，以制桂、附之横，斟酌得宜，愈见八味汤之妙。然此方但可加减，而不可去留，加减则奏功，去留则寡效也。

此症亦可用助老汤治之。

助老汤

熟地一两　山茱萸一两　益智一钱　肉桂二钱　远志一钱　炒枣仁五钱　人参三钱　北五味二钱

水煎服。

人有憎热喜寒，面红耳热，大便燥结，小便艰涩作痛，夜卧反至遗尿，人以为膀胱之热也，谁知是心火之炎亢乎？夫心与小肠为表里，心热而小肠亦热。然小肠主下行者也。因心火太盛，小肠之水不敢下行，反上走而顾心，及至夜卧，则心气趋于肾，小肠之水不能到肾，只可到膀胱，以膀胱与肾为表里，到膀胱即是到肾矣。然而膀胱见小肠之水，原欲趋肾，意不相合，且其火又盛，自能化气而外越，听其自行，全无约束，故遗尿而勿顾也。治法将泻膀胱，而膀胱无邪，将补膀胱，而膀胱又未损正。然则奈何？泻心火之有余，而遗尿自止矣。方用清心莲子饮加减治之。

清心莲子饮

茯苓三钱　**麦冬**三钱　**竹叶**三十片　**莲子心**三钱　**黄连**二钱　**白芍**五钱　**陈皮**五分　**丹皮**二钱　**天门冬**三钱　**紫菀**一钱　**玄参**三钱

水煎服。一剂少利，再剂大利，三剂全愈。

此方专清心火，不去止小肠之水，盖此等遗尿，愈止而愈遗也。

此症亦可用加减逍遥散治之。

● 加减逍遥散

茯苓　白芍　当归　车前子各五钱　山药　丹皮各三钱　柴胡　黄连各一钱　人参五分　陈皮三分　甘草五分

水煎服。

脱肛门二则

人有脱肛者，一至大便，则直肠脱下，而不肯收，久则涩痛，人以为肠虚下陷也，谁知阳气之衰，不能升提乎？夫脱肛之症，半成于脾泄，泄多则亡阴，阴亡必至下坠，而气亦下陷，肠中湿热之污秽，反不能速去为快，于是用力虚努，过于用力，直肠随努而下矣。迨至湿热之邪已尽，脱肛之病已成，必须升提阳气，佐之去湿去热之剂。然而，提气非用补气之药则气不易升，补气不用润肠之味则肛无难脱，要在兼用之为妙也。方用提肠汤。

提肠汤

人参三钱　**黄芪**五钱　**当归**三钱　**白芍**一两　**升麻**一钱　**茯苓**三钱

槐米一钱　**薏仁**五钱

水煎服。连服四剂，肛肠渐升而入。再服四剂，不再脱。

此方补气以升提，则气举于上焦，一身之滞气自散。润肠则肠滑，湿热自行矣。

此症亦可用加味补血汤。

● **加味补血汤**

黄芪　当归各五钱　升麻一钱　北五味子十粒

水煎服。连服十剂全愈。

人有不必大便而脱肛者，疼痛非常，人以为气虚下陷也，谁知大肠之火奔迫而出之乎？夫大肠属金，原属于肺，肺与大肠为表里，休戚相关。大肠不胜火气之炎烧，不得已欲求救于肺，而肺居膈上，远不可救，乃下走肛门，聊为避火之计。肛门既属于肺，大肠畏火，岂肛门独不畏火耶？况魄门与大肠，既有同气之好，祸难相救，宁忍坐弃，故以己之地方甘心让客，而己身越境，以避其气，此肛门、直肠所以脱出于粪门之外也。疼痛者，火焚被创，无水以养，故干燥而益疼也。此等之病，用升提之法，全然不效，反增其苦楚。盖升提之药，多是阳分之品，阳旺则阴虚，阴虚则火益胜，安有取效之日哉！治法宜急泻其肠中之火，火息而金自出矣。然而大肠之火不生于大肠也。胃火盛而大肠之火亦盛，肾水干而大肠之水亦干，单治大肠之火，而不泻胃中之火，单治大肠之水，而不益肾中之水，则大肠之水不生，而大肠之火亦不息，何以使大肠之气返于腹中，肛门之肠归于肠内哉！方用归肠汤。

归肠汤

玄参一两　**石膏**三钱　**熟地**一两　**丹皮**三钱　**当归**三钱　**地榆**三钱　**槐花**二钱　**荆芥**炒黑，三钱

水煎服。一剂痛安，再剂肠升，三剂全愈。

此方胃肾同治，兼去清大肠之火。水源不断，则火气自消，有不急返者乎？客去而主归，此必然之理也。

此症用榆地玄归汤亦效。

● **榆地玄归汤**

地榆三钱　当归一两　玄参一两　生地一两

水煎服。连用十剂全愈。

强阳不倒门二则

人有终日举阳，绝不肯倒，然一与女合，又立时泄精，精泄之后，随又兴起，人以为命门之火，谁知阴衰之极乎？夫阴阳原两相平者也。无阳则阴脱而精泄，无阴则阳孤而势举，二者皆能杀人。彼此相较，阴脱之症骤而死，阳孤之病缓而死。似乎骤而死者难治，缓而死者易医。而孰知阴脱之症，其阳不绝，补阳可以摄阴；阳孤之病，其阴已涸，补阴难以制阳。盖阳生阴甚速，阴接阳甚迟，故脱阴留阳者，往往可援，孤阳无阴者，每每不救耳。虽然，阴根于阳，补阳而阴可生，安在阳不根阴，而补阴即不能生阳乎？使强阳不倒之人，尚有一线之阴在，则阴必可续而可生，阴既生矣，则阳不为孤阳，阴日旺而阳日平，谁谓非死里求生之妙法乎？方用平阳汤。

平阳汤

玄参三两　**山茱萸**一两　**沙参**二两　**地骨皮**一两　**丹皮**一两

水煎服。连服二剂，而阳不甚举矣。又服四剂，阳又少衰矣。再服四剂，阳平如故。

此方纯是补阴之药，更能凉其骨中之髓。又恐过于纯阴，与阳有格格不入之意，复加入山茱萸，阴中有阳也，使其引阴入阳，以制其太刚之气，真善于制刚也。倘见其火旺之极，妄用黄柏、知母以寒凉折之，毋论水不可以灭火，反激动其龙雷之怒，阴不能入于阳之中，阳反离夫阴之外，有不至于死亡而不可得也。

此症亦可用济阳汤治之。

济阳汤

熟地二两　玄参　麦冬　沙参各一两

久服自安。

人有终日操心，勤于诵读，作文之时，刻苦搜索，及至入房，又复鼓勇酣战，遂至阳举不倒，胸中烦躁，口中作渴，两目红肿，饮之以水不解，人以为阳旺之极，谁知心肾二火之齐动乎？夫心肾无一刻不交，心交于肾，则肾火无飞腾之祸：肾交于心，则心火无亢烈之忧。若日劳其心，则心不交于肾；夜劳其肾，则肾亦不交于心。心肾不交，则水火无既济之好，觉一身上下，无非火气，于是心君失权，肾水无力，而命门之火与心包之火反相合而不相离，骨中髓动，髓海煎熬，肝中龙雷之火亦起而相应，三焦之火亦且附和，以助其炎上之势，火尽上升，阳无所寄，势不得不仍归于下，下又难藏，因走于宗筋阴器之间，阳乃作强而不可倒矣。此等之病，至危之症也，非迅解二火，阳何能倒。然解火又禁用寒凉以直折其火，盖二火乃虚火，而非实火。惟有引火归经，少用微寒之品，以退其浮游之火，则火自归源，而鲜决裂之虞。方用引火两安汤。

引火两安汤

玄参一两　**麦冬**二两　**丹皮**五钱　**沙参**一两　**黄连**一钱　**肉桂**一钱

水煎服。一剂而火少衰，二剂而阳乃倒矣。连服四剂，而火乃定。减黄连、肉桂各用三分，再服数剂，两火不再动矣。

此方补阴以退阳，补阴之中又无腻重之味，得黄连、肉桂同用，以交心肾，心肾合而水气生，水气生而火自解。况玄参、麦冬、沙参又是退火之味，仍是补水之品，所以能退其浮游之火，解其亢阳之祸也。

此症亦可用加减济心丹。

加减济心丹

人参　炒枣仁各五钱　熟地　玄参　麦冬　丹皮各一两　莲子心　茯苓各三钱

水煎服。四剂即安。

发斑门二则

人有身不发热，胸胁之间发出红斑，不啻如绛云一片，人以为心火热极，谁知胃火之郁极乎？夫胃火本宜炎上，何郁滞不宣？盖风寒外束之也。火欲外出，遇寒遏抑之则火不得出而内藏。然而火蕴结于胃中，终不能藏之也，于是外现于皮肤，发红云之斑矣。此时以凉药逆投之，则拂其热之性，而变为狂；以热药治之，则助其火之势，而增其横。必须以风药和解之为得，又不可竟用风药也。大约火旺者水必衰，不补其水，仅散其火，则胃中燥热何以解氛，不得风而愈扬乎？诚于水中散其火，则火得水而有制，水佐风而息炎，斑且消灭于乌有，断不至发汗亡阳，以成不可救之症也。方用消红汤。

消红汤

干葛二钱　**玄参**一两　**当归**一两　**芍药**五钱　**升麻**一钱　**生地**一两　**麦冬**一两　**甘草**一钱　**天花粉**二钱

水煎服。

此方补阴以制火，凉血以化斑，但用散而不用寒，但用和而不用战，自然郁宣而热减，水旺燥除，何斑之不尽消哉！

此症用散云汤亦神。

散云汤

葛根三钱　青蒿五钱　生地一两　玄参一两　升麻一钱　贝母三钱　麦冬五钱

水煎服。二剂愈。

人有满身发斑，非大块之红赤，不过细小之斑，密密排列，斑上皮肤时而作痒，时而作痛，人以肺火之盛也，谁知肺火之郁乎？盖肺主皮毛，肺气行而皮毛开，肺气郁而皮毛闭。其所以郁者，以心火刑金，外遇寒风之吹，肺火不得达于皮毛，而斑乃现矣。然则肺之生斑，仍是内热之故，治法仍宜泻火。然火郁于皮毛，不用解表，而骤用泻火之品，反能遏抑火气，不向外达反致内攻，势必至表症变为里症，尤可虞也。故必须散表之中，佐以消火，则散斑自速也。方用散斑饮。

散斑饮

玄参五钱　**升麻**二钱　**白芷**一钱　**荆芥**二钱　**甘草**一钱　**麦冬**五钱　**生地**一两　**黄连**一钱　**天花粉**三钱

水煎服。一剂斑消，二剂全消。

此方散多于清者，以清火则火愈郁，而气不宣，散风则风尽解，而火亦息也。

此症亦可用苏叶解斑汤。

苏叶解斑汤

苏叶三钱　生地三钱　麦冬五钱　甘草一钱　桔梗二钱　升麻一钱　贝母二钱　当归五钱

水煎服。二剂愈。

火丹门三则

人有身热之后，其身不凉，遍身俱红紫之色，名曰火丹，人以为热在胸膈，谁知热在皮肤乎？夫火丹似与发斑相同，何分二名？不知二病热虽相同，而症实各异。盖发斑者，红白相间也；火丹者，一身尽红也。发斑，热郁于内而发于外；火丹，热郁于外而趋于内。发于外者，有日散之机；趋于内者，有日深之势。故发斑之症轻，火丹之病重。然不知消火之法，轻者未必不变为重，苟知散郁之方，重者亦变为轻也。故治火丹之病，补其水之不足，散其火之有余，使火外出，不在内攻可也。方用消丹饮。

消丹饮

玄参三两　**升麻**二钱　**麦冬**一两　**桔梗**二钱　**生甘草**一钱

水煎服。一剂丹化，不必二剂。

此方用玄参解其浮游之火，以麦冬滋其肺金之气，用桔梗、升麻表散于毛窍之间，用甘草调和于脏腑、经络之内，引火外行，所以奏功神速耳。

此症亦可用防桔汤治之。

防桔汤

防风一钱　麦冬　玄参各一两　桔梗三钱　甘草一钱　天花粉二钱　黄芩二钱

水煎服。一剂轻，二剂愈。

人有赤白游风，往来不定，小儿最多此症，似乎发斑，但发斑有一定之根，赤白游风无一定之色，人以为三焦之实火，谁知是胃火之郁热乎？夫胃火不郁，必有发汗亡阳之祸，正惟火郁不宣，则热不在外而在内矣。然而火盛自必由内达外，而外又不可遽达，于是或发于此而移于彼，或现乎白而改乎红，竟无有定象耳。论其治法，自宜以清热为主，而清热必须凉血。然血寒则凝滞不行，虽血能止火，而终难散火，必须行血以舒热耳。方用清火消丹汤。

清火消丹汤

生地一两　**丹皮**三钱　**甘草**一钱　**玄参**三钱　**牛膝**二钱　**赤芍**三钱　**荆芥**二钱　**天花粉**一钱

水煎服。连服二剂而丹消矣，再服二剂全愈。

此方凉血而兼行血，清火而并散火，既无大寒之虞，自无甚热之虑，郁易开而火易达矣。

此症用荆芥祛风汤治之。

荆芥祛风汤

荆芥二钱　甘草一钱　半夏五分　麦冬五分　当归三钱　白芍三钱

水煎服。

人有满身发斑，色皆黄白，斑上有水流出，时而作疼，久之皮烂，人以为心肝二经之火，谁知脾肺之湿热乎？盖火丹原有二症，一赤火丹，一白火丹也。赤丹皮干，白丹皮湿，赤丹属心肝之火，白丹属脾肺之湿。然而热郁于皮毛，则赤白、干湿一也。夫湿从下受，其病宜在下身，何上身亦成黄白之丹乎？盖脾为肺之母，脾病子愿代母以受其苦，将湿气分散于皮毛，火热亦随之而外越，然而脾病，肺尚不至十分之切肤，所以湿热之邪，畏肺气之健，不敢径从皮毛而泄，反留恋于皮毛之中，而色乃外现黄白耳。治法利其水湿之气，解其火热之炎，仍从膀胱下走，皮毛正不必外逐也。盖湿热之盛，原在脾不在肺，母逐其仇，子有不随之而共逐者乎？所以祛其脾之湿热，而肺中之湿热不逐自散。方用除湿逐丹汤。

除湿逐丹汤

防风三分　**苍术**三钱　**赤茯苓**五钱　**陈皮**五分　**厚朴**一钱　**猪苓**一钱　**山栀子**三钱　**甘草**三分　**白术**三钱　**薄桂**三分

水煎服。连饮数剂，丹退而愈。

此方利水多于散火者，以湿重难消，水消则火亦易消也。

此症用桑白分解散亦效。

桑白分解散

薏仁二两　泽泻三钱　升麻一钱　天花粉三钱　桑白皮三钱　神曲三钱

水煎服。

离魂门一则

人有心肾两伤，一旦觉自己之身分而为两，他人未见，而已独见之，人以为离魂之症也，谁知心肾之不交乎？人身之心肾，无刻不交。心不交于肾，则梦不安；肾不交于心，则神发躁。然此犹心病而肾不病，肾病而心不病也。故梦虽不安，魂犹恋于心之中；神虽发躁，魂尚依于肾之内，魂欲离而不能离也。惟心肾之两亏，则肾之精不能交于心，而心之液不能交于肾，而魂乃离矣。虽然，魂藏于肝，未闻藏于心肾也。心肾亏而肝气未伤，则肝能藏魂，何便至于离哉！不知肝之母肾也，肝之子心也。肝居于心肾之间，肾亏则无水以生肝，而肝伤矣。心亏则无液以耗肝，而肝又伤矣。肝伤则血燥，血燥则魂不能藏，往来于心肾，母不能生，子不能养，魂安得不离哉！治法似宜大补其肝血，以引其魂之入肝矣。然而魂虽入肝，心肾未补，仍耗损肝木之气，魂即暂归而复离，必须兼补心肾之为得也。方用摄魂汤。

摄魂汤

生枣仁五钱　**麦冬**一两　**熟地**一两　**白芍**一两　**当归**五钱　**山茱萸**五钱　**人参**一两　**茯神**五钱　**远志**二钱　**巴戟天**五钱　**柏子仁**三钱　**白芥子**二钱

水煎服。一剂而魂合为一矣。连服数剂，不再离也。

此方心肝肾兼治，肾水润而肝不燥，肝血旺而心不枯，心欲交于肾，而肝通其气，肾欲交于心，而肝导其津，自然魂定而神安，神安而目一，不至有歧视之分也。

此症用合魂丹亦可治。

● 合魂丹

人参五钱　茯神三钱　炒枣仁一两　熟地二两　莲子心五钱　巴戟天一两

水煎服。一剂而魂合矣。

疰夏门二则

人有时值夏令，便觉身体昏倦，四肢无力，朝朝思睡，全无精神，脚酸腿软，人以为疰夏之病，谁知肾水之亏乏乎？夫夏令火炎，全藉借肾水之润，则五脏六腑得以灌注，不至有干燥之患。然而夏日正当水衰，人之肾水，未有全旺者也。凡人至夏，虽多困倦，但未若疰夏之甚。疰夏者，肾水亏乏，乃冬不藏精之故也。精不藏于冬，火难盛于夏，故困乏矣。虽然，夏令火胜，多伤脾胃，人之困乏，自是脾胃之气衰弱故也。与肾水似乎无涉，讵知肾中无水，不能分润于脾胃，则脾胃水干，何能制外火之旺乎？火无水制，脾胃受火之刑，则脾胃无津，仅可自顾，势难转输于手足，四肢无力，精神倦怠，亦其宜也。治法必须健脾开胃为主。脾健胃开，则所用饮食，自然变化精微，以生肾水，又得补肾之药，以蒸动脾肾之气，则水土不相克而相生，何虑疰夏之病哉！方用胜夏丹。

胜夏丹

白术二钱　**茯苓**二钱　**陈皮**三分　**人参**五分　**北五味子**三分　**熟地**五钱　**山茱萸**二钱　**神曲**三分　**白芥子**一钱　**山药**三钱　**芡实**三钱　**炒枣仁**一钱

水煎服。每日一剂，服十剂，精神焕发矣。再服十剂，身体健旺。

此方视之，若平平无奇，而轻重多寡，配合入妙，既无阳胜之虞，又无阴衰之弊，醒脾胃之气，生心肾之津，可久饵以取效，亦可近服以图功也。

此症用鼓神汤亦效。

● 鼓神汤

熟地　麦冬各五钱　白芍　地骨皮　沙参各二钱　甘草　贝母各三分　人参　神曲各五分　白术三钱　丹皮一钱

水煎服。日服一剂，服一月，精神自旺，不困倦矣。

人有三伏之时，悠悠忽忽，懒用饮馔，气力全无，少贪美味，腹中闷胀，少遇风凉，大便作泻，人以为疰夏之病，谁知脾气之困乏乎？夫人之先天乃肾，后天乃脾也。脾气健，则所用饮食自化精微，足以供肾水之不足。苟或春冬之际，先伤脾土，则土衰难以化物，所用饮食势必停住于胃中，肾水无脾土之资生，则肾气更涸，何能分布于筋骨？此精神气力之倦乏也。似乎治法宜急补其脾矣，然脾土非肾火不生，肾火非肾水不长，故补脾者，必须补肾中之水火也。方用八味丸。

八味丸

熟地八两　**山茱萸**四两　**山药**四两　**泽泻**　**丹皮**　**茯苓**各三两　**附子**一枚，甘草水制之　**肉桂**二两

蜜为丸。每日晚服八钱，服半月健饮，服一月饱闷除矣，服两月痊夏之病全愈。

夫肉桂补火，而六味丸则纯补水者也。补水之味多于补火，则火得水之益而不燥，土得火之利而不湿矣。此仍补先天以益后天之法也。

此症用健脾饮亦效。

● **健脾饮**

白术　葳蕤各五钱　茯苓　山茱萸　白芍各三钱　人参二钱　甘草五分　当归　牛膝　麦冬各三钱　北五味三分　肉桂一钱

水煎服。连服一月，精神自健。

脚气门一则

人两跗忽然红肿，因而发热，两胫俱浮，作疼作痛，人以为伤寒之病，谁知是脚气之症乎？夫伤寒症中原有脚气之门，然而脚气非伤寒也。脚气感染湿热，先从下受；伤寒感冒风寒，先从上受，故伤寒乃阳症，而脚气乃阴病也。夫湿热下感，宜从下治，若用风药散之，湿邪反致上犯，以风药多阳升之药也。阳升阴邪，一至犯心即死，非阴变阳之谓也。所以治脚气之病，断不可以伤寒法治之，宜下消其湿热，湿从下行，身热自解。方用消跗散。

消跗散

茯苓一两　**茵陈**一钱　**防己**一钱　**炒栀子**一钱　**薏仁**一两　**泽泻**三钱　**木瓜**一钱

水煎服。一剂小便利，二剂身热解，再用二剂而脚肿消，再服二剂全愈。

此方利小便之水，使湿热之气尽从膀胱下泄，总有邪气，无不尽散，不必又去散邪也。夫膀胱者，太阳之经也，风邪初入，多在膀胱，膀胱大利，邪又何居？况脚气原无风邪，不过膀胱气壅，下不行而上发热。今治下而下通，上何不通之有？上下气通，身热自解，一用风药，则引阴湿而入于阳分，反成不可治之症矣。散邪之药，断断不可用也。是以脚气之病，即生于冬月，尚不可用散邪之药，矧春、夏、秋之令哉！

此症用顺导汤亦佳。

顺导汤

茯苓　泽泻各五钱　肉桂三分　木瓜一钱　龙胆草一钱　车前子三钱

水煎服。

中邪门二则

人有无端见邪，口中大骂，以责自己，口吐顽涎，眼目上视，怒气勃勃，人不可犯，人以为中邪之病，谁知是中肝气之邪乎？夫邪各不同，大约不离五行者近是，而此病中邪，实中木气之邪也。但邪之中人，必乘人气之虚而入，倘人之肝气不虚，则木邪何从而入哉！故治木邪者，必须补正，正气旺而邪气难留也。虽然，邪气甚旺，一味补正，则邪且格拒而不许入。须于补正之中佐之祛邪之味，则邪自退舍，而正气日旺，邪不必争战而暗散矣。方用逐客汤。

逐客汤

柴胡二钱　**茯苓**五钱　**半夏**三钱　**白芍**一两　**炒栀子**三钱　**菖蒲**一钱　**枳壳**一钱　**神曲**三钱　**甘草**一钱　**白术**三钱　**白矾**二钱

水煎服。一剂神定，二剂怒平，三剂骂詈止，痰涎渐消，四剂全愈。

此方平肝气而泻火，补肝血而化痰，痰火既清，邪又何藏？况方中半是攻邪之药，木邪既旺，何敢争战乎？有弃之而去矣。

此症用定魂汤亦妙。

● **定魂汤**

白芍二两　炒栀子三钱　甘草一钱　半夏三钱　肉桂三分　枳壳一钱

水煎服。一剂而魂定矣。

人有猝然遇邪，一时卧倒，口吐痰涎，不能出声，发狂乱动，眼珠大红，面如火烧红色，发或上指，此中心气之邪也。夫心属火，邪中心，宜火邪之犯心也。然心君清净之宫，不可犯，邪一犯即死，断不能邪附于身，多延时日而不死者。此乃火邪犯膻中之府，非犯心君之脏也。第膻中为心君之相臣，邪入膻中，逼近于心，包络犯邪，心中惊战，谨闭其脏，何能颁发讨邪之令哉！为相臣者，惟恐贻害于心君，怒气填胸，上现于面，目眦尽裂，愤极而发乃上指，此邪激之使然也。虽然，邪之入也，膻中招之，不治膻中之虚，而惟泻火邪，则正气愈亏，邪氛益旺，非治法之善也。方用助腑祛除汤。

助腑祛除汤

人参五钱　**茯苓**三钱　**甘草**一钱　**生枣仁**三钱　**远志**二钱　**半夏**三钱　**黄连**二钱　**枳壳**一钱　**白薇**二钱　**白芥子**三钱

水煎服。二剂邪退。

此方助膻中之正气，益之泻火消痰之品，则邪不敌正，邪且自遁，消灭于无踪矣。

此症用凉心丹亦神。

● **凉心丹**

人参　茯苓　丹参各五钱　黄连　半夏各三钱　吴茱萸五分　菖蒲一钱　生姜五片　麦冬一两

水煎服。二剂即安。

中妖门二则

人有偶遇妖狐，岁久缠绵，不肯遽去，以致骨瘦形枯，与死为邻者，本难治疗，以妖狐惟盗人之精也。精为人生根本，根实先拨，仅存躯壳，安得久乎？虽然，狐媚之盗人精者，必使人昏迷而后取，是乘人梦中窃之也。苟用药得宜，尚可接续，以梦中窃盗，肾根未漓也。若大补病患之精，仍为狐媚所取，漏卮又何能补？必须用内外兼治之法，狐媚可祛也。内治方名为断媚汤。

断媚汤

巴戟天一两　**人参**一两　**熟地**一两　**山茱萸**五钱　**茯苓**五钱

水煎服。日日一剂。

外治方名为却媚丹。

却媚丹

花椒一钱　**生附子**三分　**麝香**一分　**砂仁**三粒　**细辛**三分　**瓜蒂**三枚　**三柰**一钱

各为细末，用蜜调。男搽阴茎头上，并根下，女搽阴门内外，狐见之必大骂而去，不敢再犯。一连七日敷之，若来即敷，其迹自断，而断媚汤必须服一二月也。

内治之药，不过补其心肾之亏，用外治方者，以狐媚迷人，先以唾送入人口，人咽其津，即刻昏迷，彼即乘人之迷，乃用舌战，人亦如梦非梦，听其口吮，乐甚而忘其泄精也。外治之药，皆狐媚所畏，吾即因其所恶而制之也。

此症用输精汤亦妙。

输精汤

熟地二两　巴戟天一两　肉苁蓉　麦冬各五钱　北五味一两

水煎服。服后童便漱口即去。

人有感遇蛇妖，绸缪缱绻[1]，数月之后，身体干枯，皮肤燥裂，宛如蛇皮之斑，此蛇祟也。蛇系至阴之物，能盗至阳之气。肺属气，肺气尽为蛇妖所吸，则肺气不能生津，津枯则肺无所养。皮毛者，肺之所主也，内既不能养肺，肺将何津以养皮毛乎？此燥裂如斑之形见也。治法必须补肺气之不足。然而补气益助邪之所喜，不若用解毒之药，入之健脾利水之中，则邪气易散，正气可回耳。方用逐蛇汤。

逐蛇汤

白芷一两　**白术**二两　**苍术**一两　**车前子**一两

水煎服。小便中必有黑气喷出，随溲而泄也。一连四服，则皮肤之斑少软。后以雄黄二两、白芷二两，各研细末，滚水煮数沸，乘热熏洗之。如是者三日，斑乃尽消。仍服逐蛇汤，四剂而愈。愈后，再用四君子汤加味治之。

加味四君子汤

人参三钱　**白术**一两　**生甘草**二钱　**茯苓**三钱　**麦冬**一两　**天门冬**五钱　**百合**一两　**沙参**五钱

水煎服。一月可复元也。否则，蛇毒虽解，羸弱之极恐变成痨瘵矣。或问服逐蛇汤，蛇妖禁不许服，奈何？不知蛇最惧者，白芷也。将前药在病患房中煎之，彼闻气而疾遁矣，何敢作祟乎？但煎药之时，不可令病人知道，备药之时，亦不可令一人知也，人苟不知，妖断断不觉耳。

此症用苍黄散亦神。

● 苍黄散

人参三钱　苍术　雄黄各一两

煎汤沐浴，数日即止祟。

【词解】

①绸缪缱绻（chóu móu qiǎn quǎn）：绸缪，情意殷切；缱绻，情意缠绵。形容男女的恋情缠绵而深厚。

中毒门二则

人有服砒霜之毒，疼痛欲死，苟不急救，必至腐肠烂胃，吐呕紫血而死。盖砒霜乃天生之石，未常经火煅炼，何以毒至如此？不知砒霜生于南岳之山，钟南方之火毒，又经火气，则其气大热，毒而加热，则酷烈之极，安得不杀人耶？且其性又善走下喉，必升降于肠胃之上下，肠薄皮穿，人乃死矣。天下毒药之横，莫此为甚。救法必须吐出其毒。然而虽经吐出，不能尽出其毒，必须用解毒之味。世人往往用羊血以吐之，亦有能生之者。但初下喉之人可救，食之多时，久入胃中，则无益矣。我有一方，得之异人所传，久暂皆可救。方名救死丹。

救死丹

生甘草二两　**瓜蒂**七个　**玄参**二两　**地榆**五钱

水煎服。一下喉即吐，再煎渣服之，又吐，砒霜之毒必然全解。

甘草最善解毒，得瓜蒂必上涌而吐，砒霜原能上升，故引之而尽出也。然而砒霜又善下行，得玄参、地榆最解大肠之火毒，砒之大毒从上而出，走下者不过余毒耳。又得玄参、地榆而解之，则上下共相解氛，毒何能施其燥烈之虐哉！况玄参、地榆俱是润中解毒，所以能制其酷也。大约此方用之，十人中断可救八人。惟服下不能吐者，此肠胃已坏，不可救矣，非药之无效也，幸人急救之可耳。倘药不及煎饮，于饭锅中煮前药汁灌之，庶不致因循失救也。

此症用苦参汤救之亦神妙。

苦参汤

苦参二两

煎汤一碗，一气服之，即大吐而愈。

人有服断肠草者，初则胸前隐隐作疼，久则气不能通，及至腹痛，大小便俱不能出而死。夫断肠草即钩吻也，至阴之物，状似黄精，但叶有毛钩子二个。此物最善闭气，犹能使血不行动，气血闭塞，故尔人死，非肠果能断也。闽广之间，多生此物。妇女小忿，往往短见，偷食觅死如饴，取其不大痛楚也。世亦以羊血灌之，得吐则生。然亦有服羊血不肯吐者，往往不救。不知断肠之草，杀人甚缓，苟用解毒通利之药，无不生者，不比砒毒酷烈。方用通肠解毒汤救之。

通肠解毒汤

生甘草一两　**大黄**一两　**金银花**一两

水煎服。一泻而愈，不必二剂。

此方用金银花、生甘草以解其毒，用大黄迅逐以通其气，毒解气通，断肠之草何能作祟哉！

此症用白矾汤亦神。

● 白矾汤

白芍三两　白矾五钱　当归　丹皮各一两　柴胡三钱　附子一钱

水煎服。一剂气通即愈。

肠鸣门一则

人有肠中自鸣，终日不已，嗳气吞酸，无有休歇，人以为脾气之虚也，谁知是肝气之旺乎？夫肝木不郁，则脾气得舒，肠亦安然输挽，顺流而下，何至动不平之鸣耶？惟肝木克脾土，则土气不能伸，而肠乃鸣矣。盖坤道主安宁者也，惟地中有风震动之，声出如霆如雷，非明验乎？故治肠鸣之病，不必治肠，治脾土而已。亦不必专治脾土，治肝木而已。肝木之风静，脾土之气自静也。方用安土汤。

安土汤

白芍一两　**白术**一两　**柴胡**一钱　**茯苓**三钱　**甘草**一钱　**苍术**二钱　**神曲**二钱　**炮姜**一钱

水煎服。一剂少止，二剂全止，不必三剂。

此方脾肝同治之法。肝平而脾气得养矣，脾安而肠气得通矣。不必止鸣而鸣自止者，妙在行肝气之郁居多，所以奏功特神耳。

此症用香栀平肝饮亦佳。

香栀平肝饮

炒栀子三钱　茯苓　白芍　白术各五钱　陈皮　甘草各一钱　香附二钱

水煎服。

自笑门附自哭三则

人有无端大笑不止，或背人处自笑，异于平素者，人以为心家有邪热也，谁知心包之火盛乎？其状绝似有祟凭之，孰知绝非祟也。倘祟凭其身，必有奇异之征，不止一自笑而已。膻中为心之相，过热则权门威赫，妄大自尊，纵欲穷奢，无所不至，随地快心，逢人适意，及其后，有不必喜而亦喜，不可乐而亦乐，是岂相臣之素志，亦权大威倾，势驱习移而然也。膻中火盛，发而自笑，正相仿佛耳。治法惟泻心包之火，笑自止矣。方用止笑丹。

止笑丹

生枣仁三钱　**黄连**二钱　**犀角屑**五分　**丹砂末**一钱　**丹皮**三钱　**生甘草**一钱　**麦冬**三钱　**茯神**三钱　**丹参**二钱　**天花粉**二钱

水煎服。一剂笑可止，二剂笑全止，三剂全愈。

此方泻心包之火，仍是安心君之药。盖心中清明，包络自不敢有背主私喜之事，故安心正所以安心包也。

此症用蒲柏饮亦效。

蒲柏饮

菖蒲一钱　玄参　麦冬各一两　柏子仁三钱　贝母一钱

水煎服。四剂愈。

人有笑哭不常，忽而自哭，忽而自笑，人以为鬼祟也，谁知积痰类祟乎？夫心虚则不能自主，或哭或笑之病生。盖心气虚而不能生胃，而胃气亦虚矣。胃气既虚，水谷入胃，不化精而化痰，痰将何往？势必仍留于胃中，胃苦痰湿之荡漾，必取心火之气以相资，而心虚不能生土，痰即乘势入于心宫，心恶痰之相犯，坚闭不纳，又恐胃土之沉沦，故心痗而作痛也。痛至则哭，痛失则笑，何祟之有？治法以化痰之药动其吐，痰出而哭与笑皆愈矣。方用。

茯苓五钱　**白术**五钱　**甘草**三钱　**陈皮**三钱　**半夏**三钱　**竹沥**二合

水五碗，煎三碗，顿服之，以鹅翎扫其咽喉，必吐痰升许而愈。

盖痰在上焦，非吐则痰不能出，非用二陈汤为吐药，则旧疾虽出，新痰又积，笑哭正无止期。惟用二陈汤为吐药，则新旧之病一治而永愈也。

此症用加味参茯饮亦效。

加味参茯饮

人参　茯苓各五钱　半夏三钱　天花粉三钱　甘草一钱　竹沥二合　附子一片

水煎服。

人有无故自悲，涕泣不止，人以为魅凭之也，谁知为脏燥之故乎？夫脏燥者，肺燥也。《内经》曰：悲属肺，肺之志为悲。又曰：精气并于肺则悲。是悲泣者，肺主之也。肺经虚则肺气干燥，无所滋润，哀伤欲哭之象生。自悲出涕者，明是肺气之匮乏也。肺虚补肺，又何疑乎？然而肺乃娇脏，补肺而肺不能遽受益也，必须补其肺金之母，土旺而金自旺矣。虚则补母，正善于补肺耳。方用转愉汤。

转愉汤

人参三钱　**甘草**二钱　**小麦**五钱　**大枣**十枚　**白术**五钱　**茯神**三钱

水煎服。十剂全愈。

此方用参、术、茯、甘补脾土也，土旺而肺金安有再弱之理？惟肺燥善悲，不润肺解燥，反助土生火，不益增其燥乎？不知助土生火，正助金以生气也，气旺而肺之燥自解。大麦成于麦秋，有秋金之气焉。入于参、术、苓、甘之内，全无真火之气，所以相济而成功也。

此症用加味参术汤妙。

● **加味参术汤**

人参　天花粉　生地各五钱　白术　麦冬各一两

水煎服。

恼怒门二则

人有少逢拂意之事，便觉怒气填胸，不能自遣，嗔恼不已，人以为肝气之逆也，谁知肝血之少乎？夫肝性急，宜顺不宜逆，恼怒之事，正拂抑之事也。拂抑必致动怒，怒极必致伤肝，轻则飧泄[①]，重则呕血者甚多。然此乃猝然而至，肝经因怒而成病者也。若肝血少者，不必有可怒之事而遇之大怒，不必有可恼之人而见之甚恼。盖血少则肝燥，肝燥则气逆也。故同一气恼之症，须分虚实以治之。前症乃实，后症乃虚也。虽然，实者火实，非血之实也；虚者血虚，非火之虚也。所以虚实之症，前后若有异，治虚、治实之法，实彼此无有殊耳。方用解怒补肝汤。

解怒补肝汤

白芍一两　**当归**五钱　**泽泻**一钱　**柴胡**一钱　**荆芥**一钱　**甘草**一钱　**枳壳**三分　**丹皮**三钱　**天花粉**二钱

水煎服。一剂气平，连服数剂，自然不易怒也。

此方全是平肝之药，非泻肝之品也。肝得补而血生，郁得血而易散，肝气不郁，恼怒何能动乎？即或天性多乖，平时无病，尚多气恼，安得恼怒之不生哉！然多服此药，亦可免呕血、飧泄之症也。

此症用加味归芍汤亦效。

● **加味归芍汤**

当归　白芍各一两　生地　麦冬各五钱　天花粉　炒栀子各二钱

水煎服。

人有晨夕之间，时多怒气，不必有可怒之事而心烦意躁，不能自遣，至夜则口干舌燥，止有一更睡熟，余则终夜常醒，人以为肝血之少也，谁知是肾水之匮涸乎？夫肝为肾子，肝子不足，由于肾母之不足也。盖肝属木，而木必得水以灌溉，则枝叶敷荣。今肾水日日耗去，肾且自顾不遑，则肝木零仃，势所不免，况有境遇之拂抑，自然肝益加燥，无津液以养心，此卧之所以不安也。治法必须大滋肾水，甘霖大降，则田畴沈渥，槁者立苏，萌芽条达，无非快心之景也。自然心火取给于肾，肾水足济夫心，而肝木之气，往来相通，而顺适矣。方用润肝汤。

润肝汤

熟地一两　**山茱萸**四钱　**白芍**五钱　**当归**五钱　**五味子**一钱　**玄参**三钱　**丹皮**三钱　**炒栀子**一钱

水煎服。十剂夜卧安，又十剂而怒气息，又十剂，虽遇可怒之事亦且不怒矣。

是方补肾者六，补肝者四也。绝不去治心，而心气自交于肾者，因肾水之足，则心不畏木火之炎，可通其交肾之路也。

此症用萸芍熟地汤亦效。

● **萸芍熟地汤**

熟地二两　山茱萸一两　白芍一两

水煎服。

【词解】

①飧泄（sūn xiè）：泻下大便清稀，完谷不化。

喑哑门一则

人有口渴之极，快饮凉水，忽然喑哑，不能出声，人以为心火亢热也，谁知肺气之闭乎？夫肺主气，气通则声音响亮，气塞则声音喑哑。盖肺属金，金实则不鸣耳。但肺金最恶心火，火来刑金，宜为金之所畏，金不敢出声，理也。何得水而反闭耶？不知水来克火，则火必为水所克，金虽幸水之克火，犹恐火之刑金，肺气随水气而下降，金沉于水底，何能自鸣耶？此种喑哑，乃水抑肺气而不升，非肺气之自败。治法宣扬肺气，分消其水湿，不治喑哑，而喑哑自鸣矣。方用发声汤。

发声汤

枇杷叶五片　**贝母**二钱　**茯苓**五钱　**百部**一钱　**苏叶**一钱　**麦冬**三钱　**甘草**一钱　**玄参**五钱　**桑白皮**三钱

水煎服。一剂声少出，再剂声大出矣，三剂全愈。

此方宣通肺气，则肺气自扬。分消水势则火气自降。火降水消，金无所畏，肺亦何所顾忌而不鸣哉！

此症亦可用冬茯苏贝汤。

● 冬茯苏贝汤

苏叶三钱　麦冬二两　贝母三钱　茯苓五钱

水煎服。二剂而声出。

瘟疫门一则

世有城市之中，乡村镇店之处，传染瘟疫，多至死亡。其症必头痛眩晕，胸膈膨胀，口吐黄痰，鼻流浊水，或身发红斑，或发如焦黑，或呕涎如红血，或腹大如圆箕，或舌烂头大，或胁痛心疼，种种不一，象形而名，人以为天灾流行，谁知皆人事召之也。此症虽奇奇怪怪，不可执一而论，然皆火热之毒不宣，郁而成之耳。盖火性炎上，郁则火气不伸，拂抑其性，蕴藏于腹中，所以大闭作热，热闭成毒，其由来者，非一日也。治法自宜大泻其火毒，以快泄其郁闷之气。第泻火之药，未有不大寒者也，不先用表散之味，遽用寒凉，火转闭塞而不得达，适所以害之也。故必须于散中用泻，则疫去如扫耳。方用散瘟汤。

散瘟汤

荆芥三钱　**石膏**五钱　**玄参**一两　**天花粉**三钱　**生甘草**一钱　**黄芩**二钱　**陈皮**一钱　**麦芽**二钱　**神曲**三钱　**茯苓**五钱

水煎服。一剂病轻，二剂病又轻，三剂全愈。此方泻肺胃之火者，以瘟疫之热，多是二经之火也。用荆芥以助石膏、黄芩，泻火而又散火也，火散则热发于外矣，火泻则毒化于内矣，火解毒消，瘟神疫鬼何能作祟哉!

余又闻南阳张真人之教，谓瘟疫自来无方，然方亦可豫定，以瘟病皆热症也。去火退热，解邪逐秽，未尝不可于难定之中以定一可救之剂也。方用南阳张真人方。

南阳张真人方

大黄一钱　**荆芥**一钱　**生甘草**一钱　**柴胡**　**苍术**　**川芎**各一钱　**白芷**五分

水二碗，煎八分。一剂回春。

此方较散瘟汤少异，然散火为主，其意正同。瘟疫治法，不可拘执，又志此方于后，以便治疫者之采择也。

伯高太师，别号怀真子，传铎元天苦救汤，治前瘟疫亦甚效，并附于后：

元天苦救汤

苦参五钱　**元参**一两　**天花粉**五钱

三味水煎服。服一剂必无性命之忧。

又云：偶传瘟疫，眼角忽然大肿，身子骤发寒热，喉咙大胀作痛，数日之后，即鼻中出血，口出狂言，见人骂詈，发渴，若饮之水，则又泻痢不止，不过半月，其人即亡。一见眼角发肿，即用七星汤治之，二剂即愈。若至泻痢，此方不可救矣。方另用加味术苓汤救之，痢止则生，否则不救。宁传方以防疫，不可有疫而无方，故罄述之，不敢隐也。二方载后。

七星汤： 治传染瘟疫，眼角忽然大肿，身骤发寒热，喉咙大胀作痛，骂詈发渴。

玄参　**麦冬**各一两　**天花粉**三钱　**甘草**一钱　**荆芥**二钱　**神曲**一钱　**桔梗**二钱

水煎服。若鼻中出血，加犀角一钱，切不可用升麻代之，宁用黄芩一二钱。

加味术苓汤： 治前症瘟疫，鼻中出血后饮水泻痢。

白术五钱　**茯苓**一两　**贯众**一两　**甘草**二钱　**车前子**五钱

水煎服。痢止则生，否则不救。

种嗣门四则

男子有交感之时，妇人正在兴浓，而男子先痿，阳事不坚，精难射远，人以为命门之火衰也，谁知阳气之大虚乎？夫气旺则阳旺，气衰则阳衰。此气也乃五脏之真气，非止命门之火也。盖命门原有先天之火气，然非五脏后天之气不能生。世人戕贼五脏，因而命门之火气不旺，随五脏之真气而消磨矣，又安能助命门之火乎？此所以半涂先痿也。治法似宜急补五脏之阳气也。然而五脏不必全补也，但补其脾肾之气，若心、若肝、若肺之气自旺，五脏气旺，而命门之火欲不旺得乎？方用助气仙丹。

助气仙丹

人参五钱　**黄芪**一两　**当归**三钱　**茯苓**二钱　**白术**一两　**破故纸**三钱　**杜仲**五钱　**山药**三钱

水煎服。连服四剂气旺，再服四剂气大旺，自然久战，可以壮阳，泄精可以射远，玉燕投怀矣。

此方补气，绝不补阴，以病成于阳衰，则阴气必旺。若兼去滋阴，则阳气无偏胜之快矣。方又不去助火，盖气盛则火自生，若兼去补火，则阳过于胜而火炎，复恐有亢烈之忧，反不种子矣，此立方之所以妙也。

此症用火龙丹长服亦佳。

● 火龙丹

人参五两　白术五两　巴戟天　杜仲　菟丝子　麦冬各五两　肉苁蓉一大枚　破故纸　远志　肉桂各二两　黄芪八两　当归三两　北五味一两

各为末，蜜为丸。每日酒送五钱。服一月即阳举，可以久战矣。

男子有泄精之时，止有一二点之精，此等之人，亦不能生子，人以为肾水之亏，谁知是天分之薄乎？夫精少之人，身必壮健，予谓天分之薄，谁其信之？殊不知精少者，则精不能尽射于子宫，得天之厚者，果如此乎？天既予人以薄，医欲逆天而予人以厚，似乎不可得之数矣，然天心仁爱，人苟有迁善之心，医即有种子之法。盖精少者，虽属之于天，未必不成之于人也。恃强而好用其力，若思而过劳其心，多食而反伤其胃，皆足以耗精也。苟能淡漠以死其心，节少以养其胃，益之补精添髓之方，安在精少者不可以多生乎？铎得逢异人秘传，实有添精神术，今著书至此，不敢隐忍不传，传之以救万世无子之人也。方用生髓育麟丹。

生髓育麟丹

人参六两　**山茱萸**十两　**熟地**一斤　**桑椹**干者，一斤　**鹿茸**一对　**龟胶**八两　**鱼鳔**四两　**菟丝子**四两　**山药**十两　**当归**五两　**麦冬**六两　**北五味**三两　**肉苁蓉**六两　**人胞**二个　**柏子仁**二两　**枸杞子**八两

各为细末，蜜捣成丸。每日早晚时用白滚水送下五钱。服三月，精多且阳亦坚，安有不种子者哉！

此方妙在纯用填精益髓之味，又无金石之犯，可以久服而无害，不特种子而得八元，兼可延龄而至百岁，即名为百岁丹，何不可者？

此症用添精嗣续丸，长服亦甚佳。

● **添精嗣续丸**

人参　鹿角胶　龟板胶　山药　枸杞子各六两　山茱萸肉　麦冬　菟丝子　肉苁蓉各五两　熟地黄　鱼鳔炒　巴戟天各八两　北五味一两　柏子仁三两　肉桂一两

各为末，将胶酒化入之，为丸。每日服八钱。服二月，多精而可孕矣。

男子有精力甚健，入房甚久，泄精之时，如热汤浇入子宫，妇人受之，必然吃惊。反不生育者，人以为久战之故，使妇女兴阑，以致子宫谨闭，精不得入，孰知不然。夫胎胞居于心肾之间，喜温不喜寒，然过寒则阴凝，而胎胞不纳；过热则阳亢，而胎胞难受。交感之际，妇人胎胞之口未有不启，安有茹而吐之乎？惟是过于太热，则口欲闭而不能中，欲受而不得，势不得不弃之于外，以享其清凉之快矣。是以妇人坐娠数十日经来者，正坐于受胎而复堕，非外因之伤，乃精热之自难存养也。然则欲胎气之永固，似宜泻火之有余矣。而火不可泻，泻火必致伤胃，反无生气，何以种玉乎？治法但补其肾中之水，使水旺而火自平。方用平火散。

平火散

熟地一两　**玄参**五钱　**麦冬**三钱　**生地**二钱　**丹皮**二钱　**山药**三钱　**金钗石斛**三钱　**沙参**三钱

水煎服。连服十剂，精不过热，与妇女交接，便可受胎，且庆永安也。

此方补阴而无大寒之虞，泻火而有生阴之妙，无事解氛，自获退炎之益，宜男之道，即在于斯。何必加知母、黄柏大苦寒之药以求奏效哉！

此症用镇阳丸长服亦佳。

● **镇阳丸**

熟地八两　生地　茯苓　麦冬　山药　地骨皮　沙参各四两　牛膝　天门冬　车前子各二两　玄参八两

各为末，蜜为丸。每日白滚水送下五钱。服一月而精温和，可以纳矣。

男子有泄精之时，寒气逼人，自难得子，人以为命门之火衰极，谁知心包之火不能助之耶？盖命门之火生于下，必得心包之上火相济，则上下相资，温和之气充溢于骨髓之中，始能泄精之时，无非生气。倘命门有火以兴阳，而心包无火以济水，则命门之气散，安能鼓其余火，发扬于精管之中哉！世人治法但去助命门之火，不去益心包之焰，则精寒不能骤复，必难受胎矣。方用温精毓子丹。

温精毓子丹

人参二两　**肉桂**一两　**五味子**一两　**菟丝子**三两　**白术**五两　**黄芪**半斤　**当归**三两　**远志**二两　**炒枣仁**三两　**山茱萸**三两　**鹿茸**一对　**肉苁蓉**三两　**破故纸**三两　**茯神**二两　**柏子仁**一两　**砂仁**五钱　**肉果**一两

各为末，蜜为丸。每日酒送一两。服一料，精变为温矣。

夫无子因于精寒，今精寒易为精热，安有罴熊之无梦者乎？况此温中有补，虽助心包之炎，仍是益命门之气，二火同温，阳春遍体，谓不能生子者，吾不信也。

此症用胜寒延嗣丹长服亦效。

胜寒延嗣丹

人参六两　白术　黄芪　菟丝子　巴戟天　鹿角胶　淫羊藿各八两　附子一个　茯苓　炒枣仁各四两　山药六两　远志　肉桂各二两　炙甘草一两　广木香五钱　肉苁蓉一大枚

各为末，蜜为丸。每日早晚各服三钱。服两月，精热而孕矣。附子，用生甘草三钱煮汤一碗，泡透切片，微炒熟。

卷之十一

妇人科

带门二则

妇人有终年累月下流白物，如涕如唾，不能禁止，甚则臭秽，所谓白带也。夫带是湿病，以带名者，因妇人有带脉不能约束，故以带名之。带脉通于任、督之脉，任、督病而带脉亦病。带脉者，所以束带胎之系也。妇人无此，则难以系胎，故带脉弱而胎易堕，若损伤带脉，则胎必不牢。然带脉损伤，非独跌、闪、挫、气也，行房过于纵送，饮酒出于颠狂，虽无疼痛之苦，其中暗耗，则白物自下。故带病尼师、寡妇、出嫁之女多，处子在阁，未破瓜之女少也。然室女天禀虚弱者，亦有此病。况加之脾气之虚，肝气之郁，湿气之侵，火气之逼，安得不患此症哉！夫湿盛火衰，肝郁脾虚，则脾土受伤，湿土之气下陷，是以脾精不守，不能化为荣血，变成白滑之物，由阴门直下，欲自禁止而不可得也。治法宜大补脾胃之气，少佐之舒郁之味，使风水不闭塞于地中，则地气自升腾于天上，脾气健而湿气自消。方用完带汤。

完带汤

白术一两　**苍术**三钱　**甘草**一钱　**车前子**三钱　**山药**一两　**陈皮**五分　**人参**二钱　**白芍**五钱　**柴胡**六分　**荆芥**五分　**半夏**一钱

水煎服。二剂轻，四剂止，六剂全愈。

此方脾、胃、肝三经同治之法。寓补于升，寄消于散。开提肝木之气，则肝血不燥，何致下克于脾土？补益脾土之元，则脾经不湿，何难分消夫水气？至于补脾而兼补胃者，脾胃表里也，脾非胃气之强，则脾不能旺，补胃正所以补脾耳。

此症用束带汤亦效。

● **束带汤**

鸡冠花一两　鲜鸡冠花三两　白术一两

水煎服，二剂即愈。

妇人有带下色红者，似血非血，所谓赤带也。赤带亦湿病，火热之故也。惟是带脉系于腰脐之间，近于至阴之地，不宜有火。不知带脉不通肾而通肝，妇人忧思以伤脾，又加郁怒以伤肝，于是肝火内炽，下克脾土。而脾土不能运化湿热之气，蕴结于带脉之间，肝火焚烧，肝血不藏，亦渗入于带脉之内，带脉因脾气之伤，约束无力，湿热之气随气下陷，同血俱下。观其形象，似血非血，其实血与湿俱不能两分之也。世人以赤带属之心火者，误耳。治法清肝中之火，扶其脾气，则赤淋庶几少愈乎？方用清肝止淋汤。

清肝止淋汤

芍药一两　**当归**一两　**阿胶**三钱　**生地**五钱　**丹皮**三钱　**黄柏**一钱　**牛膝**二钱　**黑豆**一两　**香附**一钱　**红枣**十枚

水煎服。一剂少止，二剂又少止，四剂全止，十剂不再发。

此方但去补肝之血，全不利脾之湿者，以赤带之病，火重而湿轻也。夫火之所以旺者，由于血之衰也。补血足以制火矣。且水与血合成赤带，竟不能辨其是湿而非湿，则湿尽化为血矣，所以治血可也，何必利湿哉！此方纯治血，少加清火之味，故奏功独奇。倘一利其湿，反引火下行，转难遽效耳。或问先前言助其脾土，今但补肝木之血，绝不补脾土之气，何也？不知用芍药以平肝，则肝气得舒，自不去克脾土，是补肝正所以扶脾，何必加人参、黄芪、白术之多事哉！

此症用黄白牛车散亦效。

● **黄白牛车散**

牛膝一两　车前子三钱　黄柏二钱　白芍一两

水煎服。四剂愈。

血枯门二则

妇人有年未至七七之期，经水先断者，人以为血枯经闭，谁知是心、肝、脾之气郁乎？人若血枯，安能久延人世，医见其经水不行，谓其血枯，其实非血枯，乃血闭也。且经水非血也，乃天一之水，出之肾经之中，至阴之精，而有至阳之气，故其色红赤，似血而非血也。世人以经水为血，此千古之误。倘果是血，何不名之曰血水。古昔至圣创呼经水者，以出于肾经，故以经名之。然则经水早断，似乎肾水之衰涸，吾以为心、肝、脾之气郁者何？盖肾水之生，不由于三经而肾水之化，实关于三经也。肾非肝气之相通，则肾气不能开；肾非心气之相交，则肾气不能上；肾非脾气之相养，则肾气不能成。倘三经有一经之郁，则气不入于肾之中，肾之气即闭塞而不宣。况三经齐郁，纵肾水真足，尚有格格难出之状，而肾气原虚，何以嫞精盈满，化经水而外泄耶？此经之所以闭，有似乎血枯耳。治之法必须散三经之郁，大补其肾，补肾之中，仍补其三经之气，则精溢而经自通也。方用溢经汤。

溢经汤

熟地一两　**白术**一两　**山药**五钱　**生枣仁**三钱　**白芍**三钱　**当归**五钱　**丹皮**二钱　**沙参**三钱　**柴胡**一钱　**杜仲**一钱　**人参**二钱

水煎服。连服八剂而经通矣。服一月人健，不再经闭，兼易受孕。

此方心、肝、脾、肾四经同治之药，补以通之，散以开之也。倘徒补，则郁不开而生火；倘徒散，则气益衰而耗精。设或用攻坚之味，辛热之品，不特无益而反害之也。

此症用续补汤亦效。

续补汤

人参二钱　当归五钱　白芍三钱　柴胡五分　麦冬五钱　北五味十粒　白术一两　巴戟天五钱　炒枣仁五钱　红花五分　牛膝一钱　沙参三钱

水煎服。十剂必通。

人有在室未嫁者，月经不来，腹大如娠，面色乍赤乍白，脉乍大乍小，以为血枯经闭也，谁知是灵鬼凭身乎？大凡人心正则邪不能侵，心邪则邪自来犯。或精神恍惚，梦里求亲；或眼目昏花，日中相狎；或假戚属，暗处贪欢；或明言仙人，静地取乐。其先未常不惊诧为奇遇，而不肯告人，其后则羞赧为淫亵，而不敢告人矣。年深月久，人之精血，仅足以供腹中之邪，邪日旺而正日衰，势必至经闭血枯，死而后已。欲导其经，邪据其腹而经难通，欲生其血，邪饮其精而血难长。医以为胎而非胎，医以为瘕而非瘕，往往有因循等待，成为痨瘵之症，至死不悟，不重可悲乎？治法似宜补正以祛邪，然而邪之不去，补正亦无益也，必先去其邪，而后补正为得耳。方用荡邪丹。

荡邪丹

雷丸三钱　**桃仁**三十粒　**大黄**三钱　**当归**五钱　**丹皮**五钱　**生甘草**二钱

水煎服。一剂必下秽物半桶，再用调正汤治之。

调正汤

白术五钱　**苍术**五钱　**茯苓**三钱　**陈皮**一钱　**甘草**一钱　**薏仁**五钱　**贝母**一钱

水煎服。连用四剂，脾胃之气转，经血渐行矣。

前方荡邪，后方补正，实有次第也。或疑身怀鬼胎，必伤其血，所以血枯而后经闭也。今既堕其胎，乃不补血，反补胃气者何故？盖鬼气中人，其正气之虚可知，且血不能骤生，补气自易生血。二术善补阳气，阳气旺而阴气难犯，尤善后之妙法也。倘服补血之药，则阴以招阴，吾恐鬼胎虽下，鬼气未必不再种矣，故不若补其阳气，使鬼祟难侵，生血愈速耳。

此症用杀鬼破胎汤亦效。

杀鬼破胎汤

水蛭炒黑，研为细末，三钱　丹皮五钱　当归尾五钱　大黄三钱　厚朴二钱　红花五钱　牛膝三钱　生地五钱　桃仁去尖，研碎

水与酒同煎一碗，空腹服。一剂即下胎，如不下，再服二剂，无不下者，不必用三剂也。

血崩门二则

妇人有一时血崩，双目黑暗，昏晕于地者，人以为火盛动血也，然此火非实火也，乃虚火耳。世人一见血崩，往往用止涩之药，虽亦能取效于一时，而虚火未补，易于冲击，随止随发，终年终月不能愈者，是止崩之药，断不可用。必须于补之中，行其止之法。方用固本止崩汤。

固本止崩汤

熟地一两　**白术**一两　**黄芪**三钱　**人参**三钱　**当归**五钱　**炒黑干姜**二钱

水煎服。一剂崩止，十剂永不再发。倘畏药味之重，减去其半，则力量甚薄，不能止矣。

方中全不去止血，惟去补血；且不仅补血，更去补气；非惟补气，兼且补火，何也？夫血崩至于黑暗昏晕，则血已尽去，仅存一线之气，若不急补气，而先补血，则有形之血不能速生，无形之气必且尽散，此所以不补血而先救气也。然而补气而不补血，则血又不能易生。补血而不补火，则血且凝滞，不能随气而速生也。况干姜引血归经，补中有收，所以闻补气血之药并用之耳。

此症亦可用补虚宁血汤。

补虚宁血汤

当归五钱　熟地一两　黄芪一两　甘草一钱　炒黑荆芥三钱

水煎服。一剂即止崩，四剂全愈。

老妇血崩，目暗晕地，人以为老妇虚极，因不慎房劳之故也，谁知多言伤气，不节饮食之故乎？夫老妇原宜节损饮食，复加闭口，始气不伤而神旺。无奈老妇闻喜事而心开称誉，不肯闭舌，未免有不宜言而言者，况原有宿疾，安肯无言，故一发而不可救。夫老妇血衰，因气虚之极而不能生也。况加之多言耗气，又安能助气以生血乎？气益衰而血难长矣。故任冲大开，欲不崩而不可得者。治法必止其血也。谁知血愈止而愈多，以气衰不能摄血耳。方用助气敛血汤。

助气敛血汤

白术二两，土炒　**黄芪**四两，醋炒　**三七末**三钱

水煎服。一剂血少止，二剂血止，四剂全愈。

此方补气不补血，以气能止血也。加之醋炒芪、术，专以酸能救血也。加之三七者，以其能断血也。然必多服始能愈者，以老妇血亏气衰，不大补何以止其耗散之原阳，使气旺以生血乎？然此方可以暂止老妇之血，不能久旺老妇之气也。另用前方去三七而多加当归，用补血汤朝夕吞服，并行为之得到。

调经门四则

妇人有先期经来者，其经水甚多，人以为血热之极也，谁知肾中之水火旺乎？夫火旺则血热，水旺则血多，此有余之病，非不足之症也。似不药有喜，但过于有余，则子宫大热，亦难受孕，恐有烁干男精之虑。太过者损之，亦既济之道也。然而，火不可任其有余，水断不可使之不足。治法但少清其火，不必泻水也。方用清经散。

清经散

丹皮三钱　**地骨皮**五钱　**白芍**三钱　**青蒿**二钱　**黄柏**五分　**熟地**三钱　**茯苓**二钱

水煎服。此方名为清经散，服二剂自平也。

方中虽是清火之品，然仍是滋水之味，火泻而水不与之俱泻，则两不损而两有益也。

此症用损余汤亦效。

● **损余汤**

地骨皮一两　茯苓五钱　黄柏二钱　生地五钱　炒黑荆芥三钱　玄参五钱

水煎服。四剂而经调矣。

妇人有先期经来，其经水止有一二点，人亦以为血热之极也，谁知肾中火旺而阴水虚乎？先期者，火气之冲，多寡者，水气之验。故先期之来多，火热而水有余；先期之来少，火热而水不足。倘一见先期，俱以为有余之热，但泻火而不补水，或水火两泻，如何不增病哉！治法不必泻火，专补其水，水足而火气自消。方用两地汤。

两地汤

玄参一两　**生地**一两　**白芍**五钱　**麦冬**五钱　**阿胶**三钱　**地骨皮**三钱

水煎服。连服四剂而经调矣。

方名两地汤，以地骨、生地同用耳。二味俱能凉骨中之热也。骨中之热，由于肾中之热，凉其骨髓，则肾气自寒，又不损伤胃气，此治之巧也。况所用诸药，纯是补水之味，水盛而火安得不平乎？此条与上条并观，断无误治先期之病矣。

此症用加味纯阴汤亦效。

● **加味纯阴汤**

熟地　玄参　麦冬各五钱　山茱萸二钱　北五味子一钱　丹皮五钱

水煎服。可用十剂，经水自多。

妇人有经来后期而甚多者，人以为血虚之病也，谁知非血虚也。盖后期之多少，实有不同。后期来少，血寒而不足；后期来多，血寒而有余。夫经水虽本于肾，而其流则五脏六腑之血皆归之。故经一来，而诸血尽来附益，以经开而门启，不遑迅阖，诸血乘其隙而皆出也。但血既出矣，则成不足之症。治法宜于补中温之，非曰后期者俱不足也。方用温经摄血汤。

温经摄血汤

白芍一两　**川芎**五钱　**肉桂**五分　**熟地**一两　**白术**五钱　**续断**一钱　**五味子**三分　**柴胡**五分

水煎服。二十剂经调矣。

此方大补肾、肝、脾之精血。加肉桂以祛其寒，加柴胡以解其郁，是补中有散，而散非耗气；补中有泻，而泻非损阴。所以受补之益，收温之功也。是方凡经来后期者，俱可用，诚调经之妙药，摄血之仙丹也。倘人元气虚，加入人参一二钱，未为不可耳。

此症用温带益经汤亦效。

● **温带益经汤**

熟地一两　白术　杜仲各五钱　肉桂一钱　茯苓　人参各三钱

水煎服。

妇人有经来断续，或前或后，无一定之期者，人以为气血之虚，谁知是肝气之郁结乎？夫经水出诸肾经，肝为肾之子，肝郁则肾亦郁，肾郁而气自不宣，前后之或断或续，正肾气之或通或闭耳。虽然肝气郁而肾不应，未必至于如此。然子母关切之病，而母必有顾复之情，肝泄而肾自有缱绻之谊，肝气之或藏或闭，即肾气之或去或留，有相因而至者矣。然则治法，舒肝之郁即所以开肾之郁也，即所以定经水之流也。方用定经汤。

定经汤

白芍一两　**当归**一两　**熟地**五钱　**山药**五钱　**菟丝子**一两　**柴胡**五分　**荆芥**炒黑，一钱　**茯苓**三钱

水煎服。二剂经水净，四剂经期定矣。

此方舒肾肝之气，非通经之药也。补肝肾之津，非利水之品也。肾肝气舒而经通，肝肾津旺而水利，不治之治，正妙于治也。

此症用顺经汤亦效。

● **顺经汤**

香附　生地　茯苓　白芥子各三钱　当归一两　白芍一两　车前子二钱　神曲　甘草各一钱

水煎服。十剂自调。

受妊门五则

妇人有瘦怯身躯，久不孕育，一交男子，卧病终朝，人以为气虚之故也，谁知血虚之故乎？夫血藏肝中，精涵肾内，若肝气不开，则精不能泄，及精既泄，肝气益虚，以肾为肝之母，母既泄精，不能分润以养肝木之子，而肝燥无水，则火且暗动以烁精，肾愈虚矣。况瘦人多火，又加泄精，则水益少而火益炽，水难制火，腰肾空虚，所以倦怠而卧也。此等之妇，偏易动火，然而此火出于肝木之中，又是雷火，而非真火，不交合则已，交则偏易走泄，阴虚火旺，不能受胎。即偶尔受胎，逼干男子之精，有随种而随消者也。治法必须大补肾水，平其肝木，水旺而血亦旺，血旺而火亦减也。方用养阴种玉汤。

养阴种玉汤

熟地五钱　**白芍**五钱　**当归**五钱　**茯苓**二钱　**山茱萸**五钱　**甘菊花**一钱　**丹皮**二钱　**山药**三钱　**杜仲**二钱　**牛膝**一钱

水煎服。服一月便可受孕，服三月身健，断断可以种子。

此方不特补血，纯于填精，精满则子宫易于摄精，血足则子宫易于容物，皆有子之道也。惟是世人贪欲者多，节欲者少，服此药必保守者二月，定然坐孕，否止可身健，勿咎药品之未灵也。

此症用五美丹亦效。

● 五美丹

熟地一两　当归　山茱萸　麦冬　山药各五钱

水煎服。十剂可以受胎矣。

妇人有饮食少思，饱闷倦怠，惟思睡眠，一行房事，呻吟不已，人以为脾胃之气虚也，谁知肾气之不足乎？夫气宜升腾，不宜降陷。升腾于上焦，则脾胃易于分消，降陷于下焦，则脾胃难于运化。人无水谷之养，则精神自然倦怠。惟是脾胃之气，实生于两肾之内，无肾中之水气，则胃气不能腾；无肾中之火气，则脾气不能化，故宜亟补肾中水火之气。然仅补肾而不用补脾胃之药，则肾中水火二气不能提于至阳之上也。方用兼提汤。

兼提汤

人参五钱　**白术**一两　**熟地**一两　**山茱萸**三钱　**黄芪**五钱　**枸杞**二钱　**柴胡**五分　**巴戟天**一两

水煎服。服一月肾气大旺，再服一月，未有不可受孕者。

此方补气之药多于补精，似乎以补脾胃为主，孰知脾胃健而生精自易，是补脾胃正所以补肾也。脾胃既旺，又加补精之味，则阴气既生，阳气易升，不必升提，气自腾越于上焦，况原有升提之药乎？阳气不下降，无非大地之阳春，随遇皆是生机，安得不受育哉！

此症用旺肾汤亦甚效。

旺肾汤

熟地一两　山茱萸　巴戟天各四钱　白术　人参各五钱　茯苓三钱　砂仁二粒

水煎服。服一月自可受孕。

妇人有下身冰冷，非火不暖，交感之时，阴中绝不见有温热之气，人以为天分之薄也，谁知胞胎之寒乎？夫寒冰之地，不生草木，重阴之渊，不长鱼龙，胞胎寒冷，何能受孕哉！即茹之于暂，不能不吐之于久也。盖胞胎居于心肾之间，上系于心，下系于肾，胞胎之寒冷，乃心火之微，肾火之衰也。故治胞胎者，仍须补心肾之二火。方用温胞散。

温胞散

人参三钱　**白术**一两　**巴戟天**一两　**破故纸**二钱　**杜仲**三钱　**菟丝子**三钱　**芡实**三钱　**山药**三钱　**肉桂**二钱　**附子**三分

水煎服。连服一月，胞胎热矣。

此方补心即补肾，温肾即温心，心肾气旺，则心肾之火自生，心肾火生，则胞胎之寒自散。原因胞胎之寒，以致茹而即吐，胞胎既热，岂尚有施而不受者乎！倘改方为丸，朝夕吞服，则尤能摄精，断不至悲伯道无儿之叹也。

此症用春温汤亦佳。

● **春温汤**

人参　巴戟天　白术　杜仲各五钱　破故纸三钱　肉桂一钱　菟丝子五钱

水煎服。服十剂自然温和，可以受胎矣。

妇人有素性恬澹，饮食用少，多则难受，作呕作泻，胸饱闷胀，人以为天分之薄也，谁知是脾胃之虚寒乎？夫脾胃虚寒，亦是心肾之虚寒也。胃土非心火不生，脾土非肾火不化，心肾之二火衰，则脾胃失其生化之权，即不能传化水谷，以化精微矣。脾胃既失生化之权，不能化水谷之精微，自无津液以灌注于胞胎，欲胞胎有温暖之气，以养胎气，必不得之数也。总能受胎，而带脉之间，断然无力，亦必坠落者也。然则治法，可不亟温补其脾胃乎？然脾之母在于肾之命门，胃之母在于心之包络，温补脾胃，必须温补二经之火，盖母旺而子不弱，母热而子不寒也。方用温土毓麟汤。

温土毓麟汤

巴戟天一两　**覆盆子**一两　**白术**五钱　**人参**三钱　**神曲**一钱　**山药**五钱

水煎服。连服一月，可以种子。

盖所用之药，既能温命门之火，又能温心包之火，火旺则脾胃无寒冷之虞，自然饮食多而善化，气血日盛而带脉有力，可以胜任愉快，安有不玉麟之毓哉！

此症用培土散亦效。

● **培土散**

肉桂一钱　茯苓三钱　蛇床子二钱　肉豆蔻一枚　北五味子一钱　陈皮五分　神曲一钱　人参　白术各五钱　肉苁蓉三钱

水煎服。

妇人有小腹之间，自觉有紧迫之状，急而不舒，断难生子，乃带脉太急，由于腰脐之不利也。腰脐之不利者，又由于脾胃之不足。脾胃虚而腰脐之气闭，使带脉拘急，胞胎牵动，精虽直射于胞胎，胞胎虽能茹纳，力难载负，必有小产之虞。且人又不能节欲，安保不坠乎？治法必须利其腰脐之气，而又大补脾肾，则带脉可宽也。方用宽带汤。

宽带汤

白术一两　**巴戟天**五钱　**补骨脂**一钱　**肉苁蓉**三钱　**人参**三钱　**麦冬**三钱　**五味子**三分　**杜仲**三钱　**莲肉**二十个，不可去心　**熟地**五钱　**当归**二钱　**白芍**三钱

水煎服。连服四剂，腹无紧迫之状，服一月，未有不受胎者。

此方脾肾双补，又利其腰脐之气，自然带脉宽舒，可以载物胜任。或疑方中用五味、白芍之类酸以收之，不增带脉之急乎？不知带脉之急，因于气血之虚。血虚则缩而不伸，气虚则挛而不达。芍药酸以平肝，则肝不克脾，五味酸以生肾，则肾能益带，似乎相碍而实能相成也。

此症用宽带汤亦效。

● 宽带汤

白术二两　杜仲一两　甘草二钱

水煎服。服四剂无急迫之状矣。

妊娠恶阻门二则

妇人怀妊之后，恶心呕吐，思酸解渴，见食则憎，困倦欲卧，人以为妊娠之恶阻也，谁知肝血之太燥乎？夫肾一受精，则肾水生胎，不能分润于他脏，肝为肾之子，日食肾母之气，一旦无津液之养，则肝气燥而益急，火动而气乃逆也，于是恶心呕吐之症生。虽呕吐不至太甚，而伤气则一也。气伤则肝血愈耗，世人以四物治产前诸症，正以其能生肝血也。然补肝以生血，未

为不佳，但恐生血不能生气，则脾胃衰微，不胜频呕。吾恐气虚血不易生也，故治法平肝补血之中，宜用健脾开胃之药，以生阳气，则气能生血，尤益胎气耳。然虽气逆而用补气之药，气旺不益助其逆耶？不知怀妊恶阻，其逆不甚，且逆亦因虚而逆，非因邪而逆也。因邪而逆者，助其气而逆增；因虚而逆者，补其气而逆转。况补气于补血之中，则阴足以制阳，何患于逆乎？方用顺肝益气汤。

顺肝益气汤

白芍三钱　**当归**一钱　**白术**三钱　**人参**一钱　**茯苓**二钱　**熟地**五钱　**苏子**一钱　**麦冬**三钱　**砂仁**一粒　**神曲**一钱　**陈皮**三分

水煎服。

一剂恶阻轻，再剂而平，三剂全愈。

此方肝、肾、脾、胃、肺五经同调之法，其意专主于肝肾，肝平则气不逆，肾旺则血易生。凡胎不动而少带恶阻者，俱以此方投之，无不安静如故，有益于孕妇不浅，实胜于四物之汤也。盖四物汤专治肝，此方不止治肝，所以奏功尤神耳。

用润肝安娠汤亦佳。

润肝安娠汤

人参　茯苓　扁豆　山药各三钱　半夏　熟地　白术各五钱　川芎　麦冬　丹皮　苏子　神曲各二钱　白豆蔻一粒　陈皮三分

水煎服。连服四剂，而恶阻止矣。

妊娠每至五月，肢体倦怠，饮食无味，先两足肿，渐至遍身，后及头面俱肿，人以为犯湿而然也，谁知是脾肺之气虚乎？夫妊娠虽有按月养胎之分，其实不可拘于月数，总以健脾补肺为主。盖脾统血而肺通气也，胎非血不荫，儿非气不生，脾健则血旺而荫胎，肺清则气壮而生子。苟肺衰则气馁，即不能运气于皮肤矣。脾虚则血少，即不能运化于肢体矣。气血两衰，脾肺失令，饮食难消，精微不化，势必气血下陷，不能升举。而湿邪即乘其所虚之处，聚湿而浮肿矣。治法当补其脾肺之虚，不必以去湿为事。方用补中益气汤加减治之。

加减补中益气汤

人参五钱　**白术**五钱　**当归**三钱　**黄芪**三钱　**陈皮**三分　**甘草**一分　**柴胡**一钱　**升麻**三分　**茯苓**一两

水煎服。一剂少胀，二剂即宽，三剂渐消，四剂即愈。十剂不再犯也。

补中益气汤原是升提脾肺之药，似益气而不益血也。不知血非气不生，况湿气相犯，未便补血，故补气而助之利湿之味，则气升而水尤易散耳。然则少用利水之味可也，何重用茯苓至一两，不几以利水为君乎？夫重用茯苓于补气之中，虽是利水，仍是健脾清肺。凡利水之药，多耗气血，茯苓与白术补多于利，所以重用以分湿邪，即所以补气血耳。

用土金双培汤亦效甚。

● 土金双培汤

人参　苏子　茯苓　谷芽　巴戟天　菟丝子　白芍各三钱　白术　薏仁各五钱　山药五钱　神曲二钱　砂仁一粒　甘草二分　柴胡五分

水煎服。四剂全消。

卷之十二

安胎门三则

妇人小腹作痛，胎动不安，如下坠之状，人以为带脉之无力也，谁知脾肾两亏乎？夫胞胎虽系于带脉，而带脉实关于脾肾，二经亏损，则带脉力微，胞胎何能胜任乎？然人致脾肾之亏者，非因于饮食之过多，即由于色欲之太甚，不补脾补肾，而带脉迫急，胞胎所以下坠也。第胞胎通于心肾，不通于脾，补肾可也，何必补脾？不知脾胃为后天，肾为先天，脾非先天之气不能化，肾非后天之气不能生，补肾不补脾，则肾之精正不能遽生也。补后天之脾，正所以补先天之肾；补先后天之脾肾，正所以固胞胎之气。盖胞胎原备先后天之气，安可不兼补先后天脾肾哉！方用安奠二天汤。

安奠二天汤

人参一两　**白术**一两　**熟地**一两　**山茱萸**五钱　**山药**五钱　**炙甘草**一钱　**杜仲**三钱　**枸杞子**二钱　**扁豆**二钱

水煎服。一剂痛定，二剂胎安，不必三剂。

夫胎动乃脾肾双亏之症，必须大用参、术、熟地补阴补阳之味，始能挽回于顷刻。世人往往畏用参、术，或少用以冀建功，反致寡效，此方正妙在多用也。

用娱亲汤亦效。

● 娱亲汤

熟地一两　白术一两　甘草一钱　人参五钱　杜仲五钱　山药五钱

水煎服。

妇人怀妊至三四月，自觉口干舌燥，咽喉微痛，无津以润，以致胎动不安，甚则血流如经水，人以为火动之故也，谁知水虚之故乎？夫胎非男精不结，亦非女精不成，逐月养胎，古人每分经络，其实不能离肾水以养之也。故肾水足而胎安，肾水缺而胎动，又必肾火动而胎始不宁。盖火之有余，仍是水之不足，火旺动胎，补肾水则足以安之矣。惟是肾水不能遽生，必须上补肺金，则金能生水，而水有化源，无根之火，何难制乎？方中少加清热之品，则胎气易安。方用润燥安胎汤。

润燥安胎汤

熟地一两　**山茱萸**五钱　**益母草**二钱　**黄芩**一钱　**麦冬**五钱　**生地**三钱　**阿胶**二钱　**五味子**二分

水煎服。二剂燥减，又二剂胎安，连服十剂，胎不再动矣。

此方专添肾中之精，虽兼于治肺，然补肺无非补肾，故肾精不燥，火不烁胎，安得而不宁静乎？

用遏炎散亦效。

遏炎散

熟地一两　玄参　地骨皮　麦冬各五钱　北五味子　甘草各一钱　贝母五分　炒枣仁五钱

水煎服。

妇人有上吐下泻，以致胎动下坠，痛疼难忍，急不可缓，人以为脾胃之寒极也，谁知脾胃之虚极乎？夫脾胃气虚，则胞胎无力，必有崩坠之虞。况加之上吐下泻，则脾胃愈虚，欲胞胎无恙得乎？然而胞胎虽疼痛，而犹不下者，盖脾胃虽损，而肾气尚固也。胞胎系于肾而连于心，肾未损则肾气交于心，心气通于胞胎，所以未至于胎坠也。且肾气能固，则肾之气必来生脾；心气能通，则心之气必来援胃。脾胃虽虚而未绝，则胞胎虽动而未落耳。治法可不急救其脾胃乎？然而脾胃将绝，止救脾胃而土气难生，更补助其心肾之火，则火能生土，尤易接续也。方用援土固胎汤。

援土固胎汤

人参一两　**白术**二两　**肉桂**二钱　**山药**一两　**附子**五分　**炙甘草**一钱　**杜仲**三钱　**续断**三钱　**枸杞子**三钱　**山茱萸**一两　**菟丝子**三钱　**砂仁**三粒

水煎服。一剂泻止，二剂吐止，腹中疼痛、急迫无不尽止也。

此方救脾胃之土十之八，救心肾之火十之二。救火轻于救土者，岂土欲绝而火未绝乎？不知土崩，非重剂不能援，火息虽小剂亦可助。热药多用，必有太燥之虞，不比温补之品，可以多用。况怀妊胎动，原系土衰，非系火衰也，何必用大热之剂，过于助土以伤胎气哉！

用脾胃两安汤亦效。

● 脾胃两安汤

白术五钱　白茯苓　人参各三钱　陈皮五分　砂仁一粒　山药一两　薏仁五钱

水煎服。

小产门二则

妇人因行房颠狂，遂至小产，血崩不止，人以为火动之极也，谁知是气脱之故乎？凡怀孕妇人，惟藉借肾水荫胎，水原不足，水不足而火易沸，加之久战不已，则火必大动。若至颠狂，则精必大泄，肾水益干，肾火愈炽，水火两病，胎何能固！胎堕而火犹未息，故血随火崩，有不可止之势。治法自当以止血为主，然而火动由于水亏，血崩本于气脱，不急固其气，则气散不能速回，血将何生？不大补其精，则精涸不能遽长，火且益炽。方用固气填精汤治之。

固气填精汤

人参一两　**熟地**一两　**白术**五钱　**当归**五钱　**黄芪**一两　**炒黑荆芥**二钱　**三七根末**三钱

水煎调服。一剂血止，再剂身安，四剂全愈。

此方全不清火，惟补气补精，救其匮乏，奏功独神者，以诸药甘温能除大热也。盖此热乃虚热，非实热耳。实热可以寒折，虚热必须温补，故补气自能摄血，补精自能止血也。

用固气止脱汤亦效。

● **固气止脱汤**

人参　熟地　山茱萸各一两　白术　麦冬各五钱　甘草一钱　丹皮三钱

水煎服。

妇人因跌、扑、闪、损遂至小产，血流紫块，昏晕欲绝，人以为瘀血之作祟也，谁知是血室伤损乎？夫妇人血室与胞胎相连，胞胎损而血室亦损。然伤胞胎而流血者，其伤浅；伤血室而流血者，其伤深矣。伤浅者，漏在腹；伤深者，晕在心。同一跌闪之伤也，未小产与已小产治各不同。未小产而胎不安者，宜顾其胎，不可轻去其血；已小产而血大崩者，宜散其血，不可重伤其气。盖胎已堕矣，血既尽脱，则血室空虚，惟气存耳。倘又伤其气，保无气脱之忧乎？故必须补气以生血，新血生而瘀血可止也。方用理气止瘀汤。

理气止瘀汤

人参一两　**黄芪**一两　**当归**五钱　**红花**一钱　**丹皮**三钱　**炒黑干姜**五分　**茯苓**三钱

水煎服。一剂瘀血止，二剂昏晕除，三剂全安。

此方用人参、黄芪以补气，气旺而血可摄也。用当归、丹皮以补血，血生而瘀难留也。用红花、黑姜以活血，血活而晕可除也。用茯苓以利水，水流而血易归经也。

用加味补血汤亦神。

● **加味补血汤**

黄芪二两　当归　人参各一两　丹皮三钱　荆芥三钱　益母草三钱

水煎服。

鬼胎门一则

妇人有怀妊，终年不产，面色黄瘦，腹如斗大，肌肤消削，常至二三年未生者，此鬼胎也。或入神庙山林，起交感之念，皆能召祟成胎。幸其人不至淫荡，见祟惊惶，遇合愧恧则鬼祟不能久恋，一交媾而去，然而淫气妖氛已结于腹，遂成鬼胎。其先人尚未觉，迨后渐渐腹大。盖人身之气血不行，内外相包，一如怀胎之兆，有似血臌之形，其实非胎非臌也。治法必用逐秽之药为主。但人至怀胎数年，即非鬼胎，其气血必衰，况非真妊，则邪气甚旺，正不敌邪，虚弱可知，乌可以迅利之药竟用祛荡乎？自必从补中逐之为得。方用荡鬼汤。

荡鬼汤

雷丸三钱　**大黄**一两　**红花**三钱　**枳壳**一钱　**厚朴**一钱　**桃仁**二十粒　**当归**一两　**人参**一两　**牛膝**三钱　**丹皮**三钱

水煎服。一剂腹必大鸣，泻出恶物半桶，再服二煎，又泻恶物而愈，断不可用三剂也。

此方用雷丸以祛秽，又得大黄之扫除，佐之红花、厚朴等药，皆善行善攻之品，亦何邪能留于腹中，自然尽情逐下。然用参、归以补气血，则邪去而正又不伤，否则单用雷丸、大黄以迅下之，必有血崩气脱之害矣。倘或自知鬼胎，如室女寡妇之人，一旦成形，虽邪气甚盛，而真气未漓，可用岐天师新传红黄霹雳散。

红黄霹雳散

红花半斤　**大黄**五钱　**雷丸**三钱

水煎服，亦能下胎。然未免过伤血气，不若荡鬼汤，有益无损之更佳也。亦在人斟酌而善用之耳。

用追祟丹亦神效。

追祟丹

大黄五钱　枳实三钱　丹皮一两　红花半斤　附子二钱　当归尾一两　人参五钱　牛膝五钱　麝香一钱　鳖甲一两　半夏三钱　南星三钱　桃仁

十四粒

水煎服。一剂而胎破矣，不须二剂。泻出恶物之后，单用当归三两，红花一两，水煎服。自然败血净而新血生也。连用四剂，自庆安然。

难产门二则

妇人腹痛数日，不能生产，人以为气虚力弱，不能送子出产门也，谁知血虚胶滞，胎中无血，儿不易转身乎？夫胎之成由于肾之精，而胎之养半资于五脏六腑之血，故血旺者子易生，血衰者子难产。所以临产之前，必须补血，虽血难骤生，补气正所以生血也。然徒补其气，不兼补其血，则阳过于旺，而阴反不足，偏胜之害，恐有升而不降之虞。故又宜气血之兼补，气能推送，而血又足以济之，则汪洋易于转头，何至有胶滞之忧哉！方用送子丹治之。

送子丹

黄芪一两　**当归**一两　**川芎**三钱　**熟地**五钱　**麦冬**一两

水煎服。二剂子生，且无横生倒养之病。

此方补气补血之药也。二者相较，补血重于补气，补气止有黄芪，其余无非补血之品，无论气血两平，阴阳交泰，易于生产。而血旺于气，则胞胎之内，无非血也。譬如舟遇水浅之区，虽用尽人功，终难推动，忽得春水泛滥，则舟能自行，又遇顺风之送，有不扬帆而迅走者乎？血犹水也，气犹风也，无水则风虽顺何益哉？故补气必须补血耳。

用麦冬升麻汤亦效。

麦冬升麻汤

麦冬四两　升麻二钱

水煎服。而儿身即转，易于速下也。

妇人有儿已到门，竟不能产，此危急存亡之时，人以为胞胎先破，水不能推送之故，谁知交骨不开乎？盖产门之上，原有骨二块，两相斗合，未产之前，其骨自合，将产之际，其骨自开，故交骨为儿门之关，亦为妇人阴门之键。然其能开能合者，气血主之也。无血而儿门自闭，无气而儿门不开。欲儿门之开阖，必须交骨顺滑，自非大补气血不可。然而闭之甚易，开之甚难。其不开者，因产前之贪色也，过于泄精，则气血大亏，交骨黏滞而不易开。故开交骨，必须于补气补血之中用开交骨之药，两相合治，不必推生，子自迅下。方用降子散。

降子散

当归一两　**人参**五钱　**川芎**五钱　**红花**一钱　**牛膝**三钱　**柞木枝**一两

水煎服。一剂儿门一声响亮，骨如解散，子乃直降矣。

此方用人参补气，用归、芎补血，用红花活血，用牛膝下降，用柞木开关，君臣佐使，同心协力，所以取效甚神，用开于补之内也。虽单服柞木亦能骨开，但无补气补血之药，则开不易合。儿门不关，不无风入之忧，不若用此方而能开能闭之为妙也。至于儿未到门，万不可先用柞木以开其门，然用降子散亦正无碍，以其补气、补血耳。若单用柞木，必须俟儿头到门，而后用之也。

用突门散亦效。

突门散

黄芪二两　败龟板一个，捣碎　牛膝　川芎各五钱　附子三分

水煎服。一剂而儿门开，儿即生矣。加当归亦可，加人参更神。

血晕门三则

妇人甫产后，忽眼目昏晕，恶心欲吐，额上、鼻尖有微汗，鼻出冷气，神魂外越，人以为恶血冲心之患也，谁知气虚欲脱而血晕乎？盖新产之后，血已尽倾，血舍空虚，止存微气，倘其人阳气素虚，则气祛原不能生血，及胎破而心血随胎而堕，则心无血养，所望者，气以固之也。今气又虚脱，心君无护，所剩残血非正血，不可归经，内庭变乱，反成血晕之症矣。治法必须大补气血，不宜单治血晕也。补血以生新血，正活血以逐旧血也。然血乃有形之物，难以速生，气乃无形之物，易于迅长。补气以生血，不更易于补血以生血乎？方用解晕汤。

解晕汤

荆芥三钱　**人参**一两　**当归**一两　**炮姜**一钱　**黄芪**一两

水煎服。一剂晕止，二剂心定，三剂气旺，四剂血生，不再晕也。

此方实解血晕之圣方。凡产后能服此方，断无退母之症，或人参力不能用，减去大半，或少用一二钱，余如分两，多服数剂，无不奏功也。

用参归荆芥汤亦效甚。

参归荆芥汤

人参一两　荆芥三钱　当归一两

水煎服。

妇人子方下地，即昏晕不语，此气血双脱也，本在不救。我受岐天师秘传，以救万世产亡之妇，当急用缝衣针刺其眉心之穴，得血出即出语矣。然后以独参汤：人参一两，急煎灌之，无不生者。倘贫家之妇，无力买参，用当归补血汤。

当归补血汤

黄芪二两　**当归**一两

煎汤一碗灌之亦生。万不可于二方之中轻加附子。盖附子无经不达，反引气血之药走而不守，不能专注于胞胎，不若人参、归、芪直救其气血之绝，聚而不散也。盖产妇昏晕，全是血舍空虚，无血养心，以致血晕。舌为心之苗，心既无主，舌又安能出声？眉心者，上通于脑，而下通舌系，则连于心，刺眉心则脑与舌俱通，心中清气上升，则瘀血自然下降。然后以参、芪、当归补之，则气血接续，何能死亡乎？虽单用参、芪、当归亦能生者，然终是刺眉心则万无一失。瘀血冲心，所以昏晕不语，解其瘀血之冲，真所谓扼要争奇也。世人但知灸眉之法，谁知刺胜于灸乎？盖灸缓而刺急，缓则难以救绝，急则易于回生耳。

亦可用参附益母汤治之。

参附益母汤

人参一两　附子一钱　益母草二钱

水煎服。遇此等症，急用一人抱住产母，头顶心解开，以艾火急灸之，必然出声。然后以参附益母汤救之，多有生者。

妇人有产后三日，发热恶露不行，败血攻心，狂言呼叫，甚欲奔走，拿捉不定，人以为邪热之在胃也，谁知血虚而心无以养乎？产后之血尽随胎胞外越，则血室空虚，五脏皆无血养，当是之时，止心中之血尚存些微，以护心也。而各脏腑皆欲取给于心，心包为心君之相，拦绝各脏腑之气，不许入心，故心安神定，是护心者，全借藉心包也。然心包亦虚，倘不能障心[①]，各脏腑之气遂直入心中，以分取心血。而心包情极，既不能顾心，又不能御众，于是大声疾呼，本欲召脏腑以救心，而迹反近于狂悖[②]，有无可如何之象，故病似热而非实热也。治法大补其心中之血，使各脏腑分取之以自养，不必再求于心君，则心安而心包亦安。方用安心汤。

安心汤

干荷叶一片　**生地黄**五钱　**丹皮**五钱　**当归**二两　**川芎**一两　**生蒲黄**二钱

水煎调服。

一剂即定，而恶露亦下矣。

此方用归、芎以补血，何又用生地、丹皮之凉血，似非产后所宜？不知恶血奔心，未免因虚热而相犯，吾于补中凉之，则凉不为害，况益之干荷叶，则七窍相通，能引邪外出，不内害于心，转生蒲黄以分解恶露也。但此方止可暂用一剂以定狂，不可多用数剂以取胜，不可不慎也。

用参归荆枣益母汤亦效。

● **参归荆枣益母汤**

人参　当归　炒枣仁各一两　荆芥　益母草各三钱

水煎服。

【词解】

①障心：障，阻隔、遮挡。意为防卫心的屏障。

②狂悖：疯癫。

胞衣不下门二则

妇人儿已生地，而胞衣尚留于腹，三日不下，心烦意躁，时欲晕去，人以为胞胎之蒂未断也，谁知血少干枯黏连于腹乎？世见胞衣不下，心怀疑惧，恐其上冲于心，有死亡之兆，然胎衣何能冲于心也！但胞衣未下，则瘀血未免难行，有血晕之虞耳。治法仍大补气血，使生血以送胎衣，则胎衣自然润滑，生气以助生血，则血生迅速，尤易推堕也。方用送胎汤。

送胎汤

当归二两　**川芎**五钱　**乳香末**一钱　**益母草**一两　**没药末**一钱　**麝香**半分，研　荆芥三钱

水煎调服。立下。

此方以当归、川芎补其气血，以荆芥引气血归经，用益母草、乳香等药逐瘀下胎。新血既长，旧血难存，气旺上升，瘀浊自然迅降，无留滞之苦也。盖胞衣留腹，有回顾其母胎之心，往往有六七日不下，胞衣竟不

腐烂，正以其有生气也。可见胎衣在腹，不能杀人，补之自降也。或谓胞衣既有生气，补气补血，则胞衣宜益坚牢，何补之反降？不知子未下，补则益于子，子已下，补则益于母，益子而胞衣之气连，益母而胞衣之气脱，实有不同。故此补气、补血，乃补各经之气血，以推送之，非补胞胆之气血，是以补气、补血，而胎衣反降也。

用加味佛手散殊效。

● **加味佛手散**

当归二两　川芎一两　益母草五钱　乳香末一钱　败龟板一具

水煎服。一剂即下也。

妇人子生五六日，胞衣留于腹中，百计治之，竟不肯下，然又绝无烦躁昏晕之状，人以为瘀血之黏连也，谁知气虚不能推送乎？夫瘀血在腹，断无不作祟之理，有则必然发晕，今安然无恙，是血已净矣。血净宜清气升而浊气降，今胞胎不下，是清气下陷难升，遂至浊气上浮难降。然浊气上升，必有烦躁之病，今反安然者，是清浊之气两不能升也。然则补其气，不无浊气之上升乎？不知清升而浊降者，一定之理也。苟能于补气之中，仍分其清浊之气，则升清正所以降浊矣。方用补中益气汤。

补中益气汤

人参三钱　**黄芪**一两　**当归**五钱　**升麻**三分　**柴胡**三分　**陈皮**二分　**甘草**一分　**白术**五钱　**加萝卜子**五分

水煎服。一剂胎衣自下。

夫补中益气汤补气之药，即提气之药也。并非推送之剂，何能下胎衣如此之速？不知浊气之下陷者，由于清气之不升也。提其气，则清气升而浊气自降，腹中所存之物无不尽降，正不必又去推送之也。况方中又加萝卜子数分，能分理清浊，不致两相扞格，此奏功之所以神耳。

用加味补血汤亦神效。

● **加味补血汤**

黄芪二两　当归一两　升麻五分　益母草三钱

水煎服。一剂即下。

产后诸病门五则

妇人产后，小腹疼痛，甚则结成一块，手按之益痛，此名儿枕痛也。夫儿枕者，前人谓儿枕头之物也。儿枕之不痛，岂儿生不枕而反痛乎？是非儿枕可知。既非儿枕，何故作痛？乃瘀血成团未散之故也。此等之痛，多是健旺之妇，血之有余，非血之不足，似可用破血之药。然血活则瘀血自除，血结则瘀血作祟，不补血而败血，虽瘀血可消，毕竟耗损血气，不若于补血中行其逐秽之法，则瘀血既去，气血又复不伤。方用散结安枕汤。

散结安枕汤

当归一两　**川芎**五钱　**山楂**十粒　**丹皮**二钱　**荆芥**二钱　**益母草**三钱　**桃仁**七个　**乳香**一钱

水煎调服。一剂痛即止，不必再剂。

此方逐瘀于补血之中，消块于生血之内，不专攻痛而其痛自止。人一见儿枕之痛，动以延胡、苏木、蒲黄、五灵脂之类以化块，何足论哉！

用归荆安枕汤亦神。

归荆安枕汤

当归五钱　丹皮一钱　荆芥三钱　山楂十粒

水煎服。一剂即止痛。

产后小腹痛，按之即止，人亦以为儿枕之痛也，谁知血虚之故乎？产后亡血过多，则血舍空虚，原能腹痛，但痛实不同。如燥糠触体光景，此乃虚痛，非实痛也。凡虚痛宜补，而产后之虚痛尤宜补。惟是血虚之病，必须用补血之剂，而补血之味，大约润滑居多，恐与大肠不无相碍。然而产后则肠中干燥，润滑正相宜也。故补血不特腹中甚安，肠中亦甚便耳。方用腹宁汤。

腹宁汤

当归一两　**续断**二钱　**阿胶**三钱　**人参**三钱　**麦冬**三钱　**炙甘草**一钱　**山药**三钱　**熟地**一两　**肉桂**二分

水煎服。一剂痛轻，二剂痛止，多服更美。

此方补气补血之药也。然补气无太甚之忧，补血无太滞之害，气血既生，不必止痛而痛自止矣。

用术归桂草汤亦神。

● 术归桂草汤

白术　当归各五钱　肉桂五分　炙甘草一钱

水煎服。二剂愈。

产后气喘最是危症，苟不急治，立刻死亡，人以为气血之两虚也，谁知气血之两脱乎？夫气血既脱，人将立死，何故又能作喘？此血已脱，而气犹未脱也。血脱欲留，而气又不能留血之脱，故气反上喘。但其症虽危，而可救处正在于作喘。肺主气也，喘则肺气若盛，而不知是肺气之衰。当是时，血虽骤生，止存些微之气，望肺之相救甚急，肺因血失，气实无力，难以提挈，则气安保不遽脱乎？是救气必须提气，而提气必须补气。方用救脱活母丹。

救脱活母丹

人参二两　**肉桂**一钱　**当归**一两　**麦冬**一两　**山茱萸**五钱　**熟地**一两　**枸杞子**五钱　**阿胶**三钱　**荆芥**炒黑，三钱

水煎服。一剂喘轻，二剂喘又轻，三剂喘平，四剂全愈。

此方用人参以接续元阳，然徒补其气，不补其血，则血燥而阳旺，虽回阳于一时，而不能制阳于永久，亦旋得旋失之道也。即补其血矣，不急补其肾肝之精，则水实不固，阳将安续乎？所以又用熟地、山茱萸、枸杞子以补其肝肾之精，后益其肺气，则肺气健旺，升提有力也。又虑新产之后，用补阴之药，腻滞不行，加入肉桂以补其命门之火，非惟火气有根，易助人参以生气，且能运化地黄之类，以化精微也。然过于助阳，万一血随阳动，瘀血上行，亦非万全之计。更加荆芥引血归经，则肺气更安，喘尤速定也。

用蛤蚧救喘丹亦佳。

蛤蚧救喘丹

人参二两　熟地二两　麦冬三钱　肉桂一钱　苏子一钱　蛤蚧二钱　半夏三分

水煎服。三剂喘定，十剂全愈。

妇产后恶寒恶心，身颤发热作渴，人以为产后伤寒也，谁知气血两虚，正不敌邪之故乎？凡人正气不虚，则邪断难入。若正气已虚，原不必户外之风袭体，即一举一动，风即乘虚而入矣。虽然，产妇风入易而风出亦易，凡有外邪，俱不必祛风。况产妇恶寒者，寒由内生，非由外进也。发热者，热因内虚，非由外实也。治其内寒，而外寒自散；治其内热，而外热自解矣。方用十全大补汤。

十全大补汤

人参三钱　**黄芪**一两　**白术**五钱　**茯苓**三钱　**甘草**一钱　**熟地**五钱　**白芍**二钱　**川芎**一钱　**当归**三钱　**肉桂**一钱

水煎服。二剂寒热解，身凉矣。

此方但补其气血之虚，绝不去散风邪之实，正以正气既足，邪气自除，况原无邪气乎？所以治之奏功也。

用正气汤亦效。

正气汤

人参　当归各一两　肉桂　炮姜各一钱　白术五钱　甘草五分

水煎服。二剂愈。

产后恶心欲呕，时而作吐，人以为胃气之寒也，谁知肾气之冷乎？夫胃为肾之关，胃气寒则胃不能行于肾中，肾气寒则胃亦不能行于肾内，是胃与肾原不可分为两治也。惟是产后失血，肾水自涸，宜肾火之炎上，不宜胃有寒冷之虞，何肾寒而胃亦寒乎？盖新产之余，其水遽然涸去，其火尚不能生，而寒象自现。治法当补其肾中之火矣。然肾火无水以相济，则火过于热，未必不致阴虚火动之虞，必须于火中补火，肾中温胃，而后肾无太热之病，胃有既济之欢也。方用温胃止呕汤。

温胃止呕汤

人参三钱　**橘红**五分　**白豆蔻**一粒　**巴戟天**一两　**白术**一两　**茯苓**二钱　**炮姜**一钱　**熟地**五钱　**山茱萸**五钱

水煎服。一剂吐止，二剂不再吐也，四剂全愈。

此方治胃之药多于治肾。然治肾仍是治胃，所以胃气升腾，寒气尽散，不必用大热之味，以温胃而祛寒也。

用全母汤亦神。

全母汤

白术　人参　熟地各一两　肉桂二钱　炮姜五分　丁香五分　山药五钱

水煎服。一剂即止呕吐。

下乳门二则

妇人产后数日，绝无点滴之乳，人以为乳管之闭也，谁知气血之涸乎？夫无血不能生乳，而无气亦不能生乳。乳者，气血所化也。然二者之中，血之化乳，又不若气之化乳为速。新产之后，血已大亏，生血不遑，何能生乳，全借藉气以行血而成乳也。今数日乳不下，血诚少，而气尤微。世人不知补气之妙，一味通乳，无气则血从何生？无血则乳从何化？不几[①]向乞人而求食，问贫儿而索金耶？治法补其气以生血，不可利其窍而通乳也。方用通乳丹。

通乳丹

人参一两　**当归**二两　**麦冬**五钱　**黄芪**一两　**猪蹄**二个　**木通**三分　**桔梗**三分

水煎服。二剂而乳如泉流矣。

此方但补气血以生乳，正以乳生于气血也。

用化乳丹亦佳。

● 化乳丹

当归　熟地　黄芪各一两　麦冬三钱　山茱萸四钱　川山甲一片　菟丝子五钱　枸杞子三钱

水煎服。连用四剂，即多乳矣。

有壮妇生产后数日，或闻丈夫之嫌，或听公姑之啐[②]，遂至两乳胀满作痛，乳汁不通，人以为阳明之火也，谁知肝气之郁结哉！夫阳明多气多血之腑，乳汁之化，原属阳明，然而阳明属土，必得肝木之气相通，则稼穑作甘，始成乳汁，未可全责之阳明也。壮妇产后，虽亡血过多，而气实未衰，乳汁之化，全在气而不尽在血也。今产数日而两乳胀满作痛，是欲化乳而不可得，明是有郁而肝气不扬，阳明之土气亦因之同郁，木土不相合而相郁，安得而化乳哉！治法大抒其肝木之气，则阳明之气血自通，不必通乳而乳自通也。方用通肝生乳汤。

通肝生乳汤

白芍五钱　**当归**五钱　**麦冬**五钱　**通草**一钱　**柴胡**二钱　**白术**五钱　**甘草**三分　**熟地**一两　**远志**一钱

水煎服。一剂即通。

此方药味太重，治产妇似乎不宜。不知健妇抱郁，不妨权宜用之，若非少壮之女，虽因郁少乳，不可全用。减半治之，亦不全失，又在临症时裁酌之也。

用生汁汤亦佳。

● 生汁汤

当归二两　川芎四钱　通草一钱　柴胡五分　麦冬四钱　白术五钱　甘草三分　熟地一两

水煎服。四剂必大通。

【词解】

①不几：没有希望、不可希求。

②谇（suì）：斥责、责骂。

卷之十三

背痈门四则

人有背心间先发红瘰，后渐渐红肿，此发背之兆也，最为可畏。古人云：外大如豆，内大如拳；外大如拳，内大如盘。言其外小而内实大也。然而痈疽等毒，必须辨其阴阳。有先阴而变阳者，有先阳而变阴者，有前后俱阳者，有前后俱阴者。阳症虽重而实轻，阴症虽轻而实重。先阴而变阳者生，先阳而变阴者死。病症既殊，将何以辨之？阳症之形，必高突而肿起；阴症之形，必低平而陷下。阳症之色纯红，阴症之色带黑。阳症之初起必痛，阴症之初起必痒。阳症之溃烂，必多其脓；阴症之溃烂，必多其血。阳症之收口，身必轻爽；阴症之收口，身必沉重。至于变阴变阳，亦以此消息，断断不差也。倘见红肿而高突，乃阳症之痈也。乘其肉肿初发，毒犹未化，急以散毒之药治之，可随手愈也。发背而至横决者，皆因循失治，以致破败而不可救，阳变阴者多矣。救痈如救火，宜一时扑灭，切勿见为阳症无妨，而轻缓治之也。方用急消汤。

急消汤

忍冬藤二两　**茜草**三钱　**紫花地丁**一两　**甘菊花**三钱　**贝母**二钱　**黄柏**一钱　**天花粉**三钱　**桔梗**三钱　**生甘草**三钱

水煎服。一剂轻，二剂又轻，三剂全消，不必四剂也。

此方消阳毒之初起极神。既无迅烈之虞，大有和解之妙。世人不知治法，谓阳毒易于祛除，孟浪用虎野狼之药，虽毒幸消散，而真气耗损于无形，往往变成别病，乃医者成之也。

人有背心发瘰，痒甚，已而背如山重，悠悠发红晕，如盘之大，此阴痈初起之形象也，最为可畏，尤非前症阳痈可比。乃一生罪孽，鬼祟缠身，必然谵语胡言。如见此等症候，本不可救。然而人心善恶成于一念之迁悔，求生无术，亦见医道无奇。盖阳症有可救之术，阴症岂无可生之理？总在救之得法耳。大约阴痈之症，虽成于鬼祟之缠身，然必正气大虚，邪得而入之也。设正气不虚，邪将安入？故救阴痈之症，必须大用补气补血之药，而佐之散郁散毒之品。则正旺而邪自散矣。方用变阳汤。

变阳汤

人参二两　**黄芪**二两　**金银花**半斤，煎汤代水　**附子**一钱　**荆芥**炒黑，三钱　**柴胡**二钱　**白芍**一两　**天花粉**五钱　**生甘草**五钱

井花水煎汁二碗服，渣再煎，服后阴必变阳而作痛。再一剂而痛亦消，再服一剂而全愈，竟消灭无形也。

然人不致皮破血出，断不肯信。虽然，先用此等之药以治发背，毋论病人不肯服，即医生亦不肯用，或医生知用此治疗，而病人之家亦不肯信。往往决裂溃烂，疮口至如碗大而不可收，始悔参、芪之迟用矣。予既论此症，又多戒辞，劝人早服此方，万不可观望狐疑，丧人性命。盖阳毒可用攻毒之剂，而阴毒须用补正之味。用人参、黄芪以补气，气旺则幽阴之毒不敢入心肺之间。而金银花性补，善解阴毒，得参、芪而其功益大，然非得附子，则不能直入阴毒之中而又出于阴毒之外。毒深者害深，又益之生甘草以解其余毒。然毒结于背者，气血之壅也，壅极者郁之极也。故加柴胡、荆芥、白芍、天花粉之类消痰通滞，开郁引经，自然气宣而血活，痰散而毒消矣。

人有背痈溃烂，洞见肺腑，疮口黑陷，身不能卧，口渴思饮，人以为阳症之败坏也，谁知是阴虚而不能变阳乎？夫背痈虽有阴阳之分，及至溃脓之后，宜补内不宜消外，则阴阳之症一也。溃烂而至肺腑皆见，此乃失补之故，使毒过于沿烧，将好肉尽化为瘀肉耳。肉瘀自必成腐肉，而腐自必洞见底里。见此等症候，亦九死一生之兆也。倘胃气健而能食者，犹可救。倘见食则恶者，断无生意。虽然，能用参、芪、归、熟亦有可生，不可弃之竟不救也。方用转败汤救之。

转败汤

人参二两　**生黄芪**一两　**熟地**二两　**肉桂**二钱　**白术**四两　**当归**一两　**金银花**四两　**麦冬**二两　**山茱萸**一两　**远志**三钱　**北五味子**一钱　**茯苓**三钱

水煎服。一剂而胃气大开者，即可以转败为功也。倘饮之而稍能健饭，亦在可救。惟恐饮之杳无应验者，是胃气已绝也，不必再治之矣。或饮之而饱闷，少顷而少安者，亦有生机。

此方补其气血，而更补其肺肾之阴。盖阴生则阳长，阴阳生长则有根，易于接续。而后以金银花解其余毒，则毒散而血生，血生而肉长，肉长而皮合，必至之势也。倘日以解毒为事，绝不去补气血之阴阳，则阴毒不能变阳，有死而已，可胜悲悼哉！

人有背痈将愈，而疮口不收，百药敷之，绝无一验，人以为余毒之未尽也，孰知是阴虚而不能济阳。夫痈疽，初起则毒盛，变脓则毒衰，脓尽则毒化矣。疮口不收，乃阴气之虚，而非毒气之旺。世人不知治法，尚以败毒之药攻之，是已虚而益虚也，欲其肌肉之长，何可得乎？然亦有用补法而仍未效者，但用阳分之品以补其阳，而不用阴分之药以补其阴也。独阴不长，而独阳亦不生。痈疽至脓血已尽，则阴必大虚，止补其阳，则阳旺阴虚，阴不能交于阳矣。阳有济阴之心，阴无济阳之力，所以愈补阳而阴愈虚，而疮口愈难合也。治法必须大补其阴，使阴精盛满，自能灌注于疮口之中，不用生肌外敷之药而疮口之肉内生矣。方用生肤散。

生肤散

麦冬一两　**熟地**二两　**山茱萸**一两　**人参**五钱　**肉桂**一钱　**当归**一两　**忍冬藤**一两　**白术**五分

水煎服。二剂而肉自长，又二剂外口自平，又二剂全愈。

此方补阴之药多于补阳，使阴胜阳也。然补阳仍是补阴之助，以其能入阴之中，交于阳之内也。忍冬藤非特解余剩之毒，取其能领诸药至于疮口之间也。

肺痈门二则

人有胸膈间作痛，咳嗽时更加痛极，手按痛处，尤增气急，人以为肺经生痈也，谁知是肺热生痈耳？夫肺为娇脏，药食之所不到者也，故治肺甚难。肺热害肺，既可成痈，将何法疗之？疗之法，似宜救火以泻肺。肺药不可入，而肺为脾之子，脾经未尝不受药也。补其脾经之土，则土能生金也，平其肝经之木，则金不能克木矣。清其心经之火，则火不能刑金也。三经皆有益于肺，无损于金，则肺气得养，而后以消毒之品直解其肝中之邪，何难于不收乎？方用全肺汤。

全肺汤

元参三两　**生甘草**五钱　**金银花**五两　**天花粉**三钱　**茯苓**三钱　**白芍**三钱　**麦冬**二两

水煎服。一剂而痛减，二剂而内消矣。

大凡痈疽之症，必须内消，不可令其出毒。内消之法，总不外脾、肝、心三经治之，而无别消之道。或曰：肺之子肾也，独不可治肾以消乎？然肺痈之成，虽成于火烁肺金之液，实因肝气之自虚也。补肾虽使肺气不来生肾，惟是肺气相通，补肾之水，恐肺气下降，而火毒反不肯遽散，不若止治三经，使肝气得养，自化其毒，不遗于肾之为妙也。

人有胸膈作痛，咳嗽不止，吐痰更觉疼甚，手按痛处不可忍，咽喉之间，先闻腥臭之气，随吐脓血，此肺痈不独已成，而且已破矣。夫肺痈未破者易于消，已破者难于治，为脓血未能遽净耳。然得法，亦不难也。盖肺之所以生痈者，因肺火不散也，然肺火来，因肺气虚也，肺虚而火留于肺，火盛而后结为痈。不补虚而散火，而未成形者何以消？已成形者何以散？既溃烂者，又何以愈哉？是虚不可不补，而补虚者补何脏乎，必须补肝气之虚，而肺不能直补其气，补胃气之虚，则肺气自旺也。今痈已破矣，多吐脓血，则肺气尤虚，虽毒尚存，不可纯泻其毒，于补气之中而行其攻散之方，而行其攻散之法，则毒易化而正气无伤。方用完肺饮。

完肺饮

人参一两 **元参**二两 **蒲公英**五钱 **金银花**二两 **天花粉**三钱 **生甘草**三钱 **桔梗**三钱 **黄芩**一钱

水煎服。一剂脓必多，二剂脓渐少，三剂疼轻，四剂而又轻，五剂痛止，脓血亦止，六剂竟奏全功。

此方补胃中之气，即泻胃中之火。胃气旺，肺气不能衰，胃火衰，肺火不能旺，所以能败毒而又能生肉耳。其诸药亦能入肺，不单走于胃，然而入胃者十之八，入肺者十之二，仍是治胃益肺之药也。或问：肺痈已破，病已入里，似不宜升提肺气？南昌喻嘉言谓宜引之入肠，而先生仍用桔梗以开提肺气，恐不可为训。嗟乎！予所用之药，无非治胃之药，药入于胃，有不引入肠者乎？然肺气困顿，清肃之令不行，用桔梗以清肺，上气通而下气更速，然则上之开提，正下之迅遂也。

肝痈门二则

人有素多恼怒，容易动气，一旦两胁胀满，发寒发热，既而胁痛之极，手按痛处不可忍，人以为肝火之盛也，谁知是肝叶生疮耳？世人但知五脏中惟肺生痈，不知肝亦能生痈也。且《灵》《素》诸书亦未有及，得毋创论以惊世乎？余实闻异人有谓：胁痛手不可按者，肝叶生痈也，《灵》《素》二经不谈者。肝经生痈，世不常有，古人未有此症，所以略而不言。盖古今之气运不同，而痈毒之生长不一。肝一恼怒，则肝叶张开，肝气即逆。大怒之后，肝叶空胀，未易平复。且怒必动火，怒愈多而火愈盛，火盛必烁干肝血，烁干则肝气大燥，无血养肝更易发怒。怒气频伤，欲不郁结而成痈，乌可得乎？然痈生于内，何从而见？然内不可见而外即可辩也。凡生痈者，胁在左而不在右，左胁之皮必现红紫色，而舌必现青色，以此辨症，断断无差。治之法，必平肝为主而佐之泻火去毒之药，万不可因循时日，令其溃烂而不可救也。方用化肝消毒汤。

化肝消毒汤

白芍三两　**当归**三两　**炒栀子**五钱　**生甘草**三钱　**金银花**五两

水煎汁一碗，饮之。一剂而痛轻，二剂而痛又轻，三剂而痛如失，减半再服数剂而全愈。

此方用当归、白芍直入肝中以滋肝血，则肝血骤生，易解肝血之燥。又得甘草以缓其急，栀子清火，金银花解毒，安得不取效之捷哉！盖是火毒既盛，肝血大亏，用此方而不如此大剂煎饮，亦自徒然。倘执以肝火之旺而非是肝痈之成，单用归、芍以治胁痛，断不能取效也。

人有左胁间疼痛非常，手按之更甚，人以为胁痛，而不知非胁痛也，此乃肝经之痈耳。夫肝经生痈，多得之恼怒，予前条已畅论之矣。然而肝痈不止恼怒能生，而忧郁亦未尝不生痈也。惟因恼怒而得之者，其痛骤；因忧郁而得之者，其痛缓。当初痛之时，用逍遥散大剂煎饮，痛立止，又何至成痈也！因失于速治，而肝中郁气苦不能宣，而血因之结矣。血结不通，遂化脓而成痈，其势似乎稍缓，然肝性最急，痈成而毒发其骤也。世有胁痛数日而死者，正因生痈毒败而死，非胁痛而即能死人，可不急救治之乎？方用宣郁化毒汤。

宣郁化毒汤

柴胡二钱　**白芍**一两　**香附**二钱　**薄荷**二钱　**当归**一两　**陈皮**一钱　**枳壳**一钱　**天花粉**三钱　**生甘草**三钱　**金银花**一两

水煎服。一剂而痛轻，二剂而痛减，三剂而痛又减，四剂全愈。重则不出六剂。愈后用四物汤大剂调治，不再发也。

夫肝痈世不常见，既有前条，不必又论及此。然肝痈不可见，而胁痛世人之所常病，吾特发明忧郁之能成又若此，则人知急治，何至成痈哉！

大肠痈门二则

人有腹中痛甚，手不可按，而右足屈而不伸，人以为腹中火盛而存食也，谁知是大肠生痈耳。大凡腹痛而足不能伸者，俱是肠内生痈耳。惟大肠生痈，亦实有其故，无不成于火，火盛而不散，则郁结而成痈矣。然而火之有余，实本于水之不足，水衰则火旺，火旺而无制，乃养成其毒而不可解。然则治之法又何必治火哉？壮水以治火，则毒气自消。方用清肠饮。

清肠饮

金银花三两　**当归**二两　**地榆**一两　**麦冬**一两　**元参**一两　**生甘草**三钱　**薏仁**五钱　**黄芩**二钱

水煎服。一剂而痛少止，二剂而足可伸，再二剂而毒尽消矣。

此方纯阴之物，而又是活血解毒之品，虽泻火实滋阴也。所以相济而相成，取效故神耳。倘不益阴以润肠，而惟攻毒以降火，则大肠先损，又何胜火毒之凌烁哉！毋怪愈治而愈不能效也。

人有大肠生痈，右足不能伸，腹中痛甚，便出脓血，肛门如刀割，此肠痈已经溃烂也。能食者生，不能食者死。虽然，不能食之中亦有非因火毒之炽而然者，又不可因其不能食而弃之也。大凡生此各种痈疮，俱以有胃气为佳，无胃气，毋论阴毒阳毒多不可救。故治阴疽之病，断以扶胃气为第一法，而少加之败脓祛毒之药，则正气无伤而火毒又散。今大肠痈破，而致饮食不思，则胃气已尽绝，大危之症也。不急补胃，惟治痈，必死之道也。方用开胃救亡汤。

开胃救亡汤

人参一两　**金银花**二两　**山药**一两　**生甘草**三钱　**薏仁**一两　**元**

参一两　**白术**一两　**山羊血**研末，一钱

水煎调服。一剂胃开，二剂脓少，三剂痛止，四剂全愈。

此方全去救胃，而败脓祛毒已在其中。妙在金银花虽治毒而仍滋阴之药，为疮家夺命之物，军乃至仁至勇之师，又得参、术以补助其力，即散毒尤神。山羊血止血消渴且善通气，引诸药入痈中解散之，乃乡导之智者也。合而治之，则调合有人，抚绥有人，攻剿有人，安得不奏功如神乎？自然胃气大开，化精微而辅输于大肠也。倘胃气未伤，服之尤奏功如响，万勿疑畏不用此方，枉人性命耳。

小肠痈门二则

人有腹痛口渴，左足屈而不伸，伸则痛甚，手按其痛处更不可忍，人以为肠中生痈也。然而肠中生痈不同，有大小肠之分，屈右足者大肠生痈，屈左足者小肠生痈也。今屈而不伸者即在左足，是痈生于小肠而非生于大肠矣。惟是大肠之痈易治，小肠之痈难医，以大肠可泻而小肠难泻也。虽然，得其法又何不可泻哉！盖大肠可泻其火从糟粕而出，小肠可泻其火从溲溺而泄也。方用泄毒至神汤。

泄毒至神汤

金银花三两　**茯苓**一两　**薏仁**一两　**生甘草**三钱　**车前子**三钱　**刘寄奴**三钱　**泽泻**三钱　**肉桂**一分

水煎服。一剂而水如注，二剂而痛顿减，三剂而症如失，不必四剂也。

此方俱利水之药，止一味金银花消毒之味，何以建功之神如此？盖小肠之毒必须内消，而内消之药，舍金银花实无他药可代，以他药消毒皆能损伤正气，而小肠断不可损伤，故必须以金银花为君。但金银花不能入小肠之中，今同茯苓、薏仁、泽泻、车前子之类引入小肠，又加肉桂一

分，得其气味引入膀胱，从溲溺而化。又恐火毒太盛，诸药不能迅逐，更加刘寄奴之速祛，甘草之缓调，刚柔迟速并行，既无留滞之虞，而复无峻烈之害，自然火毒殆尽膀胱小肠而出也。

人有腹痛呼号不已，其痛却在左腹，按之痛不可忍，不许人按，医以为食积在大肠也，谁知是小肠之生痈耳？凡肠痈必屈其足，而今不屈足，似非肠痈之病。然肠痈生于肠内者，必屈其足。在大肠者，屈右足而不伸，在小肠，屈左足而不伸也。若痈生于肠外者，皆不屈足。痛在左则小肠生痈，痛在右则大肠生痈也。至食积燥屎之痛，时而痛，时而不痛。故痛在左，明是小肠之外生痈也。大小肠生痈于肠内尚可破溃，而大小肠生痈于肠外断不可使之破溃者，以肠外无可出之路，皆必死之症也。而小肠更甚，必须急早治之。方用内化丹。

内化丹

金银花四两　**当归**二两　**车前子**五钱　**生甘草**三钱　**茯苓**一两　**薏仁**一两

水煎服。一剂而痛大减，二剂而痛又减，三剂而痛全止，四剂全愈。

此方即前方之变方也。但前方以利水之中而行其败毒之法，此方于利水之中补血以败毒之法也。盖痈破利水则毒随水出，易于祛除；痈未破，不补血以利水，则水泄而血虚，难于消化。同中之异，不可不知也。然此方亦须急早治之则有益，否则痈虽愈而瘀血流于肠外，必有终身腹痛之病也。

无名肿毒门一则

一无名肿毒，生于思虑不到之处，而其势凶恶，有生死之关，皆可以无名肿毒名之，不必分上中下也。前条止言头上，而在身之左右前后与手足四肢尚未言也。不知得其治法，无不可以通治。失其治法，则在上者不可以治中，在中者不可治下，在下者不可以治上中也。得其治法者若何？大约上中下之生无名肿毒者，多起于淫欲无度之人。又加之气恼忧郁，火乘其有隙之处，蕴藏结毒，故一发而不可救，所以无名肿毒尽是阴症，而绝无阳症也。然则治之法，宜用解阴毒之药矣。惟是解阴毒之药多半消铄真阴，因虚而结毒，复解毒而亏阴，安有济乎？故无名肿毒往往不救，乃是故也。余得异人之传，仍于补阴之中以行其散郁之法，可佐之解毒之品，微助行经之味，是以多收其效。余不敢湮秘传之书而负万世之人也。方用收黑虎汤。

收黑虎汤

玄参一斤　**柴胡**三钱　**生甘草**一两

三味煎汤十碗，为主。倘生于头面，加川芎二两、附子二钱，再煎汁取三碗，分作二日服完。未破者即消，已破者即生肌而自愈，不必二剂也。倘生于身中前后左右，加当归二两、甘菊花一两、附子三分，亦如前煎服。倘生于手足四肢，加白术二两、附子五分、茯苓一两，亦如前煎服，无不收功。

此方名收黑虎汤，言即至恶之人见黑虎亦未有不寒心者，是恶毒得之尽散也。玄参最善退浮游之火，得甘草之助，能解其迅速之威，得柴胡之辅，能舒其抑郁之气。且又有各引经之味，引至结毒之处，大为祛除。妙在用至一斤，则力量更大。又妙是补中去散，则解阴毒而不伤阴气，所以奏功更神。人勿惊其药料之重而不敢轻试，深负铎一片殷殷救世之怀也。若些小轻症与非阴症疮毒，俱不必用此重剂，又不可不知耳。

对口痈门一则

人有对口之后，忽生小疮，先痒后痛，随至溃烂，人以为至凶之痈也，然而痈生于对口者犹轻，而生于偏旁不胜对口者尤重。盖颈项之上，乃肾督之部位也。其地属阴，所生痈疽多是阴疽而非阳痈也。阳疽必高突数寸，其色红肿发光，疼痛呼号，若阴痈则不然，色必黑黯，痛亦不甚，身体沉重，困倦欲卧，呻吟无力，其疮口必不突起，或现无数小疮口，以眩世人，不知从何处觅头。然而阴阳二毒，皆可内消，何可令其皮破肿溃而后治之乎？至于内消之法，正不须分辨阴阳，惟既破溃脓，阴阳不审而漫投药饵，则祸生顷刻。而内消之法，大约止消三味，名为三星汤。

三星汤

金银花二两　**蒲公英**一两　**生甘草**三钱

水煎服。二剂即便全消。阳症已破者，仍以此方治之，不三服必脓尽肉生。若阴症大溃者，此方不可复投，改用七圣汤。

七圣汤

人参一两　**生黄芪**一两　**当归**一两　**金银花**二两　**白术**一两　**生甘草**三钱　**肉桂**一钱

水煎服。一剂而血止，二剂而肉生，三剂而口小，四剂而皮合，再服二剂全愈。

此方治各处痈毒，凡低陷而不能收口者，无不神效，不止治对口之阴毒善收功也。诚以阳症可以凉泻，而阴症必须温补故耳。

脑疽门一则

世有生痈疽于头顶者，始名脑疽，若对口偏口，俱非真正脑疽也。此疽九死一生，然治之得法，俱可救也。大约生此疽者，皆肾火之沸腾也。盖脑为髓海，原通于肾，肾无火则髓不能化精，肾多火则髓亦不能化精。岂特不能化精，随火之升降，且化为毒以生痈疽矣。盖肾之化精，必得脑中之气以相化，若脑中无非肾火，势必气化为火，火性炎上，不及下降，即于脑中髓海自发其毒，较之脑气下流为毒者，其毒更甚。故往往有更变形容，改换声音，疮形紫黑，烦躁口干，随饮随渴，甚至脑骨俱腐，片片脱下，其野狼狈之状有不可以言语形容者，又将何以救之耶？此症须问其饮食如何，倘饮食知味，即可用药。方用五圣汤治之。

五圣汤

金银花半斤　**玄参**三两　**黄芪**四两　**麦冬**三两　**人参**二两

水煎服。连服四剂，其痈疽渐愈。改用十全大补汤重四两，与之服四剂。又改为八味地黄汤恣其酣饮，可获全愈矣。

是此等治疗，亦九死一生之法。然舍吾法，实无有第二法矣。人生此疽，得于房术者俱多。兴阳涩精，都是丹石燥烈之品，或洗或嚼，或噙于口，或藏于脐，霸阻精道，久战不已，日积月累，真阴枯烁，髓竭火发，遂溃顶门，多致不救。人何苦博妇女之欢，丧千金之命，长号于夜台也！

囊痈门二则

人有阴囊左右而生痈毒者，名曰便毒。生于囊之下，粪门谷道之前，名曰囊痈。三处相较，便毒易治，而囊痈最难疗也。以囊之下为悬痈，其皮肉与他处不同，盖他处皮肉或横生，或直生，俱易合口，而悬痈之处，横中有直，直中有横，一有损伤，不易收功。然治之有法，未尝难也。此等之痈，皆少年贪于酒色，或游花街而浪战，或入柳巷而角欢，忍精而斗，耐饥而交，或已泄而重提其气，或将败而再鼓其阳，或有毒之妇而轻于苟合，或生疮之妓而甘为精斗，往往多生此痈。所谓欲泄不泄，化为脓血是也。治之法必须大补其虚而佐之化毒之味，以毒因虚而成，不治虚可得乎？方用逐邪至神丹。

逐邪至神丹

金银花四两　**蒲公英**二两　**人参**一两　**当归**二两　**生甘草**一两　**大黄**五钱　**天花粉**二钱

水煎服。一剂而毒消，二剂而全愈，溃者三剂可以收功矣。

此方用金银花四两，用蒲公英二两，佐之参、归、大黄之大料，未免过于霸气。然大虚之病，又用大黄祛逐，似乎非宜。谁知毒正盛，乘其初起之时，正未甚衰，大补泻火之为得乎？倘因循失治，或畏缩而不敢治，及至流脓出血，正气萧索，始用参、芪补气，往往有用至数斤而尚未能复元。何不早用于化毒之中，正又无伤而毒又易散哉！此因势利道之法，又不可不知也。

人有饮烧酒入房，精不得泄，至夜半寒热烦渴，小便淋赤，痰涎涌盛，明日囊肿腹焮痛，又明日囊处悉腐，玉茎下面贴囊者亦腐，人以为酒毒也，谁知是肝火得酒毒湿而肆虐乎？夫酒何至作腐？盖火酒大热之物也，人过饮火酒多致醉死，死后往往身体腐烂，以火酒乃气，酒遇热自焚，人身脏腑原自有火，以火引火，安得不炎烧耶？饮火酒而入房，以鼓动精房之火，宜是命门之火而非肝火也。然而木能生火，肝属木，肝木生于相火，实理之常也。入房而借火酒之力，则火势必猛，火动无根，何能久乎？势必精欲外泄而火可解也。无奈精欲泄，而阻抑之火无可泄之路，火无可依，而火酒又无可解，于是火入于肝，将依母而自归也。惟相火内火也，可附肝以为家，而酒火外火也，反得木而焚体。囊与玉茎乃筋之会也，筋属肝，因入房而火聚于阴器之际，故火发而囊肿，囊肿极而茎亦腐。治法解酒毒而益补气补血之品，则湿热解而腐肉可长矣。方用救腐汤。

救腐汤

人参一两　**当归**一两　**黄芪**二两　**白术**一两　**茯苓**五钱　**黄柏**三钱　**薏仁**五钱　**泽泻**三钱　**白芍**一两　**葛根**三钱　**炒黑栀子**三钱

水煎服。四剂腐肉脱而新肉生，再服四剂囊茎悉平复矣。

酒毒成于拂抑，平肝泄火，利湿解毒宜也。何以又用参、芪、归、术以大补其气血耶？大凡气血盛者，力能胜酒，纵酣饮而无碍。服火酒而腐，必成于火酒之毒，亦其气血之衰，力不能胜酒，所以两火相合，遂至焚身外腐。苟不急补其气血，则酒毒难消，而腐肉又何以速长哉！

臂痈门一则

人有两臂之间忽然生疮而变成痈疽者，亦阴痈也。虽较头面、对口、肩背上少轻，然治不得法，亦能杀人。故须辨阴阳之治，大约痛者阳症，痒者阴症，不难于治也。如阳症用三星汤，一二剂便可立消。若阴症，三星汤又不可用，必须大补气血，而佐之消痰化毒之剂，始能奏功。不可谓手足非心腹之疾，不须补虚也。夫阴主静，而两手则至动者也，至动而生阴痈，则动变为静矣，反常之道也，可不畏乎？况动变为静，又趋阴之道也，阳趋于阴，非生近于死乎！欲阳返于阴则易，欲阴返于阳则难，谁谓两手之痈而可小视之哉！治法仍宜慎重，方用消痈还阳丹。

消痈还阳丹

人参三钱　**白术**一两　**生甘草**三钱　**天花粉**三钱　**生黄芪**一两　**金银花**二两　**肉桂**一钱　**当归**五钱　**乳香末**一钱

水煎服。一剂而痒变为痛矣，二剂而痛如失，三剂而全消，不必四剂也。

此方与七圣汤相同，而意气各异，七圣治已溃者也，此方治未溃者也。已溃者以生肉为先，未溃者以护肌为主，所以七圣汤内无乳香、天花粉者，正以二味之中有拥卫之功耳。

乳痈门四则

人有乳上生肿，先痛后肿，寻常发热，变成疡痈。此症男妇皆有，而妇人居多。盖妇人生子，儿食乳时后偶尔贪睡，儿以口气吹之，使乳内之气闭塞不通，遂至生痈。此时即以解散之药治之，随手而愈。倘因循失治，而乳痈之症成矣。若男子则不然，乃阳明胃火炽盛，不上腾于口舌而中拥于乳房，乃生此病。故乳痈之症，阳病也，不比他痈有阴有阳，所以无容分阴阳为治法，但当别先后为虚实耳。盖乳痈初起多实邪，久经溃烂为正虚也。虽然，邪之有余，仍是正之不足，于补中散邪，亦万全之道，正不必分先宜攻而后宜补也。方用和乳汤。

和乳汤

贝母三钱　**天花粉**三钱　**当归**一两　**蒲公英**一两　**生甘草**二钱　**穿山甲**土炒，一片，为末水煎服。一剂而乳房通，肿亦消矣，不必二剂。

此方用贝母、天花粉者，消胃中之壅痰也。痰壅而乳房之气不通，化其痰则胃火失其势。而后以蒲公英、穿山甲解其热毒，利其关窍，自然不攻而自散矣。又恐前药过于迅逐，加入当归、甘草补正和解，正既无伤而邪又退舍矣，此决不致火毒不行而变为乳岩之病也哉！

人有先生乳痈，虽已收口，后因不慎房事，以致复行溃烂，变成乳岩，现成无数小疮口，如管非管，如漏非漏，竟成蜂窝之状，肉向外生，终年累月而不愈。服败毒之药，身愈野狼狈，而疮口更加腐烂，人以为毒深结于乳房也，谁知气血之大亏乎？凡人乳房内肉外长，而筋束于乳头，故伤乳即伤筋也。此处生痈，原须急散，迟则有筋弛难长之虞，况又加泄精以损伤元气，安得不变非常乎？当时失精之后，即大用补精填髓之药，尚不至于如此之横。今既因虚而成岩，复见岩而败毒，不已虚而益虚乎？毋怪其愈败愈坏也。治法必须大补其气血，以生其精，不必再泄其毒，以其病原无毒之可泄耳。方用化岩汤。

化岩汤

人参一两　**白术**二两　**黄芪**一两　**当归**一两　**忍冬藤**一两　**茜根**二钱　**白芥子**二钱　**茯苓**三钱

水煎服。连服二剂，而生肉红润。再服二剂，脓尽痛止。又二剂，漏管重长。又二剂全愈。再二剂永不再发。

此方全去补气血，不去消毒，实为有见。虽忍冬藤乃消毒之药，其性亦补，况同入于补药中，彼亦纯于补矣。惟是失精变岩，似宜补精，乃不补精，而止补气血何也？盖精不可以速生，补精之功甚缓，不若补其气血，转易生精。且乳房属阳明之经，既生乳痈，未必阳明之经能多气多血矣。补其气血，则阳明之经旺，自然生液生精以灌注于乳房，又何必复补其精，以牵掣参、芪之功乎，此方中所以不用生精之味耳。

人有左乳内忽大如桃，复又不痛，色亦不赤，身体发热，形渐瘦损，人以为痰气之郁结，孰知肝气之不舒。夫乳属阳明，乳肿宜责之阳明胃经，而谓之肝病者，盖阳明胃土最畏肝木之克，肝气不舒，而胃气亦不舒矣。盖胃见肝木之郁，惟恐肝旺来克，于是胃亦畏首畏尾，伏而不扬。况乳又近于两胁，而两胁正肝之部位也，与肝相远尚退缩而不敢舒，与肝为邻亦何敢恣肆而吐气哉！气不舒而肿满之形成，气不敢舒而畏惧之色现，不痛不赤，正显其畏惧也。治法不必治阳明之胃，但治肝而肿自消矣。方用逍遥散加味治之。

加味逍遥散

柴胡二钱　**白芍**五钱　**当归**三钱　**陈皮**五钱　**甘草**一钱　**白术**三钱　**茯神**三钱　**人参**一钱　**川芎**一钱　**瓜蒌**三钱　**半夏**三钱

水煎服。十剂而内消矣。去瓜蒌，再服十剂，不再发。

逍遥最解肝气之滞，肝气一解，而胃气自舒。况益之瓜蒌、半夏，专能治胸中之积痰，痰去而肿尤易消也。

妇人产后，细小两乳又下垂过小腹，痛甚，以为乳痈，孰知胃血之燥也。夫胃为水谷之海，血之腑也。产后亡血过多，则胃中空虚，而饮食又不能遽进，即进饮食，而各脏腑取给于胃甚急，则胃气困矣。胃气困而胃血益燥矣，胃血益燥，无以解各脏腑之纷争。而子又索母之乳，内外取资，胃无以应。乳房者，胃之外廓也。乳头者，胃之门户也。胃苦内之纷争，欲避出于外而不可得，而外又不免于儿口之吮咂，细小下垂以至于腹，有逃遁难藏，入地无门之状，此倒悬切肤之痛，至危之病也。治法急救其胃气而益之补血之味，则胃气生而胃不燥，内足以分给于脏腑，又何至外痛而倒悬哉！方用解悬汤治之。

解悬汤

人参二两　**当归**四两　**川芎**二两　**荆芥**三钱　**益母草**三两　**麦冬**一

两　**炮姜**一钱

水煎服。四剂而乳头收，再四剂全愈。

此方人参生胃气于无何有之乡。用当归、川芎于乘危至急之地。用荆芥、益母草分解各脏腑以归其经络。用麦冬、炮姜者，因阳明胃火之燥，未免火动而炎烧，产后不便大用寒凉，故用麦冬、微凉之品，少解其火势之烈也。

肚痈门一则

人有生痈于小腹间，断无阳毒之症，以其地属阴之部位也。阴生阴毒，似乎至重，然而纯阴无阳，一用阳药立可成功。无奈世人一见肚腹生痈，多用阴药以消毒，反致成难救之病，为可悯也。然予所谓阳药者，非散火祛风之药，乃补气温火之味耳。盖阴地结成阴毒者，乃寒虚之故。寒因虚而不行，毒因寒而郁结，用热药以祛寒，自能解寒而散毒也。方用辟寒救腹丹。

辟寒救腹丹

白术三两　**茯苓**三钱　**肉桂**三钱　**金银花**三两　**附子**一钱　**当归**二两　**蛇床子**五钱

水煎服。一剂而内消矣。倘已溃者，三剂而脓尽肉生矣。四剂亦必全愈。

此方用白术为君者，以白术专利腰脐之气也。腰脐之气利，则下腹之部位尽利矣。而后以金银花、蛇床子祛其毒气，则毒气易消。然恐寒极不能直入，故又加附、桂斩关突围而进也。惟是桂、附、术、麻俱是一派干燥之物，邪虽祛除，未免耗血，故用当归阳中之阴，少制其横，则阴寒渐散，而又无阳旺之虞。所以既能奏功，才免后患也。

多骨痈门一则

人有大腿旁边，长强穴间，忽然疼痛高肿，变成痈疽之毒，久则肉中生骨，以铁镊取出，已而又生，世人以为多骨痈也，孰知湿热毒之所化耳。夫多骨痈之生，因人食生果湿热所成者也。治之早，服一二剂便可解散。无如因循失治与治不得法者，遂至湿壅而添热，热盛而化骨，日久迁延卧床而不能起也。说者谓初起之时未尝有骨，可以内散，既生骨之后，必须烂骨外取，未可全望其解散也，而孰知不然。盖多骨之症无形之所化，非肉中真生骨也，乃似骨而非骨耳。真骨难化，似骨又何难化之有？治之法利其湿，清其热，而主之补气补血之药，不必消骨而骨自消矣。方用五神汤。

五神汤

茯苓一两　**车前子**一两　**金银花**三两　**牛膝**五钱　**紫花地丁**一两

水煎服。一剂轻，二剂又轻，三剂而骨消矣，四剂而疮口平，五剂全愈。

此方用茯苓、车前子以利水，紫花地丁以清热，又用金银花、牛膝补中散毒，安得不奏功哉！

恶疽门一则

人有四肢之间，或头面之上，忽然生疽，头黑皮紫，疼痛异常，此阳症之毒也，治不得法，亦能杀人。盖阳症之毒，其势甚骤，不亟用散毒之药，则养成大横，蔓延难收，小毒变成大毒。然而疽与痈实有不同：痈溃于内，疽肿于外也。溃于内难于外治，肿于外易于内消。虽痈疽之毒尽由内而外发，无不可治内而外愈，而疽病尤宜内治也。方用消疽散。

消疽散

生地三钱　**连翘**三钱　**忍冬藤**一两　**白芷**三钱　**夏枯草**一两　**地榆**三钱　**天花粉**三钱　**生甘草**二钱　**当归**一两

水煎服。未溃二剂则消，已溃四剂全愈。

此方通治恶疽之方。凡生疽者，以此方投之，无不神效。盖补血散毒，则血活而毒难留，凉血清火，则血寒而火易散。疽多阳症，所以治无不宜也。

疔疮门一则

人有生疔疮者，一时疼痛非常，亦阳毒也，但初生时，人最难辨。世人以生黄豆令病患嚼，不知辛生之味，便是疔疮，以此辨之不错。其疮头必发黄泡，中或现紫黑之色，更须细看泡中，必有红白一线通出于泡外。大约疔生足上，红线由足而入脐；疔生手上，红线由手而入心；疔生唇面，红线由唇面而至喉。如见此红线之丝，在其红线尽处，用针刺出毒血，则免毒攻心。若现白线之丝，则不必刺也。治法总以消毒泻火为主。世人戒用官料之药，此不知医之语，毒非药安除哉！方用拔疔散。

拔疔散

紫花地丁一两　**甘菊花**一两

水煎服。一剂而红线除，二剂而疔疮散，三剂全愈，又何必外治挑开疔头之多事哉！若已溃烂，亦用此方，但加当归治之，必须二两，亦不必四剂，毒尽而肉生也。

杨梅疮门二则

凡好嫖者，恋垆酣战，自觉马口间如针戳之痛，此毒气已起也。未几而生鱼口矣，未几而生痈疮矣，又未几而遍身生疮矣，黄脓泛滥，臭腐不堪。世人皆以为毒盛，多用败毒之药，孰知日败毒而毒愈盛、疮愈多而不易愈。往往有腐烂者，日用败毒之剂，其疮不能收口。须知此症于泄精之时，泄精则元气亏损，故毒乘虚而入。若元气大旺，毒难深入，即有传染，不过轻微之毒，可一泄而愈。今遍身无非毒疮，明是大虚而毒深中也，不补虚以泻毒，乌能奏功乎？倘止服败毒之药，无异于以石投水矣。方用二生汤。

二生汤

生黄芪三两　**土茯苓**三两　**生甘草**三钱

水煎服。连服四剂而疮渐红活，再服四剂而尽干燥，又服四剂全愈。

此方之妙，全不去解毒，止用黄芪以补气，气旺而邪自难留，得生甘草之化毒，得土茯苓之引毒，毒去而正自无亏，气生而血又能养，此治法之巧，而无如世人之未识也，可胜叹息云。

人有龟头忽生痈疮，服败毒之药，毒尽从大小便出。倘大肠燥结，则败毒之药不能径走大肠，势必尽趋小便，而小便口细，毒难罄泄，于是毒不留于肠中而反单结于外势。毒盛必发，安能不腐烂哉？往往龟头烂落，连龟身亦烂尽矣。世人多以外药敷之，虽外药亦不可少，然不先消其火毒，而遽用外药以止遏，不啻如石之压卵也，故必先用汤治之。方名散毒神丹。

散毒神丹

黄柏三钱　**茯苓**一两　**生甘草**三钱　**炒栀子**三钱　**肉桂**一钱

水煎服。

连服四剂，则火毒自从小便而出，疼痛少止。然后用生势丹敷之。

生势丹

炒黄柏三两　**儿茶**一两　**冰片**三分　**生甘草**一两　**大黄**三钱　**乳香**一钱　**没药**一钱　**麝香**三钱　**丹砂**一钱，不煅

各为绝细末，和匀渗之，渗上即止痛，逢湿即渗末，不数日脓尽血干，肉筋再长，一月全愈，但不能再长龟头也。愈后须补气血，用十全大补汤，连服一月或两月，则外势仍能伸缩，尚可种子。否则多服败毒之药，又用泄火之剂，无论命门寒冷，而外势亦且冰冷，安得阳和之骤复哉！此先后治法之各异，实有次序也。

腰疽门一则

人有腰眼之间，忽长疽毒，疼痛呼号，似乎阳症，然腰肾乃至阴之地，未可作阳疽治之，若竟作阳症治，大不宜也。此症虽本于过忍其精，欲泄不泄以成斯毒，似乎纯是阴分之过，但腰间虽不远于内肾，火发而毒成，则阴中有阳，未可纯以阴症治之，必须合阴阳并治之，化其毒则毒去如扫。倘不补阴而竟治其毒，则肾气愈伤而毒难连化。即补阴而不补阳，则阴无阳不生，毒且深藏于肾宫而不得外泄矣。方用两治散。

两治散

白术一两　**杜仲**一两　**当归**一两　**金银花**三两　**防己**一钱　**豨莶草**三钱

水煎服。一剂而痛轻，二剂而痛止，三剂全愈。

此方用白术、杜仲以利其腰脐，气通而毒自难结也，又得金银花、当归之类补中有散，而防己、豨莶草直入肾宫，以祛其湿热之毒。阴阳无偏胜之虞，邪正有解分之妙，自然一二剂成功，非漫然侥幸也。

擘疽门一则

人有手心之中，忽然红肿高突，变成一疽，疼痛非常，昼夜无间，世人所谓擘疽也。人生此疽，多因冤家债主相寻。内外治疗，往往不能收功，有流血而至死者，似乎不必治也。然而有病无方，又安见吾道之大乎？苟肯忏悔于临时，怨艾于将死，安在不可救乎？况此疽之生，虽是冤孽，亦因病患有火热之毒，乘机而窃发也。故消其火热之毒，何不可奏功耶？惟是火热非起于一朝，而解毒难凭于小剂。盖毒成于热，而热起于火，火之有余，终是水之不足，不大料以滋水，惟小剂以灭火，安得取胜乎？治法必须大用补水之剂，而少佐解毒之味，则擘疽自愈矣。方用释擘汤。

释擘汤

玄参二两　**生地**一两　**金银花**二两　**当归**一两　**紫花地丁**五钱　**贝母**二钱

水煎服。

一剂而痛轻，二剂而痛止。已溃者再服四剂，未溃者再服一剂，无不全愈。愈后仍须忏悔，则无后患。苟迁善不诚，改过不勇，未必不变生他病，非此方之过也。

若论此方，滋水以治火，补正以解毒。自居于无过之地，又何拟议哉！

脚疽门二则

人之脚指头忽先发痒，已而作痛，指甲现黑色，第二日脚指俱黑，三日连足面俱黑，黑至脚上胫骨即死，此乃无名肿毒。得之多服春药，是火热之毒，非脚疽可比。若脚疽，止黑在脚指而不黑至脚面也。然脚疽最凶，虽不如无名肿毒之横，而速杀人则一也。盖脚为四余之末，宜毒之所不到，何以及凶恶至此？正以毒所不到之处，而毒聚不散，反出于指甲之间，则毒盛非常，而治之转不可轻视。然则用泄毒之药顺治之可矣，而孰知不然。凡人身之气盛，则周流于上下，毒断不聚于一处。惟气血大亏，不能遍行夫经络，而火毒恶邪乃固结于骨节之际。脚疽之生，正气血之亏，不能周到之故。然则，乌可单泄毒以重伤其气血乎？治法必须大补气血而加之泄毒之味，则全胜之道也。方用顾步汤。

顾步汤

牛膝一两　**金钗石斛**一两　**人参**三钱　**黄芪**一两　**当归**一两　**金银花**三两

水煎服。一剂而黑色解，二剂而疼痛止，三剂全愈。若已溃烂，多服数剂，无不愈也。

此方用金银花以解毒，非用牛膝、石斛则不能直达于足指，非用人参、归、亦不能气血流通以散毒也。故用此方治脚疽多效。即是无名肿毒，用此方治之亦可得生。世医有用刀切去脚指，亦是治法。然不若用此方，于补中败毒，起死为生，既无痛楚之伤，又有全活之妙也。

人有脚腿之上，忽然肿起一块，其色如常，复又不痛，人以为痈疽也，孰知是气虚之故乎？夫痈成于肿，未有肿而不变为痈者，予独谓气虚而非痈，人谁信之？嗟乎！气所以行血者也，气行则血行，气血两行，总有邪气，断难成肿。邪气之盛，由于气血之衰，其肿为痈，每每作痛，而色必变为红赤也。今既不痛，而色又不变，是有肿之名而无肿之实，全是气虚而无以养，非邪盛而气不能制也。治法止补气以扶正，不须化毒以祛邪。方用补中益气汤。

补中益气汤

人参五钱　**白术**一两　**生黄芪**一两　**当归**五钱　**柴胡**一钱　**升麻**五钱　**陈皮**一钱　**生甘草**二钱　**半夏**二钱　**茯苓**三钱

水煎服。十剂而肿自消。

补中益气汤补气之圣药，非消毒之神剂，何以用之而肿消耶？盖真气夺则虚，邪气盛则实。真气既虚，邪气益盛，不用补气之药，气何以行而肿何以化耶？补中益气汤善能补气，所以即能消肿也，况又益以化痰去湿之品乎？故更易收功耳。

鬓疽门一则

人有两鬓之中忽然生疽，红肿高突数寸，头面眼鼻俱浮，其状不堪，异乎平常相貌，此阳毒也。盖两鬓近于太阳，乃阳之位也，阴气不能到此部位，故两鬓生疽，当作阳症治之。然是阳症，往往有变为阴症者，所以阳药中必加入阴分之药，以豫防其害。若已溃破腐，更须阴药多于阳药，消息而善治之也。今有一方，名曰理鬓汤，治未溃已溃，未烂已烂，无不收功。方用理鬓汤。

理鬓汤

金银花三两　**白芷**二钱　**川芎**一两　**当归**一两　**夏枯草**三钱

水煎服。未溃者二剂即消，已溃者四剂全愈。

此方用金银花、夏枯草以解火毒，用白芷、川芎以引入两鬓太阳之间，则金银花、夏枯草更得施其祛逐之功。又妙在当归之补气血，阴阳双益，正足而邪自难变，安得不速愈哉！

唇疔门一则

人之唇上生疔疮者，或在口角之旁，或在上下唇之际，不必论其大小，大约皆脾胃之火毒也。最宜速散，否则毒气炽炎，必且艰于饮食，往往有腐烂而死者。疔疮毒愈小而愈横也。治法宜急泄其火毒，而又不可损伤脾胃之气，则毒不难散矣。方用救唇汤。

救唇汤

紫花地丁一两　**金银花**一两　**白果**二十个　**桔梗**三钱　**生甘草**三钱　**知母**一钱

水煎服。一剂而疼痛止，二剂疮口消，三剂全愈。若已腐烂者，五剂自然奏功。

此方治头面上之疔疮俱可获效，而治口唇之疔更能神验。此方有白果、桔梗善走唇口，引金银花、紫花地丁至于生疮之处，一概尽去其毒也。

瘰疬门二则

人有生痰块于颈项，坚硬如石，久则变成瘰疬，流脓流血，一块未消，一块复长，未几又溃，或耳下，或缺盆，或肩上下，有流出患走之状，故名鼠疮，又名串疮，言其如鼠之能穿也。世人谓其食鼠窃余物，以成此症，而不尽然也。盖瘰疬之症，多起于痰，而痰块之生，多起于郁，未有不郁而能生痰，未有无痰而能成瘰疬者也。故治瘰疬之法，必须以开郁为主。然郁久则气血必耗，况流脓流血，则气血更亏，徒消其痰，不解其郁，但开其郁，而不化痰，皆虚其虚也，不能奏功。方用消串丹。

消串丹

白芍一两　**白术**一两　**柴胡**二钱　**天花粉**三钱　**茯苓**五钱　**陈皮**一钱　**附子**一片　**甘草**一钱　**蒲公英**三钱　**紫贝天葵**五钱

水煎服。连服八剂而痰块渐消，再服十剂而瘰疬尽化，再服一月全愈。愈后可服六君子汤，以为善后之计，断不再发。

此方妙在蒲公英与紫贝天葵为消串之神药，然非佐之以白芍、柴胡则肝木不平，非辅之以白术、茯苓则脾胃之土不健，何以胜攻痰破块之烈哉！惟有攻有补，则调济咸宜。得附子之力，以引群药直捣中坚，所以能愈宿疾沉疴于旦夕耳。

人有久生瘰疬，两颈之间尽多溃烂，胸膈之上无非痰块，已有头破欲腐者，遂至身体发热发寒，肌肉消瘦，饮食少思，盗汗自汗，惊悸恍惚，此等症原系难医，然治之有法，尚可救也。大约瘰疬初起，宜解郁为先，而佐之补虚，以消其毒。倘执寻常治法，以祛痰败毒为事，鲜不速死。方用转败丹。

转败丹

人参一两　**柴胡**二钱　**白芍**三钱　**金银花**三两　**当归**二两　**半夏**五钱　**白术**一两　**生甘草**三钱

水煎服。四剂而胸间之痰块尽消，再服四剂而颈上溃烂亦愈。将前方减半，再服十剂，疮口悉平，不再发也。

此方补多于消，而开郁寓于中，化痰存其内。世人从未有知此法者，但一味攻毒，所以愈攻而愈坏也。曷不以此方试之哉？杀运无穷，神力难信，世见此等治法，无不惊走辟易。否则，且有刺讥讪笑，摘吾方之过奇，谓大言不惭，何可为训？孰知却是祛病之仙，夺命之异药哉！予不胜掩卷而三叹也。

痔漏门四则

人有肛门内外四旁，忽然生长红瘰，先痒后疼，后成为痔，日久不愈，此症皆湿热所成也。而得之故，纵饮者为多。江南人常生此症，因地气之湿热，又加酒热之毒，所以结于肛门边不能遽化。夫肛门通于大肠，凡有湿热亦随大便出，何以积而成痔？以湿热在大肠不能久留，势必尽趋于肛门，而肛门为大肠锁钥，未免有关闭防范之意，不容湿热直出于门外，蓄积久湿热毒，肛门独受之矣。有毒必然外形，不生痔于肛门之内，必生痔于肛门之外，虽内外似乎少殊，而作楚则一也。然治之法，乌能舍湿热而他求乎？惟是肛门去脾胃甚远，化湿热之毒不能不假道于脾胃，肛门未必受益而脾胃先损，所以无成功耳。故用药必须无损于脾胃而有利于肛门者，治之始克奏功。方用益后汤。

益后汤

茯苓一两　**白芍**一两　**地榆**三钱　**穿山甲**一片，土炒，为末　**山药**一两　**薏仁**一两

水煎服。连服四剂而肛门宽快，又四剂内外之痔尽消，再将前方每味加增十倍，修合丸散，以蜜为丸。每日未饮之先滚水送下五钱。服一料自然全愈，不再发也。

此方利水去湿热，既无伤脾胃，复有益肛门，盖两得之也。

人有肛门边先生小疖，每因不慎酒色，遂至腐烂，变成痔漏疮，不能收口，后长生肉管，每岁一管，流脓淌血，甚至为苦。世人治法，多用刀针挂线，徒受苦楚，而内毒未除，外口难长，经年累月，难以奏功。岂果漏疮而终不可治乎？抑酒色之戒不严，而治之不得其法。盖肛门之肉，不比他处之肉，而肛门之皮，亦不比他处之皮。他处之皮肉，非横生则纵生也。惟肛门之皮肉，有纵有横，最难生合。况大便不时出入，又加以刀针挂线，切勿轻用。惟消其湿热之毒，内治为佳。然而漏生既久，毋论漏不可止，而气血反伤，终难奏效也。方用补中用消，则何漏之不可痊哉！方用青龟丸。

青龟丸

乌龟一个　**茯苓**五两　**薏仁**六钱　**羊蹄后爪**四副　**穿山甲**五钱，俱用土炒　**人参**二两　**青苔**干者，一两　**黄芪**八两　**当归**三两　**瓦松**二条，阴干，不可火焙　**白芷**一两　**槐米**一两

各为细末。将龟用石臼捣死，以药末拌之，饭锅内蒸熟，将龟肉与甲火焙干，为末，同前药用蜜为丸。每日服三钱，服至一月而漏疮干，服至二月漏疮满，服完全愈，不再发。但服药时务必独宿，戒酒色三月。倘服药时不断酒色，不能奏功，不可不慎。

此方治漏实有神效，非世上大概之方。况虽去湿而复不散气，虽败毒而又不损血，补破于无形，填隙于有孔。我愿人敬服此方，坚守三月之戒，以去十年之病也。

人有大便时先射血几许，而始溺粪者，人以为便血病也，谁知肛门暗生血痔乎？夫痔久必变为漏，宜流脓血。不知受病不同，而见症亦异。此等之症，多得之饮烧酒过多，热走于直肠而不得遽泄，乃结成小痔不化，久则皮破而血出。此血乃外出于直肠之外，而非出于直肠之中，乃膀胱之血也。夫膀胱化气而不化血，酒毒渗入膀胱，将酒气化水出于阴器，而酒毒烁血不能从阴器而出，势不得不趋大肠肛门而出矣。无奈门径各别，户口牢关，无可出路，而酒毒结于直肠之外，毒向内攻，而直肠之痔生矣。痔生必破，乘隙而膀胱之血注之，久且以血引血，不独膀胱之血尽归之也，乘大便之开关，血先夺门而出，故先大便而出射，正见其欲出之速耳。治之法似宜急填其隙，使血出之无路为第一策。然私窦既开，漏卮易泄，不亟清其上游之源，而但截其下流之隙，非计之善也。方用清源散。

清源散

黄连三钱　**茯苓**五钱　**白芍**五钱　**葛根**二钱　**白芷**三分　**槐花**三钱　**地榆**三钱　**人参**三钱　**穿山甲**土炒，为末，一钱　**白术**五钱　**车前子**二钱　**三七根末**三钱

水煎，调末。服三剂，血较前更多，三剂后减去黄连，再用三剂，

血止而痔愈矣。愈后必务断酒，终身不可服也。若女色止忌三月，永不再发。倘不能禁，不必为之治疗，必先说过而后医也。

此方妙在用黄连之多，以解酒热之毒，所谓先清其源也。上游无病而下流自然安闲，况诸药又分发得宜。无非去湿化热之味，堵截之方，又何能加于此哉！

人有胸间生疮，因不慎酒色，遂成漏窍，长流血液，久则神形困惫，腰痛难伸，行同伛偻，人以为心漏也，孰知是肾虚而成漏乎？夫心肾本相通也，心之气必得肾之气以相生，肾之气必得心之气以相闭，心漏之成于肾气之泄也。欲心漏之愈，安可不急治其肾气之衰乎？然而治肾而心之气不闭，则补肾与不补同，盖有出气而无止气耳。或谓，凡漏疮多成于湿热，但补肾而不闭心之窍，则漏不能愈，闭心之窍而不去其湿热，而但治其心肾，恐漏亦不能愈也。然漏亦不同也，漏在他处者，可泄其湿热，而漏在胸间者，不可泄其湿热。盖心漏成于肾虚，肾虚则寒，而非热也。肾虚者，肾水虚而非邪水盛也。治之法，补其真阴而邪水自消，温其肾寒而湿热自退。方用温肾丹。

温肾丹

鹿茸二个　**附子**二个　**青盐**二两　**人参**二两　**瓦葱**二枝　**红枣**四两

各为末，红枣煮熟，捣为丸。每日空心酒下三十丸。服半月而腰痛减，服月余而心漏愈矣。

此方之奇，全在鹿茸，既能益肾中之水火，而更能补心中之缺陷。又加之附子之辛热，则无经不达，引鹿茸直入于心肾，以填补其空窍。如青盐者，咸以耐坚也。盖漏疮必多窍孔，故流血亦多，血得盐则止而不流也。瓦葱者，消湿热于无形，虽心漏非湿热之病，然未免少有留存，则孔窍难塞，故兼用以防其变。诚恐气虚不能化，更益以人参生气于心肾之间，助茸、附之力通达于上下，尤易成功也。

顽疮门二则

人有久生恶疮，或在手足，或在胸背，或在头面，终年经岁而不愈，臭腐不堪，百药罔效，外药敷之不应，内药服之无功，世人故谓之顽疮。然疮虽顽，治之当如何？盖人身气血和，断不生疮疖，间或生之，亦旬日而愈。其不和者，或因湿浸，或因热盛，或因湿热寒邪之交至，遂至气结而不宣，血滞而不散，结于皮而皮生疮，结于肉而肉生疮。久则脓血不净，因而生虫。人以为虫也，又用杀虫之药，而反伤其皮肉，则气血愈虚，力难兼到，弃皮肉于膜外而不顾，则疮成为冥顽不灵之患矣。故治疮皆以行气活血为主，而虫与毒不必计也。然而血不易活，气不易行，非补气补血不可。盖气得补而气自行于周身，血得补而血自活于遍体也。方用救顽汤。

救顽汤

当归一两　**黄芪**一两　**白术**一两　**生甘草**三钱　**熟地**一两　**山茱萸**五钱　**麦冬**一两　**柴胡**一两　**茯苓**五钱　**半夏**二钱　**防风**一钱　**连翘**一钱　**附子**一片

水煎服。连服二剂，而疮口必然发肿，断不可惧。从前无效，今服药发肿，乃药助气血与疮相战也，乃速愈之机。再服二剂，不痛而痒矣。再服二剂，痒止而肉生矣。再服二剂，结靥而愈。再服二剂，不再发。

此方单去活血行气，得补之力也。气行血活，虫将安寄？故不必杀虫而顽疮自尽愈矣。

人有内股生疮，敛如豆许，翻出肉一块，宛如菌状，人以为虫蚀外翻也，孰知是肝经风热血燥之故乎？夫肝热则生风，此风乃内风而非外风也。外风清凉而内风蕴热，故外风宜散而内风宜清。然但清其风而不补其血，则热不可解，而风不可舒也。必须养血之中而益之清热之味，则燥不能燥，热退而风自静矣。方用清风汤。

清风汤

白芍一两　**人参**五钱　**当归**五钱　**白术**三钱　**炒栀子**三钱　**甘草**一钱　**川芎**二钱　**丹皮**三钱　**沙参**三钱　**柴胡**一钱　**天花粉**三钱　**连翘**一钱

水煎服。一连数剂，疮口自敛。

此方滋血以养肝，非消肉以化毒。然何以疮敛而愈也？盖疮成于肝木之旺，平肝而血无过燥之虞，自然风散而热无炎烧之祸也。苟不平肝而内用降火之品，外用追蚀之法，则蚀而又翻，翻而又蚀，其肉益大，而气愈虚，变出非常，正难救援耳。

接骨门二则

人有跌伤骨折，必须杉木或杉板将已折之骨凑合端正，用绳缚住，不可偏邪歪曲，紧紧又用布扎，无使动摇，万不可因呼号疼痛，心软而少致变动轻松，反为害事。收拾停当，然后用内服之药。苟或皮破血出，尤须用外治之药也。但骨内折，而外边之皮不伤，正不必用外治之药，然内外夹攻，未尝不更佳耳。内治之法，必须以活血去瘀为先，血不活则瘀不能去，瘀不去则骨不能接也。方用续骨神丹。

续骨神丹

当归二两　**大黄**五钱　**生地**一两　**败龟板**一两，为末　**丹皮**三钱　**续断**三钱　**牛膝**二钱　**乳香末**　**没药末**各二钱　**桃仁**三十个　**羊踯躅**一钱　**红花**二钱　**白芍**一两

水煎服。二剂而瘀血散，新血长，骨即长合矣。再服二剂，去大黄，又服四剂则全愈矣。

外治之法，必须用膏药而加之末药，渗于伤处为妙。膏名全体神膏。

全体神膏

当归二两　**生地**二两　**续断**一两　**牛膝**一两　**甘草**五钱　**地榆**一两　**茜草**一两　**小蓟**一两　**木瓜**一两　**杏仁**三钱　**人参**一两　**皂角**二钱　**川芎**一两　**刘寄奴**一两　**桑木枝**四两　**红花**二两　**白术**一两　**黄芪**一两　**柴胡**三钱　**荆芥**三钱

用麻油三斤，熬数沸，用麻布沥去渣，再煎，滴水成珠，加入黄丹末，水漂过一斤四两，收为膏，不可太老。再用：

乳香三钱　**没药**三钱　**自然铜醋**浸烧七次，三钱　**花蕊石**三钱　**麒麟竭**五钱　**白蜡**一两　**海螵蛸**三钱

为细末，乘膏药未冷时投入膏中，用桑木棍搅匀取起，以瓦器盛之。临时以煨摊膏，大约膏须重一两。

既摊膏药，再入细药，名为胜金丹：

胜金丹

麝香三钱　**血竭**三两　**古锻石**二两　**海螵蛸**一两　**自然铜末**如前制，一钱　**乳香**一两　**没药**一两　**花蕊石**三钱　**冰片**一钱　**樟脑**一两　**土狗子**十个　**地虱干者**一钱　**土鳖干者**一钱　**人参**一两　**象皮**三钱　**琥珀**一钱　**儿茶**一两　**紫石英**二两　**三七根末**一两　**木耳炭**一两　**生甘草**末五钱

和匀，以罐盛之。每膏药一个，用胜金丹末三钱，渗在膏药上贴之。大约接骨不须二个也，重则用膏药二个。此膏此末皆绝奇、绝异之药，倘骨未损伤，只消贴一张即痊，不必加入胜金丹末药也。

三方内外治法皆有不可形容之妙，内外同治，旦夕即能奏功。世传得此三方，可无忧折伤之不可救也。

人有从高而下堕于平地，昏死不苏，人以为恶血奔心也，孰知是气为血壅乎？夫跌仆之伤，多是瘀血之攻心，然而跌仆出于不意，未必之动也。惟从高下坠者，失足之时，心必惊悸，自知坠地必死，是先挟死之心，不比一蹶而伤者。心不及动也。故气血错乱，每每昏绝而不可救。治之法。驱其瘀血而必佐之苏气之品，而血易散，而气易开。倘徒攻瘀血，则气闭不宣，究何益乎？方用苏气汤。

苏气汤

乳香末一钱　**没药末**一钱　**苏叶**三钱　**荆芥**三钱　**当归**五钱　**丹皮**三钱　**大黄**一钱　**桃仁**十四粒　**羊踯躅**五分　**山羊血**末五分　**白芍**五钱

水煎服。调服一剂而气苏，再剂而血活，三剂全愈。

此方苏气活血兼而用之，故奏功神速。方中妙在用羊踯躅与苏叶、荆芥，因其气乱而乱之，则血易活而气易苏矣。

金疮门一则

人有杀伤而气未绝，或皮破而血大流，或肉绽而肠已出，或箭头入肤，或刀断背指，死生顷刻，不急救可乎？大约金刀之伤，必过于流血，血尽则发渴，渴若饮水，立刻即亡，故刀伤之渴，断须坚忍。世人有饮水而愈者又是何故？盖其人素有热病，得水即热解，而不可执之以治凡有伤而渴者也。但渴即不可饮水，又将用何药解渴，要不能外补血以救之。然而既补血以止渴，刀枪之口大伤，所补之血仍然外泄，血流无止渴之期，亦速死之道也。故补血之中，仍须用止血之药，而止血之内，更须用生肉之剂，则恶血不致攻心，内火不致烧胃，庶死者可生，破者可完，断者可续也。方用完肤续命汤。

完肤续命汤

生地三两　**当归**三两　**麦冬**三两　**元参**三两　**人参**二两　**生甘草**三钱　**三七根末**五钱　**续断**五钱　**地榆**一两　**乳香末**　**没药末**各三钱　**刘寄奴**三钱　**花蕊石**二钱　**白术**五钱

水煎服。一剂口渴止，二剂疮口闭，三剂断缝生，四剂全愈。

此方补血，加之止涩之味，使血之不流，肉之易长是也。何以又用补气之药？盖血伤不易速生，补气则气能生血，且血生以接肉，又不若气旺以接肉之更易，所以于补血之中兼用补气之药也。然不用参、术，未尝不可建功，终觉艰难不速。此方凡有刀伤，皆可治疗，但视其所伤之轻重，以分别药料之多寡耳。

物伤门三则

人有为虎所伤，无论牙爪，流血必多。大约虎伤者，多在颈项，必有深孔，或两个，或四个，其孔一时即变黑色，痛不可忍。急用生猪油塞之，无猪油则用生猪肉填之，则肉入孔中，随塞随化，庶不致所伤之肉再腐，然后急买地榆半斤，为末，敷其虎伤之处，血即顿止，随用汤药以解其渴。盖虎伤之后流血必多，而虎又有热毒，直来犯心，故口渴之甚，断不可即与水饮，万不得已可与小便饮之。急用治虎汤。

治虎汤

当归三两　**地榆**一两　**生地**三两　**黄芪**三钱　**三七根末**一两　**麦冬**三两

水十碗，煎数碗，恣其畅饮，服完必安然而卧。明日伤处大痒，又服一剂，又卧。如是五日，疮口生合而愈。

此方大补气血以生肌，加地榆以化虎毒，加三七根止血收口。药料无奇，而收功实神妙也。

人有为蛇所伤，或在足上，或在头面，或在身腹之间，足肿如斗，面肿如盘，腹肿如箕，三日不救，则毒气攻心，人即死矣。盖蛇乃阴物，藏于土中，初出洞之时，其口尚未饮水，毒犹未解，故伤人最毒。治以解毒为主。惟是蛇毒乃阴毒也，阴毒以阳药解之，则毒愈炽。必须以阴分解毒之药，顺其性而解之也。方用祛毒散。

祛毒散

白芷一两　**生甘草**五钱　**夏枯草**二两　**蒲公英**一两　**紫花地丁**一两　**白矾**三钱

水煎服。一剂而肿渐消，二剂而毒尽从大小便而出，三剂全愈。

此方白芷虽是阳分之药，得夏枯草阳变为阴。紫花地丁、蒲公英、甘草、白矾之类尽是消毒之味，又且属阴，阴药以化阴毒，自易奏功，所以助白芷直攻蛇毒而无留余之害也。或问，解蛇之毒既不可用阳分之药，何必又用白芷？不知蛇毒正用白芷，方能除祛。世人不善用之，所以有效有不效。今用之于阴分药中，自无不效矣。又何可舍白芷而另求他药，反致无功乎？或又问，雄黄亦制蛇毒之品，何不用之？然而白芷阳中有阴，不比雄黄之纯阳也。雄黄外用可以建奇功，而内用每至偾事，不若白芷之用于阴中，可收全功耳。

人有为癫狗[①]所伤者，其人亦必发癫，有如狂之症，世以为其人必生小狗于腹中，此误传也。因其发出狂癫有如狗状，见人则咬，逢女则嬲，非狗生于腹中，不宜有此景象。况人为癫狗所伤，大小便必一时俱闭，不能遽出，大小便虚用努力，似若生产艰难。且外势急痛，腰腹作胀而死，人以为腹中生狗不能产而死。云腰痛者，乃小狗内咬也，岂不可笑哉！其实狗误食毒物而发癫，亦为所伤。则毒气传染于人，狗愈而人死矣，最可畏之病也。然而得其法以解毒，则病去如扫，正不必过惧也。夫犬性最热，狗食物而发癫，乃食热物之故，或食自死之肉，或餐热病之尸，多成癫病。然则狗发癫狂，实热上加热也。解其热毒，何不愈之有？但世人未知解法，所以不救耳。予逢异授奇方，不敢自秘，传以救世焉。方用活命仙丹。

活命仙丹

木鳖子三个，切片　**斑蝥**七个，陈土炒，去头足，米一撮炒　**大黄**五钱　**刘寄奴**五钱　**茯苓**五钱　**麝香**一分

各研细末，和匀，黄酒调服三钱，一剂而毒气全解，至神之方也，不必二服，七日皆能奏功。过七日外，必须多服数次，无不可救。服药切

忌色欲，须二月不行房。并忌发物，余无所忌。

是方用木鳖、斑猫者，以狗最畏二物也。木鳖大凉，又能泻去热毒，得大黄以迅扫之，则热毒难留。刘寄奴善能逐血，尤走水窍，佐茯苓利水更速，引毒气从小便而出也。麝香虽亦走窍，然用之不过制斑蝥、木鳖，使之以毒攻毒耳，中有妙理，非漫然而用之也。

【词解】

①癞狗：狂犬，疯狗。

癞门一则

人有遍身发癞，皮厚而生疮，血出而如疥，或痛或痒，或干或湿，如虫非虫，人以为湿热之留于皮肤也，孰知是气血不能周到滋润乎？世多以苦参煎汤或豨签、白芷之类外治，而终无成效，正坐于气血之虚也。盖气血足则经络无闭塞之虞，气血旺则毛窍无干枯之害。且气足血旺，则热散湿消，何至淤滞而不通散，结于皮肤之外！故治癞之法，专以补气血为主，而佐之消湿散热之味。虽十载沉痾，尚可奏功于旦夕，矧目前之近癞乎？方用扫癞丹。

扫癞丹

黄芪三两　**当归**二两　**防风**二钱　**茯苓**一两　**白术**一两　**生甘草**三钱　**麦冬**一两　**金银花**二两　**芍药**一两　**川芎**五钱　**熟地**一两　**山萸**五钱　**元参**一两　**荆芥**三钱　**天花粉**三钱

水煎服。二剂而皮色润，又服二剂而干燥解，连服十剂全愈。

此方大补气血，无异枯涸之田，一旦忽逢霖雨，生机勃勃，又何至有尘埃之敝野哉！

刑杖门一则

人之腿受官刑，皮肉腐烂，死血未散，疼痛呼号，似宜用膏药、末药外治为佳。然而受刑深重，不急内消，专恃外治，则逍遥膜外，安能卫心，使恶血之不相犯乎？此内治之断不宜迟也。然而，世人外治之方多有神奇，而内治之方绝无应验，往往有一时心乱而死者。虽犯法遭刑，多缘恶积，保无受冤之屈棒乎？冤气在心，则肝叶开张，肝气收敛，尤善引血入心，使无辜之人一旦轻死，疗治无法，是谁之愆？铎求异人特传一方，一受官刑，实时煎服，断无性命之虞。服后，然后用膏药、末药外治，内外夹攻，则疮口易愈矣。内治方名卫心仙丹。

卫心仙丹

大黄三钱　**当归**一两　**红花**三钱　**桃仁**三十粒　**生地**一两　**丹皮**三钱　**木耳**三钱　**白芥子**二钱

水煎服。一剂而恶血散矣，不必二剂也。然后以膏药贴之，膏方名护心仙丹。

护心仙丹

大黄一两　**没药**三钱　**乳香**三钱　**白蜡**一两　**松香**五钱　**骨碎补**五钱　**当归**一两　**三七根**三钱　**败龟板**一两　**麝香**五分

各为细末，猪板油一两，将白蜡、松香同猪油在铜锅内化开，后将各药末拌匀，为膏药。贴在伤处，外用油纸包裹，再用布缠住。轻者一膏即痊，重者两膏足矣。夹棍伤重，大约不须四个，即可行步无虞矣。

此二方至神至奇，内方使恶血尽散，外方使死肉之速生，合而用之，又何至损人性命哉！

卷之十四

惊疳吐泻门三则

儿科之病，惊、疳、吐、泻为多，四者又相为终始。大约因疳而成吐，因吐而成泻，因泻而成惊。故小儿口内流涎，乃疳之兆也。起首即治疳，而吐泻之症不作，又何致惊症之生也。惟其失治疳症，而胃气受伤矣。小儿纯阳，原无损于阴气。伤胃气者伤阳气也，阳伤阴亦伤矣。伤阴者，伤脾气也。人生后天以脾胃之气为主，脾胃两伤，无气以养心，而惊之症起矣。是惊乃虚病，而非有外风之入也。然则吐、泻、惊俱脾胃之虚寒，而疳乃脾胃之实热也。不知小儿因多食水果，以致口热而成疳。口热似乎阳旺也，然而阳极则变为阴矣。故疳症既久而作吐，正阳变为阴之验也。可见惊、疳、吐、泻俱是虚症，补脾胃而四病皆易愈也。世医分惊为风，分疳为热，分吐、泻为寒，亦未深知小儿之症耳。孰知单治脾胃之虚，而四症不必治而自愈也。方用活儿丹。

活儿丹

人参三钱　**白术**一钱　**甘草**一分　**茯苓**二钱　**陈皮**一分　**巴戟天**一钱　**白芍**一钱　**柴胡**二分　**当归**五分　**山楂**五分　**神曲**三分

水煎服。一剂而惊、疳、吐、泻无不即安，二剂全愈，三剂不再发也。

此方健脾开胃，又能平肝，使肝亦无郁滞之患，自能疏通土气，变克土之肝反为益土之肝矣。脾胃无非生气，而吐泻自止，何至四肢无养，变成角弓反张之急慢惊风哉！

小儿生疳，上下牙床尽肿，口角涼涎，咳嗽不已，咽喉肿痛，人以为疳症脾热也，谁知是胃火之上升乎？夫既是胃火，宜用泄火之药，泻火而不效者，以火过于盛，将阳变为阴矣。故用降火之药以泻火而火不降，转至困惫者，正《内经》所谓壮火食气也。盖少火宜泻，而壮火宜补。不补胃以治火，反泻火以损胃，安得而不加困惫哉！治之法，补其胃气之虚，少加息火之味，则疳症不治而自愈矣。方用平肝汤。

平肝汤

茯苓三钱　**白术**一钱　**陈皮**二分　**神曲**五分　**麦冬**二钱　**元参**二钱　**桔梗**一钱　**苏叶**三分　**人参**三分　**枳壳**二分　**黄芩**三分

水煎服。一剂轻，二剂又轻，三剂而疳症愈，不必四剂也。

此方补胃以散火，而火自平者，以火出于土之中也。土健而火藏，土衰而火现，故补其土而火藏于下，又何至上升于口颊之间乎？况方中有解火之味在于补之内，则土引火而自归，火亦随土而自息矣。

小儿生疳之后，饮茶水则吐，后则不饮茶水而亦吐，困弱之极，人以为热吐也，谁知是热变为寒而吐乎？夫疳症本热也，疳久则寒者，以胃土之伤，土衰则火旺，火旺则土亦衰，土益衰而前火之旺自减，火土两衰，安得不寒乎？况小儿最喜者，生冷也。土衰又加生冷，自然作吐矣。故止吐以健胃为主，单用止吐之药，吾未见其能止也。即偶止吐于一时，未必不动吐于后日，惟健胃以止吐，则胃强而吐不再发也。方用六君子汤加味用之。

加味六君子汤

人参一钱　**白术**二钱　**茯苓**二钱　**甘草**一片　**半夏**五分　**神曲**三分　**陈皮**三分　**白豆蔻**一粒

水煎服。一剂即止吐，二剂全愈。

此方健胃以止呕，治大人尚有成功，况小儿乎？小儿呕吐，世人视为轻症，往往不以为意，变成大病而不可救。以胃气之伤不能生养夫四肢，而角弓反张之病现，乃阴虚而成之也。今以此方扶其胃气，胃健而饮食能受，既无呕吐之伤，自有灌注之益，又何至有惊风之病哉！

便虫门二则

小儿便中下寸白虫，或蛔蛔之虫，或吐出长短之虫，种种不一，人以为湿热之虫也，谁知是脾胃之伤乎？小儿最喜食生冷之物，自然湿热无疑。然而脾胃气健，虽有湿热，自易分消。惟是脾胃之气伤，则难于运化，不生津液而生虫矣。倘徒治虫而不补其脾胃，则脾气不能消，胃气不能化，虫且安居无恙矣，夫何益哉！惟补其脾胃之气，则气旺而自能治虫，再佐以杀虫之药，虫将何隙以逃生乎？此治之法，必须补中用攻也。方用治虫丹。

治虫丹

白术三钱　**茯苓**三钱　**百部**一钱　**槟榔**五分　**使君子**十个　**枳壳**五钱　**白芍**三钱　**甘草**三分　**白薇**二钱　**黄连**二分　**半夏**五分

水煎服。二剂而虫尽化为水矣。但服药之后，务须忌饮汤水茶茗。

此方杀虫之药虽多，然入之健脾平肝之剂内，则正气无伤，而虫又杀尽，乃两得之道也。

小儿有粪门边拖出长虫，不肯便下，又不肯进入直肠之内，不痛不痒，人以为虫口咬住也，谁知乃祟凭之乎？夫虫口咬住，必然作痛，今安然如故，岂虫口之自咬耶？虫既不咬，宜随粪而俱下。今不下而留半截于中，非祟凭而何。病既祟凭，宜非药物可治，然而人有一念之悔心，医即有一种之治法。使人苟迁善而求医无术，又何以见吾道之大哉！况父母未有不爱其子者，见其子生虫之异，未必不疑自身之谴尤，而畏鬼神之作祟，或告天而代为请祷，或信佛而自诉祈求。然而医无以应之，不几阻人改过之门乎？铎得异人之传，用药外点虫身，则立刻化为水。方名点虬丹。

点虮丹

水银一钱　**冰片**一钱　**硼砂**一分　**雄黄**三分　**樟脑**一钱　**轻粉**三分　**白芷**一钱　**薄荷叶**三分

各研绝细末，以不见水银星为度。水调少许，点虫头或身上，少刻即尽化为水。但点药之时，必虔拜上天，然后点之则验。否则，或验或不验也。不须内服煎药，至奇之方也。

余恐负异人之传，故罄书之辨证论后。异人者，余游南岳所逢道士，自号雷公，状貌殊异。传铎《活人录》，奇方最多，此方其一也。

痘疮门四则

小儿将出痘，身必发热，口必发渴，眼必如醉，此时当以表药散之，则火毒大解。无如世人未敢信为出痘，因循数日，见点而始用表散。有形之解与无形之解大有不同，所以轻变重，而重变死也。虽然，见点不用表药则火毒又将安解，岂不药得中医而可望其自愈乎？不知能善用表散之药，正自有功耳。大约痘疮初出之时，不可不用表散之药，而又不可全用表散，当于补中表散之，则正气无伤，而火毒又可尽解也。方用至慈汤。

至慈汤

人参三分　**荆芥**炒黑，三钱　**生甘草**一钱　**柴胡**一钱　**当归**三钱　**茯苓**二钱　**陈皮**三分　**麦冬**二钱　**元参**三钱　**天花粉**一钱

水煎服。一剂火毒少除，二剂火毒全散，不必三剂也。若已见点，则重变轻，而死变生矣。

此方正用柴胡、荆芥以疏通其表里，得元参以去其浮游之火，得生甘草以败其毒。妙在人参、归、冬之类俱是补气补津之味，佐前药以充其力，使无壅闭之忧，以速其至隐之火毒也。世人治痘，一见用补，无不惊惧。谁知火毒非补，万不能由内而发于外？能于补中用表散之法，何愁小

儿之不尽登于寿考也！此方十岁为准，如周岁小儿，用十分之一，每岁增加可也。若十岁之外小儿，宜加人参而已，余味不必加也。

小儿已出痘，遍身上下尽是鲜血点，粒粒可数，此至佳之痘也。不必发散，只须助其正气，自然饱满贯浆，收靥①亦速，九日而始回矣。然而纯用补剂，又虑呆补而无疏通之气，恐速于见功，未免升上而不能降下，亦非治之善也。方用安幼汤。

安幼汤

当归三钱　**荆芥**一钱　**元参**三钱　**陈皮**三钱　**熟地**三钱　**麦冬**三钱　**生甘草**五分　**生地**一钱　**黄连**一分　**丹皮**一钱　**贝母**三分

水煎服。一剂而绽，不必二剂也。

此方妙在补中带散，则痘疮力足，无内怯之忧；散中实补，则痘疮大泄，少外阻之祸。世人不知治法，往往一味是补，所以多留后患耳。至于一味呆散，未有不将佳痘而变为恶疮者，每至死亡犹以为胎毒之未尽净也，仍用散火败毒之剂，以至不救。谓非医杀之，而欲冀免于阴报也，得乎？幸人善用其方以安幼耳。

小儿出痘，其痘疮之色红盛，烦渴，大便干燥，小便短涩而黄赤，脉洪大不伦，舌上生疮，此阳症之疮也，切忌用湿热之味。然又不可见为大热，而即用寒凉之药，恐火热太盛，骤得寒凉，而火不肯遽退，热不肯骤解，反至生变者有之。治法宜用寒而佐以化热之品，用凉而辅以散火之味，则不违火热之性，而自得寒凉之益也。方用全痘散火汤。

全痘散火汤

元参三钱　**黄芩**一钱　**生甘草**一钱　**栀子**一钱　**桔梗**二钱　**生地**二钱　**荆芥**三钱，炒黑　**当归**一钱

水煎服。一剂而热毒火毒尽行解散矣。

此方用芩、栀以清火，又得元参以退其浮游之火，更妙在用荆芥、

桔梗引火外出，而生地、当归滋其腑脏之燥，则雨润风吹，有不变火宅而清凉者乎？所以获解散之功而无背违之失也。

小儿出痘，痘疮虚空，而色又清白，发痒中塌，身寒颤咬牙不已，腹中虚胀，上吐下泻，脉复沉细微弱，此阴症之痘疮也。盖内寒之极，疮不能发出，必须用大补气血之药，而佐以温热之味，则疮无冰冻之虞。倘不知其故，而亦用寒散之品，则痘疮内陷，而死亡顷刻矣，是阴痘戒用阴分之药明甚。然而其中有似是而非者，又不可不辨，以痘疮之善变也。色白，虚也，而发痒又有实症；身寒，凉也，而发颤又有热症；腹胀，虚寒也，而吐泻又多实热之症。既非虚寒，而亦用温热之品，安得不死乎？然则，终何以辨之？吾辨之于舌焉。舌红者热，舌白者寒也。舌红而带白者，热中之寒，舌白而微红者，寒中之热，舌大红而又燥，热之极也，舌纯白而又滑，寒之极也。倘舌白而又滑，此阴症无疑。方用祛阴救痘丹。

祛阴救痘丹

人参一钱　**当归**三钱　**白术**三钱　**附子**三分　**荆芥**一钱　**黄芪**三钱

水煎服。一剂而色白者即变为红，阳回而寒之气尽散矣。

此方用参、芪、归、术以补气血，气旺而阴自难留，血足而阳自可复。然后益之附子，则奏功始神。方中又加荆芥者，以附子直攻其内，非荆芥则不能引附子外散耳。

【词解】

①收靥（yè）：谓使痘疹的疱块收敛结痂。

疹症门三则

小儿发热二三日，肌肤之间隐隐发出红点，如物影之摇动，时有时无者，此影疹也。人以为发斑之伤寒也，谁料是出疹发表，热毒外散，偶遇大寒大风生冷之犯，故皮肤闭塞，毒气内收，壅住于腠理之间。其症，皮肤之际片片皆红或变白，白或转红，红或转紫，气喘腹满，甚而作痛，毒气入脏，欲出不能，存亡顷刻，至危之病也。治之法，必须化斑，而不必治疹。盖疹与斑总皆热毒耳。方用消斑化疹汤。

消斑化疹汤

元参五钱　**归尾**三钱　**石膏**三钱　**白芍**五钱　**地骨皮**三钱　**丹皮**三钱　**荆芥**二钱　**木通**一钱　**青蒿**三钱　**升麻**一钱　**麦冬**三钱　**甘草**一钱

水煎服。一剂而斑化疹散，二剂而消归于无有矣。

此方不多用大寒之品，止用微寒之味者，以疹斑之病，虽起于大热，然亦因脏腑之干燥，内无水制而外现也。今滋其津液，则水足以制火。又得引火解毒之药，直走皮肤，火毒欲内攻而不可得，又安得不外泄而解散者乎？况方中用玄参为君，原能清浮游之火，何必又多用大寒药以扑灭其炎威而伤脏腑？所以奏功既神而又无大害耳。

小儿出疹，口中大渴，父母畅与之水，快甚，遂恣其酣饮，乃呕吐不止，因变泻痢，喘嗽不宁，小便不利，阴囊浮肿，胁痛筋软，膨胀之症生。人以为火热之不解也，谁知饮水过多，水蓄不消之病乎？夫心火亢炎，因而作渴，饮水必入于心，心不受水，而传于脾，为呕吐泻痢矣；传于肺，为咳嗽矣；传于肾，为小便闭而囊湿浮肿矣；传于肝，为胁痛筋软膨胀矣。夫水本克火，然水多则滞，火反得水以滋其沸腾，疹消而他病生焉。治法不必治疹，而惟在于分消其水势，水涸而疹亦痊矣。方用分水消疹散。

分水消疹散

茯苓三钱　**车前子**三钱　**木通**二钱　**猪苓**二钱　**薏仁**一两　**桔梗**一钱　**荆芥**五分　**白术**三分

水煎服。一剂水从小便出矣，连服二剂，水尽而愈。

此方专治水也。止用桔梗、荆芥以少提其气，不特水气因升提而下行倍速，且使余疹亦从膀胱而下泄也。但二味既是提气，何不用升麻提之？不知升麻提气，必使疹毒由皮毛而出，反足以掣制利水之药之肘，不若荆芥、桔梗虽提气而不走皮肤，反能佐二苓群品共走膀胱，水与疹而同治也。

小儿发疹之后，牙根溃烂，肉腐出血，臭秽冲鼻，人以为余毒未尽，身上游热之不退也，谁知皆医治疹而不治浮火之故。使热积皮肤，不用解散清凉之剂，以致毒火入胃，久而不散，因作祟也。此等之病，必须仍散其火热之毒。倘不知治法，纵儿恣食肥甘，湿热动虫，势必变为走马牙疳，穿腮落齿，戎面类浮肿，环口青黑，唇崩鼻坏，生疮作痒，肉腐唇败，而不可救者多矣。方用救疹散毒汤。

救疹散毒汤

玄参三钱　**甘草**五分　**黄芩**一钱　**茯苓**三钱　**白果**十个　**白薇**一钱　**青蒿**三钱　**麦冬**三钱　**陈皮**三分　**荆芥**五分　**生地**三钱　**干葛**一钱

水煎服。一剂轻，二剂又轻，三剂全愈。

此方乃和干之味，而不用大凉之药者，以疹病既愈，其势虽盛而火毒实轻，正不可以外证之重，而即用重泻之味以劫夺之也。世人一见此等之病，轻用苦寒泻药，往往轻变重，重变死，不可不慎。

吃泥门一则

小儿数岁后，好吃泥土，人谓胃气热也，谁知是肝木之旺耶？肝木过旺来克脾胃之土，而土虚不能敌肝，思得土以助脾胃，故见泥土而思食也。治之法，平其肝木之旺，补其脾胃之虚，则土气无亏，自然见土而不嗜也。方用六君子汤加减治之。

加减六君子汤

人参一钱　**茯苓**三钱　**甘草**五分　**陈皮**五分　**半夏**三分　**白术**五钱　**黄芩**五分　**白芍**五钱　**黄土**三钱

水煎服。一剂而肝气平，二剂而脾胃之气转，四剂不思食泥也。

此方原是健脾胃之圣药，加入黄芩以清肝火，白芍以平肝，肝平火清，而脾胃自得其养矣。尤妙加入黄土者，借土气以安脾，投其所好。而六君子汤诸药，益足以展其健运之功耳。

胎毒门一则

小儿生半岁或一二岁，忽身上、手足上、肚腹上、两臂上或头面上长成大疮，久变为毒，百药治之而罔效者，此非小儿之毒，乃父母之毒也。当时结胎或感杨梅之恶气，及其坐胎之后或感淫气之火邪，遂至贻害于小儿。治之不得其法，半多死亡，实可悯也。吾遇异人之传，治胎毒小儿已数十人矣，皆服之得生。我不传方，不特失异人传铎之善心，而且使小儿可救之病，以不得吾方而失援，则小儿之死，不犹之铎杀之乎！铎则何敢？故宁传世，使世服方而叹或有不效，断不可不传，使世之怨无方以救子也。方用治胎毒方。

治胎毒方

金银花二两　**生甘草**三钱　**人参**二钱　**天花粉**二钱　**黄药**三钱　**锦地罗**三钱

水煎服。二剂而毒全消。倘外口不愈，另有外治之方。

外治之方

蜗牛三钱　**生甘草**三钱　**冰片**一钱　**儿茶**三钱　**轻粉**一钱　**麝香**三分　**樟脑**三钱　**黄丹**三钱　**水粉**三钱　**枯矾**三钱　**地龙粪**五钱

各研极细末，以麻油调敷疮口上，不到数日，自然疮内生肉，而疮口外敛，真神方也。轻者用前方而不必用外治，重者内外合治，无不速愈矣。

铎从万世起见，将此仙方轻易传世，愿世人广传，体铎之心为心，切勿自恃为奇，隐而不传，以受天谴也。